全国医学美容技术专业新形态教材

美容外科学概论

孙珊珊　主编

U0239916

手机扫描注册
一书一码

北京科学技术出版社

图书在版编目（CIP）数据

美容外科学概论 / 孙珊珊主编. —北京：北京科
学技术出版社，2021. 12（2022.6 重印）
ISBN 978-7-5714-1568-6

Ⅰ.①美… Ⅱ.①孙… Ⅲ.①美容术—医学院校—教
材 Ⅳ.① R622

中国版本图书馆 CIP 数据核字（2021）第 097928 号

责任编辑：刘瑞敏
责任校对：贾　荣
责任印制：李　茗
封面设计：昇一设计
版式设计：瑾源恒泰
出 版 人：曾庆宇
出版发行：北京科学技术出版社
社　　址：北京西直门南大街 16 号
邮政编码：100035
电　　话：0086-10-66135495（总编室）
　　　　　0086-10-66113227（发行部）
网　　址：www.bkydw.cn
印　　刷：北京捷迅佳彩印刷有限公司
开　　本：787 mm×1092 mm　1/16
字　　数：379 千字
印　　张：19.5
版　　次：2021 年 12 月第 1 版
印　　次：2022 年 6 月第 2 次印刷
ISBN 978-7-5714-1568-6

定　　价：58.00 元

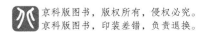

编审委员会

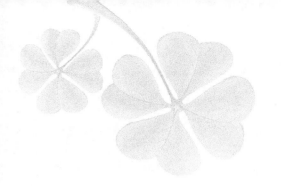

编者名单

主　编　孙珊珊

副主编　王正东　王燕亭　李　琳　谭佳男

编　者　（按姓氏笔画排序）

王正东（沈阳医学院）

王燕亭（厦门医学院）

孙珊珊（山东中医药高等专科学校）

李　琳（铁岭卫生职业学院）

高培培（天津市口腔医院）

谢　冰（沈阳医学院附属第二医院）

谭佳男（沈阳瑞妍医疗美容诊所）

前　言

　　本书由北京科学技术出版社组织规划，各院校讲授美容外科学概论的教师及整形医院临床医师共同编写，供医学美容技术专业学生学习使用。

　　本书在原有的传统经典术式基础上，参考国内外文献和著作，添加了新的手术方法及新的美容技术。尤其是对近几年非常热门的微整形技术，本书用一章的篇幅对其进行重点介绍。本书的内容简单明了、通俗易懂，对美容咨询师、美容医师助手及新入门的美容外科医师都有较高的参考价值。

　　本书在编写的过程中参考了大量的文献，在此谨向有关作者致以谢意！

　　由于时间仓促、编写人员的能力和水平有限，有些内容可能还有待完善，恳请各位专家、同道予以指正。

编审委员会

2021 年 4 月

目　录

第一章　绪　　论

第二章　美容外科手术的特点及其实施的基本原则

第三章 美容外科手术基本知识及技术

第四章 美容外科手术器械及其应用

第五章　美容外科手术的麻醉

第六章　美容外科的围手术期处理

第七章　组织移植在美容外科手术中的应用

第八章　生物材料在美容外科手术中的应用

第九章　皮肤软组织扩张术

第十章　皮肤瘢痕的预防和处理

第十一章　微创美容术

第十二章　体表常见外科疾病美容术

第十三章　面部轮廓成形术

第十四章 面部除皱美容术

第十五章 眉眼部美容手术

第十六章 鼻部美容手术

第十七章　唇颊部美容手术

第十八章　耳部美容手术

第十九章　乳房美容手术

第二十章 体形塑造美容手术

第一章 绪 论

学习目标

1. 掌握美容外科的概念。

2. 熟悉美容外科的诊疗范畴。

3. 了解美容外科工作者的基本要求。

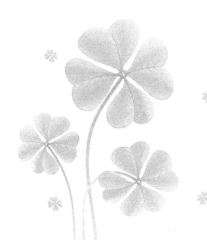

随着我国经济水平的飞速发展和生活质量的不断提高，人们对容貌美和形体美提出了更高的要求，美容外科也因此逐渐地被更多的人所接纳和认同。美容外科是以外科手术的方法，增进或改善美的容貌和美的形体，从而激活人们心灵美感的医学分支学科。本章内容包括美容外科学概述、美容外科的发展简史、美容外科的诊疗范畴和美容外科工作者的基本要求，使医疗美容相关专业学生和美容工作者对本门课程有初步认识，并激发学生的学习热情，为后续课程奠定良好基础。

第一节　美容外科学概述

美容外科学是以人体美学理论为基础，运用审美心理与外科技术相结合的手段，对人体形态、结构、功能等加以美学修复和重塑的一门临床学科。

第二节　美容外科的发展简史

爱美是人类共同的天性，人类自从有了审美意识之后，便渴望以美来修饰、塑造、改变自身。从古至今，人类追求美的意识已有数千年之久。从起初的打孔修饰，到如今美容外科的各种高科技美容技术，这些都是建立在爱美、求美基础上的人体审美实践。

一、国外美容外科的发展简史

（一）国外美容外科的萌芽与发展

在历史文明的记载中，人类早已有追求美的愿望和鉴赏美的本领。早在古埃及和古印度时期，美容外科已经开始萌芽。古埃及男人为了显示其高贵的身份，通过佩戴耳饰、穿鼻环、身体文饰图案等最原始的美容方法来装饰、塑造及美化身体。在公元前600年，印度人 Susurtd 利用额部皮瓣实施鼻部再造术，这也是人类最早的美容外科手术。在古罗马时期的公元前25年—公元50年，古罗马医学家 Celesus 用滑行皮瓣移植整形外科技术的提高，皮肤移植整形技术取得了巨大的成果。到了19世纪中后期，麻醉技术和无菌技术的发明使得外科技术和美容外科得以迅速发展，美容外科技术也逐渐应用到眼睑、口唇和面颊部，此时整形美容外科在西方国家已成为一门独立的医学学科。

（三）国外现代美容外科发展史

现代美容外科技术起源于20世纪初期（第一次世界大战期间）。因战争导致大批伤员肢体残缺、面容损毁、器官缺损，于是大量技术精湛的外科医师、耳鼻喉科医师、口腔科医师和骨科医师针对这些问题分别开展了整形外科手术。在此期间也相继研发出了许多新技术和新药物，如鼓式取皮机、气管内麻醉、抗生素等，这些可最大限度地降低患者在整形外科手术中的感染率、减轻患者的痛苦。于是随着诊疗范围扩大，整形外科技术获得快速发展。

第二次世界大战结束后，人们的生活质量有所提高，物质生活需求得到了满足，人们便开始追求高质量的精神生活，希望可以通过手术的方法来改善容貌和塑造形体，增进美感，使自己更加具有魅力。于是美容外科也随之诞生。此时的美容外科已不再局限于疾病治疗，而是以美容为目的对人体进行修复和塑造。此后，行业的发展极为迅猛，各国陆续成立了整形外科协会。1970年，国际美容整形外科协会成立。

二、我国美容外科的发展简史

（一）我国美容外科的萌芽与发展

我国美容外科的萌芽和发展起步较早，相关历史文献记载颇为丰富。公元前2世纪，人们为了追求美，便在耳垂上穿孔，戴上耳铛（如今的耳环）以彰显其美，此项技术迄今仍受众人青睐。《晋书·魏咏之传》中记载晋代已有修补唇裂（兔缺）的成功案例记载。东晋时期的《肘后备急方》中记载了治疗面部瘢痕的方法。南朝时期的徐陵烧伤后的整形修复为主。由于社会条件的限制，整形外科的其他项目未能得到较快的发展。

改革开放以后，社会经济快速发展，人们的生活水平也不断提升，人们的一些陈旧思想观念被破除，求美者人数迅速增加，这些促进了美容外科的发展。20世纪70年代末期，我国美容医学界多次开展学术活动，从而推动了美容外科的发展。20世纪80年代末，显微外科技术的诞生使更多求美者实现了美的诉求，我国的美容外科技术也迈上了新高度。同时，我国的美容外科工作者编写了大量著作。例如，1985年查元坤教授主编的《擦皮整容术》出版，1988年王大玫教授、高景恒教授分别主编的《美容外科简明手术学》《实用美容手术》出版，1989年高学书教授和汪良能教授主编的《整形外科学》出版，1990年宋儒耀教授主编的《美容整形外科学》出版，等等。这些著作为美容外科学的发展与完善起到了理论指导作用。

如今随着美容外科新技术、新方法不断地出现，越来越多的人追求形体美、曲线美和形象美，由此来改善或塑造自己，使自己更加自信、有魅力。我国现代美容外科技术无论是从规模上、技术水平上，还是从诊疗环境上讲，都已经达到了国际先进水平。

第三节　美容外科的诊疗范畴

随着医疗美容行业的不断发展，原本分属于整形外科、颅颌面外科、口腔外科、眼科、五官科、皮肤外科等学科中的手术被归入美容外科的诊疗范畴。近年来美容外科还在不断创新美容手术项目，如超声脂肪抽吸术、内镜除皱术、微晶消磨术等。现如今在我国经常开展的美容外科手术具体如下。

1. 颌面部轮廓的美容外科手术　包括下颌角肥大矫正术、颧骨增高术或降低术、部分咬肌切除术、面部脂肪填充或抽吸术、笑靥成形术及针剂注射治疗等。

2. 五官美容外科手术　①眉眼部美容外科手术：如提眉切眉术、眉毛移植术、重睑成形术、上睑下垂矫正术、内眦赘皮矫正术、眼裂开大矫正术、下睑袋修复术等。②鼻部美容外科手术：如鼻尖填充术、隆鼻美容术、鼻翼缺损修复术、鼻小柱及鼻孔美容调整术等。③口唇部美容外科手术：如厚唇变薄术、嘴角调整美容术、唇珠美容术、唇峰及薄唇增厚美容术、唇外翻矫正术、唇缺损修复术、唇裂术后上唇畸形修复术等。④耳部美容外科手术：耳垂美容穿孔术、耳垂美容填充术、耳垂畸形修复术、招风耳美容矫正术、外耳美容再造术、杯状耳美容矫正术等。

3. 头面部其他美容外科手术　包括毛发移植美容术、发际升高术或降低术、额面颈部美容年轻化除皱术、脂肪移植填充术，以及肿瘤、瘢痕、色素痣和其他损容性皮损的美容外科手术治疗等。

4. 乳房美容外科手术　包括女性美容隆乳术、乳头内陷美容矫正术、巨乳缩小成形术、乳房下垂美容矫正术、乳晕缩小美容术和男性乳房肥大美容矫正术等。

5. 会阴部美容外科手术　包括女性处女膜美容修补术、小阴唇肥大美容修复术、阴道松弛缩紧美容调整术，以及男性阴茎延长、增粗美容术等。

6. 形体雕刻美容外科手术　包括美容丰臀术、小腿美容术、腹壁美容整形术、美容微小切口腋臭根治术、负压脂肪抽吸术等。

另外，美容外科还将以下微创项目纳入其中。①美容注射类：如肉毒毒素瘦脸注射、肉毒毒素去皱注射等。②美容填充注射类：如透明质酸填充注射、胶原蛋白填充注射、自体脂肪填充注射等。此外，利用激光、冷冻、手术切除、化学剥脱、微针美容技术、高频电刀等方法治疗体表的色素沉着、肿瘤、肿块及皮肤表面的痣、疣、瘢痕等，也归属于美容外科的诊疗范畴。

第四节　美容外科工作者的基本要求

一、具备丰富的医学审美知识

美容外科学是医学美学与医学技术高度结合的学科,在美容外科手术实施过程中需要应用医学审美能力和精湛的外科技术对人体进行艺术性的加工和创造。通过重建、修复、改善和塑造等加工和创造来实现人体美与健康美。美容外科工作者不仅要掌握扎实的医学知识和娴熟的操作技能,还需要对美学有深刻的认识,具备良好的审美能力及正确的审美价值观,运用科学的、现代的审美标准,结合美容外科医学知识来指导求美者,并根据每位求美者的诉求与特征给予全面分析。例如,根据求美者的年龄、性格、生活环境、职业及民族等,有针对性地为求美者介绍、设计美容外科项目,尽可能做到兼具符合人体美的标准和满足求美者的要求,避免千篇一律。

二、掌握广博的学科基础知识与娴熟的操作技能

随着美容外科技术的不断深化创新及健康观念的不断更新,从事美容外科的医疗美容工作者应具备更广泛的医学知识。首先,医疗美容工作者应掌握人体解剖学、生理学、病理学、免疫学、微生物学等医学基础知识,具备艺术鉴赏和审美能力,具备整体形象设计、医学人体美学等知识;其次,应掌握美容学科,如实用美容技术、美容皮肤学、中医美容学、美容膳食与营养等的知识和技能;最后,应熟练掌握美容外科操作技术。随着医学不断发展,美容外科工作者还要不断更新知识,具备美容经营与管理相关知识。只有具备广博的学科知识、熟练的技能、开阔的视野和不断创新的能力,才能成为一名优秀的美容外科工作者。

三、具备高尚的道德情操

美容外科工作是一个创造美的神圣职业,要求每一位美容外科工作者都具备良好的道德修养、高尚的职业操守,真正地关心、爱护求美者并保护其隐私,从医学和求美者的角度,与求美者商讨、共同权衡手术效果及手术预期,对手术效果不夸大、不假设,

坚持美容外科的科学性和严谨性。在实际工作中，美容外科工作者应具备与求美者沟通的基本技巧，具有关心、爱护求美者的能力，并对美容外科工作具有责任心和上进心，这样才能长久地赢得求美者的信赖，产生良好的口碑效应。

四、具备丰富的美容外科心理学知识

现代医学模式要求医学从业者不仅要诊疗求美者的身体，还要关切求美者的心理、社会需求等因素在医学中的作用。从心理学的角度来看，爱美的本质为社会性的需要。因此，在美容外科工作中，要重视求美者的心理状态，并将其贯彻于美容外科诊疗的全过程。由于人们的社会背景、文化素质、经济地位及所处的环境决定其心理状态，因此应对每一位求美者进行心理分析和评估。如求美者为心理异常的美容就医者，美容外科工作者应及时、有效地对其进行心理辅导。若求美者的心理障碍较为严重，应建议求美者接受专业心理医师的治疗，绝不能对其进行盲目的诊疗。

思考题

（1）何为美容外科手术？

（2）美容外科工作者的基本要求是什么？

练习题

（李　琳）

第二章 美容外科手术的特点及其实施的基本原则

学习目标

1. 了解美容外科手术的特点。

2. 掌握美容外科手术实施的原则。

3. 了解美容外科手术效果评价的主要内容。

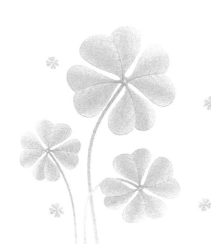

第一节 美容外科手术

案例导入

李某，男，24岁，大学毕业后在一家大型跨国公司找到了一份不错的工作，但是刚工作不久就遇到了麻烦。原来李华天生患有腋臭，每当夏季来临之际，李华常常在工作中遇到尴尬的局面。为了挽救自身的形象，李华去找医师咨询，并在医师的建议下进行了腋臭手术，将汗腺和毛囊清除。手术进行得很顺利，术后在医师的指导下创口逐渐恢复，没有留下大的瘢痕。李华没有了腋臭所带来的困扰，生活中也越发自信。

思考：

1. 医师实施腋臭手术要遵循哪些原则？
2. 腋臭对李华的生活造成了什么影响？

一、美容外科手术的特点

（一）人体美学指导下的审美

美容外科手术以医学人体美学的审美方式为指导，运用现代科学技术，在解剖方面对具有美学缺陷的人体加以修复和改进，其目的是提升人体的美感，使其符合大众的审美。美容外科手术的施术者必须在人体美学的指导下，以不损伤求美者健康为前提，与求美者充分交流，运用各种医学技术来给予求美者美感。

（二）体现健康观念

爱美是一种天性，同时也是一种健康观念。美容外科手术的服务对象通常是一些先天具有美感缺陷或者后天因意外而出现容貌或形体缺陷的人士，他们爱美的同时也渴望通过美容外科手术完善自己，通过增强自己的自信心来消除精神方面的压力和心理方面的痛苦并提高生活质量。追求美感也是一种健康观念，对于维护身心健康起着重要作用。

（三）审美与技术的统一

美容外科手术主要针对先天性及后天性的容貌和形体缺陷，运用医学技术，以大众审美为指导进行修补、完善。只有将审美能力与高超的医学技术结合起来，才能给求美者带来美感。

（四）安全与美学的统一

安全性是美容外科手术的前提，追求美学效果是美容外科手术的目的。美容外科手术本身具有一定的风险性，既要降低手术所带来的风险，又要达到美学所预期的效果，这就要求美容外科医师既要有高超的技术，也要有一定的审美能力。

二、美容外科手术服务对象的特点

人与人之间的审美各不相同，求美者的动机和心理状态也有所不同。一般而言，充分了解美容外科手术服务对象的动机、心理状态及其所处的生活环境是手术成功及术后良好恢复的重要保障。通常美容外科手术服务对象有以下特点。

（一）性别特点

服务对象中女性多于男性。一般而言，女性通常将自己视为审美对象，对自身的形体和容貌有着严格的要求，同时女性的体貌对其职业、社交、婚姻等方面有着重要影响。而男性更倾向于通过提高自身的社会地位和经济能力来塑造自身的形象。此外，男女之间的生理构造、审美偏好、追求的手术效果也有所不同。

（二）年龄特点

不同年龄段的人对美容外科手术的认知和需求各不相同，选择的手术方式也有所不同。对儿童而言，就诊的儿童多患有先天性畸形，少部分因后天性疾病而就诊，有容貌缺陷的儿童通常因别人的排斥而有自卑心理，这对儿童的健康成长有不利影响。对青少年而言，其处于快速发育和树立价值观的阶段，生理和心理发育还不健全，常盲目跟风，在此期间做美容外科手术应慎之又慎。对青年而言，其处于学习、就业、择偶的关键时期，为了和他人更好地相处，通常对自己的容貌和形体有苛刻的要求，也因此常有强烈的美容需求，此阶段人群的心态较好。对中年人而言，此阶段的求美者大多数颇有成就并有足够的经济实力，对于美容外科手术有着较高的期望和苛刻的要求，同时舍得在此方面投资，此年龄段人群占服务对象的大多数。对老年人而言，随着年龄的增长，他们的皮肤开始松弛并出现皱纹，对美容外科手术有一定的需求，该年龄段服务对象的心态较好，但是应注意不宜做较大和复杂的手术。

（三）职业特点

美容外科手术的服务对象大多从事与社交有关或面向大众的工作，例如演艺界人士、销售人员、服务员等。一般来说，从事收入较高的职业的人更倾向于选择美容外科手术。

（四）种族和文化特点

不同种族之间的外貌和体形有一定的差异，不同文化之间的审美也有所不同。一般而言，东方人更重视颜值方面的改善，而西方人更重视身材的塑造，审美差异一般是由文化差异所导致的，因此，在美容外科手术中应关注求美者的文化差异。

（五）心理特点

首先是爱美心理：爱美之心人皆有之，这种心理具有普遍性和必然性，但对个体而言爱美也具有差异性，例如个体的审美层次和需求受不同时期、不同地域、不同文化、不同社会背景的影响，随着物质文化的积累和发展，人们的爱美心理将愈发强烈。其次为容貌缺陷心理：有容貌缺陷的个体不仅其生理方面受到影响，心理方面也会受到影响，常常具有自卑、懦弱、抑郁、害怕等消极情绪，也会表现出对人际沟通的渴望和对容貌改善的期望。此外，有些个体没有明显的容貌缺陷却也表现出容貌缺陷心理，这类现象称为体象障碍，此类求美者需心理治疗的介入。

（六）术后反应特点

一般而言，美容外科手术的服务对象在手术之后既想看到手术效果，又担心手术失败，表现为急切、焦虑的心理情绪，且程度因人而异。此时施术者应给予必要的心理安慰，同时正确指导术后各项事宜，尽可能减少其负面情绪的产生，以免影响求美者康复。

知识链接

整形外科学是外科学的一个分支，虽然只有几百年的历史，但是整复体表缺陷的手术可追溯到古代。整形外科主要治疗皮肤、肌肉及骨骼等的创伤和疾病，以及先天性或后天性组织或器官的缺陷与畸形。整形外科手术包括美容外科手术，美容外科手术则是在整形外科的基础上结合了对美的追求。

第二节　美容外科手术的实施原则

一、医学审美原则

审美观具有时代性、民族性、人类共同性，在阶级社会具有阶级性。美是人类通过不断的探索实践所得到的产物，体现了人类对生活积极的态度，是客观事物在人们心目中引起的愉悦情感。医学审美原则是美容外科中贯穿始终的重要原则，具体如下。

1. 人体美　人体美是指人的容颜和形体组合成的美，其构成要素是肤色、线条和比例烘托。体质具有要素结构上的稳定性和姿态旋律上的运动性，男女之间有不同特点。医学形式美讲究和谐统一、匀称、均衡等，达到审美标准就可以引起令人愉悦的情感。

2. 健康美　健康美主要表现在躯体、心理、社会适应性等方面。健康美既要顾及躯体整体与局部的和谐统一，还要考虑社会特性及种族、职业、年龄等个体因素。需要注意的是，在美容外科手术中，不仅仅要注意躯体局部与整体并重，还要注意不能为满足心理需求和社会适应性而损害身体健康。

在美容外科手术中，一定要综合运用医学审美原则来衡量每一次实践手术。

二、美容医学心理诊断和辅导原则

在美容外科手术实践中，进行心理诊断的主要目的是准确了解求美者的心理特征和禁忌证，以选择最优的手术方式、手术技术及美容手术方法。这能大大减少医疗纠纷，也能让求美者得到一个相对满意的结果。术前应积极与求美者进行沟通，了解求美者的预期结果，纠正求美者不正常的审美，最终减少双方心理预期的差异。手术过程中也要积极安抚求美者以减轻其焦虑。

三、美容医学伦理原则

❀ 案例导入

25 岁的刘女士经常看着自己的脸犯愁，她觉得自己的五官还算不错，身材也很棒，对自己的身高也很满意，可就是觉得自己的脸圆圆的，显得很胖，给自己的形象减了分。她使用过很多方法，但都没有明显的效果，最终刘女士很想通过整形来改变自己的脸形。于是她联系了一家医疗中心的医师，与医师进行详细的沟通后决定进行手术。手术很成功，改变了她原本圆圆的脸形，加上其本身的身材，刘女士看起来像一个女明星，她高兴极了。然而有一天，刘女士的同事无意间看到医疗中心人员用刘女士的照片发朋友圈。刘女士十分气愤，立即找到该医师并向其索要赔偿。

思考：

1. 美容医学伦理原则有哪些？

2. 泄露求美者个人信息、擅自使用求美者肖像违反了什么原则？

美容医学伦理原则包括以下 4 点。

（1）尊重原则。美容外科手术讲究尊重原则，主要表现在对求美者的一切信息保密，不泄露他人信息，尊重求美者的隐私权与肖像权。

（2）不伤害原则。任何美容外科手术都要以求美者为中心，不可以破坏求美者的整体健康，更不能威胁生命安全，这是美容外科工作者必须遵守的基本原则之一。如有不可避免的伤害，应通过恰当手段，确保将伤害降至最低。

（3）知情同意原则。美容外科工作者应和求美者进行沟通，将手术的局限性、优缺点、有无危险性以及并发症提前告知，待医患双方沟通完毕，对结果达成共识并签订手术知情同意书后方可进行手术。

（4）局部微创原则。美容外科手术是有创性的，在进行美容外科手术时，应尽量将创口做到最小，以达到美观的效果。

第三节　美容外科手术的效果评价

美容外科手术相较于传统的临床医学治疗和护理更具有社会心理效益，治疗目的是在确保人体健康的前提下，通过美容外科手术使所治疗部位的缺点与不足得到修复和美化，使求美者的外貌更符合医学人体美学法则和美学参数标准，并使求美者产生积极的社会心理效应。在临床实践中可据此来明确效果评价的主要内容和基本要求。

🌸 **案例导入**

刘女士，28 岁，未婚，因为想拥有娇美的容貌而想选择美容外科手术来改变自己。但刘小姐想做却不敢做，还产生了焦虑情绪，原因有两个：其一，自己没有配偶，而社交、就业、择偶等方面都需要较好的外貌；其二，她担心美容外科手术的效果达不到期望。最终在家人和朋友的鼓励下，她鼓起勇气去了当地小有名气的美容整形医院进行手术。手术非常成功，刘女士很满意。

思考：

1. 如若按照刘女士的想法进行手术，但术后的效果与其所期待的效果有差异，那么这个手术是否算成功呢？

2. 什么是评价美容外科手术成功的标准呢？

一、手术效果评价的主要内容

（一）保证健康

健康是指身体、心理、社会适应力和道德的一种完好状态。美容外科手术是一类具有风险性及伤害性的医疗技术，在美化人体过程中伴随着一定程度的损害，确保求美者的健康是美容外科手术不可逾越的底线，所以在医疗美容实践中务必高度重视。

（二）功能正常

在美容外科手术过程中，不能以牺牲生理功能为代价，一味地追求理想中的美化效果。任何美容外科手术都要保障求美者的生理功能正常，以维护求美者的生理功能为前提。

（三）美学效果

美容外科手术的目的是使求美者所治疗部位的缺陷和不足得到修复和美化，使姿态和外貌得到不同程度的改善，从而达到预期的美容效果，使人体更符合医学人体美学法则和美学参数标准。

（四）心理效果

心理效果与美容效果是相辅相成的，理想的美容效果还会带来积极的心理效果，使求美者满意并获得自信。

（五）社会效果

如若求美者在术后得到了社会人员的赞扬和认可，求美者的社会适应能力有了一定程度的提升，那么本次美容外科手术便产生了应有的社会效果。但是，在实际情况中也可能由于求美者的人格反常、审美观异常或其他因素而出现负面社会影响，即使美容外科手术完美地完成了，也仍会由于求美者的要求不切实际而引起不好的社会效果。

二、手术效果评价的原则及要求

（一）评价的基本标准

对美容外科手术效果的评价应该以是否保证健康、功能正常和美学效果为主要依据，以心理效果和社会效果作为参考。前三个具有较强的客观性和量识性，评价较为可靠、简单。后两者则具有太多不确定因素，且难以控制，所以不能作为美容外科手术效果的主要评价标准。

（二）评价等级的确认

美容外科手术需从健康、功能和美学效果等方面综合评价。在临床上，一般将美容外科手术的疗效分为3个等级：显效、有效、无效。如若有争议，则以相关领域专家的评判为标准。

（三）异常情况的评价依据

从心理效果和社会效果两个方面看，如若求美者具有人格异常、审美观扭曲和求美目的模糊等异常情况，医疗美容效果的评价则不应受周围人群、社会舆论和新闻媒体的影响，而应以美容心理学医师的临床诊断为评价依据。

（四）特殊情况的评价方法

对美容外科手术后处于恢复期的求美者，应暂时不要进行手术效果评价。对美容外科手术中植入的材料而引起异议的情况，应按照国家有关文件进行评价。

思考题

（1）医学审美原则包括哪些？

（2）美容医学伦理原则包括哪些？

（3）美容外科手术效果评价的主要内容有哪些？

（4）如若对手术所用材料有异议，应该按照什么标准进行评价？

练习题

（王正东）

第三章 美容外科手术基本知识及技术

学习目标

1. 熟练掌握美容外科手术操作的基本原则。

2. 了解美容外科手术切口的设计与选择原则。

3. 掌握沿皮纹切口的意义与优点。

4. 掌握美容外科手术的基本技术。

5. 掌握美容外科手术中几种常用的切除缝合方法及其特点。

6. 了解美容外科手术操作的主要方法及其适应证。

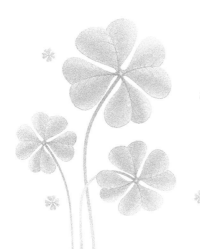

第一节　美容外科手术操作的基本原则

1. 无菌原则　无论是术前准备、术中，还是术后的恢复过程，医务人员均应严格遵守无菌原则，避免感染。

2. 微创原则　在手术过程中，每一步操作均应严格、精确，避免对组织造成不必要的破坏和创伤。

3. 无出血原则　术中仔细止血，确保术中视野清晰和手术的顺利进行，防止术后形成创口、渗血或出血。此外，手术切口闭合时须严格按照解剖层次正确对合。

4. 无痛原则　坚持无痛原则有利于手术的顺利完成及术后恢复，同时也能减轻求美者的痛苦，减少意外的发生，从而获得满意的美容效果。

5. 无张力缝合原则　缝合创口时应进行无张力或张力适中的缝合。

6. 无死腔、无血肿原则　手术中彻底消除死腔以及血肿，以防止其对周围组织造成压迫，或造成创面感染、切口裂开等。

7. 对称原则　对称、协调是医学人体美学法则之一。

知识链接

外科手消毒的操作要点及注意事项

修剪并磨平指甲后清洗干净。先取适量皂液或清洗剂清洗上臂下 1/3、前臂和双手，然后将双手放在胸前，手指向上，使水由指尖流向肘部，避免水倒流，最后用无菌巾擦干。按七步洗手法用一定量的手消毒液清洗双手，干燥。切记将洗手用过的物品放到指定的容器中并进行消毒等处理。美容外科手术过程中，医护人员不得佩戴手镯、戒指等装饰物品。

第二节　美容外科手术的基本技术

一、切开

（一）切口设计原则

美容外科手术切口的设计一般遵循以下 4 项原则：美学原则、整体性原则、留有余地原则和安全性原则。

1. 美学原则　美观是求美者共同的期盼，也是手术效果的最基本体现，所以在切口设计时尤其要遵守美学原则。这就要求美容外科医师具备较高的审美能力与素养，根据求美者的身体结构和意愿进行恰当的切口设计。

2. 整体性原则　人体是一个完整的整体，倘若进行手术时只关注局部而忽视了整体的协调，往往会得不偿失。比如在设计眼部的美容手术时，一定要注意眼和鼻在面部的协调与统一，而不是单一强调眼部的美观。

3. 留有余地原则　身体的皮肤、组织及器官都有其各自的功能和形态，是假体或其他身体组织无法替代的。因此，在决定组织去留时一定要留有余地，如无把握，应尽量选择保留原来的结构。

4. 安全性原则　如今医疗美容行业迅速发展，而美容外科手术造成的医疗事故也成为一个突出的社会问题。美容外科手术并不是简单的化妆打扮，应把美容外科手术的安全性放在首位。

（二）切口选择原则

1. 切口选在隐蔽处　为达到美容的目的，通常要将切口尽量选在隐蔽处，以减少愈合后瘢痕影响美观的情况。例如，在进行下颌角美容手术时，切口就通常选择口内或耳后等不易被发现的部位。

2. 切口方向与皮纹、皱纹或轮廓线一致　沿皮纹（图3-2-1）做切口最为常见。实践表明，沿皮纹的切口的缝合应力相较于垂直于皮纹的切口的缝合应力小，所以愈合后形成的瘢痕也相对较小。切口与皮纹的关系见图3-2-2。例如，在进行剖宫产手术时医师多采取横向切口，因为横向切口较纵向切口愈合效果更好，而且术后形成的瘢痕也更小。此外，在进行美容外科手术时也可沿皮肤的皱纹（如额纹、鱼尾纹等）做切口，愈合后瘢痕与皮肤皱纹相重合也可以达到隐藏术后瘢痕的目的。在美容外科手术中，轮廓线也是一种较为隐蔽且常用的切口线，其常用于眉周、唇红缘、耳根、重睑线、发际和乳房下皱襞等。例如，在进行拉皮手术时就可以沿耳际的发际做切口，这样即使高高扎起头发也难以发现手术切口。然而，并不是人体的所有部位都可以很明显地看见上述皮肤纹理，在进行美容外科手术时对于皮肤的松软部位，医师大多会通过推挤实验来寻找适合的手术切口。医师用拇指和示指推挤求美者松软的皮肤，此时所显示的平行纹理线即为较理想的切口线。手术时通常要平行于该纹理线做切口。

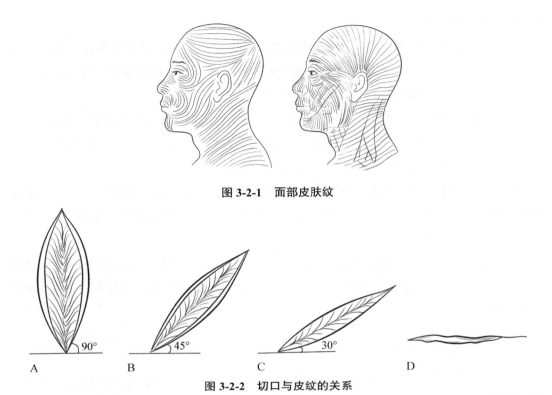

图 3-2-1　面部皮肤纹

A　　　　　　B　　　　　　C　　　　　　D

图 3-2-2　切口与皮纹的关系

A. 垂直于皮纹方向的切口；B. 较皮纹方向偏转 45°的切口；C. 较皮纹方向偏转 30°的切口；D. 沿皮纹方向的切口

3. 避免损伤重要的血管和神经　对美容外科医师来说，必须具备基础的解剖学知识，并熟悉人体的组织结构、解剖层次和重要血管及神经的走向。因解剖学知识欠缺而导致的医疗事故，后果将是灾难性的。

4. 避免引起功能障碍　在美容外科手术中，应避免在四肢关节以及面部表情肌丰富的部位做切口。当必须在关节周围做切口时，应尽量将切口平行于关节平面，因为相较于垂直于关节平面的切口，平行于关节平面的切口愈合后形成的瘢痕对关节功能的影响更小。如遇特殊情况导致切口不得不与关节平面交叉时，则应尽量使手术切口通过关节的侧中线或采用弧形、S 形或 Z 形切口，以防止切口愈合后形成的瘢痕因垂直于关节平面而影响关节的运动。

二、剥离

剥离组织时需要清楚剥离层次，手法要轻巧、敏捷。剥离的方法主要有锐性剥离和钝性剥离，其中以锐性剥离为主。

1．锐性剥离　锐性剥离是用锐利的手术剪或手术刀在直视下准确细致地剪切而分离组织的方法。操作时运刀要恰当，剥离面与刀刃方向垂直（与毛发生长方向平行）并推剥分离，同时刀片应避开神经、血管和重要器官，避免因切断神经和血管而造成不应有的损伤。在直视下进行的锐性剥离对组织的损伤轻，出血少，术后瘢痕也少。

2．钝性剥离　钝性剥离是用手指、刀柄、剥离子或有其他特殊用途的剥离器，如骨膜玻璃器、脑膜剥离器、乳房剥离器等在非直视下分离组织的方法。在非直视下进行钝性剥离由于视野受限，对组织的损伤较严重。

三、止血

止血是美容外科手术中最基本的操作技术，止血时需遵循准确及时、细致彻底、无创伤的原则。常用的止血方法如下。

1．局部药物止血　使用止血药能促进血液凝固或促进小血管的收缩功能，从而使出血停止。将肾上腺素（1∶200 000）加入局部麻醉药中可以收缩局部血管，减少毛细血管的渗血。

2．压迫止血　压迫止血适用于全身各部位的小动脉、毛细血管和静脉的出血，用较创口稍大的无菌纱布在创口处压迫数分钟方可止血。若渗血量多，可以在 50～60 ℃温热的生理盐水中浸泡纱布，拧干后在创口处压迫 3～5 分钟，止血效果显著。

3．钳夹止血　出现人体浅层部位小血管的活动性出血时，可用血管钳钳夹出血部位，止血速度极快。使用血管钳时要尖端朝下，尽量少夹持周围组织，以免造成正常组织的损伤。

4．电凝止血　高频电刀利用高频电流凝固小血管，从而达到止血目的。电压不宜过大，以免造成灼伤。

5．超声刀止血　超声刀具有切割准确、止血牢固、可控性强等优点。与高频电刀相比，超声刀具有对非切割组织损伤极轻或无损伤的特点。

6．结扎止血　大血管的出血可采用结扎止血的方法。先用血管钳钳夹出血的血管，然后用缝线将血管结扎，这是最有效、最常用的办法。

7．止血带止血　主要用于上下肢较大动脉的出血。将止血带绑扎在出血部位的近端，通过阻断整个肢体的血流减少出血，以保证术野清晰。

四、结扎

（一）结的种类与特点

1. 方结　又称平结，由方向相反的两个单结组成（第2单结与第1单结方向相反），特点是结扎线打成结后愈拉愈紧，牢固可靠。这种打结方法适用于结扎小血管，也可用于各种组织缝合的打结，是外科手术中常用的结扎方式。

2. 外科结　第1个线圈绕2次，使线间接触面增大，从而增加摩擦力，这样在打第2个线扣时第1个线扣不易滑脱和松动，比较牢固可靠。此法常用来结扎大血管。

3. 三叠结　又称三重结，是在方结的基础上再加上一个单结，共3个结，且第3个结与第2个结的方向相反，以加强结扎线间的摩擦力，防止结扎线松散滑脱，因而牢固可靠。常用于较大血管的结扎，也可用于张力较大组织缝合的打结。

（二）打结的方法

1. 单手打结法　简便、迅速且常用，但操作不当易形成滑结。打结时，单手持线，另一手打结，主要使用拇指、示指和中指。整个动作过程中，线在手指末节关节处着力（图3-2-3）。左右手均可打结，此法适用于各个部位的结扎。

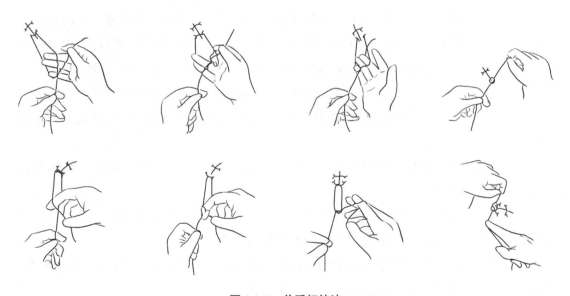

图 3-2-3　单手打结法

2. 双手打结法　方法比较复杂，费时，但可靠性高。分别以左右手用相同的方法打成 2 个交叉结。此法适用于深部组织的结扎和缝合。

3. 持针器打结法　持针器打结适用于浅部缝合的结扎和某些精细手术的结扎。一般用左手捏住缝合针线的一端，右手用持针器或血管钳打结（图 3-2-4）。优点是可以节约穿线时间，不妨碍手术视野。但缝合有张力时不易扎紧。

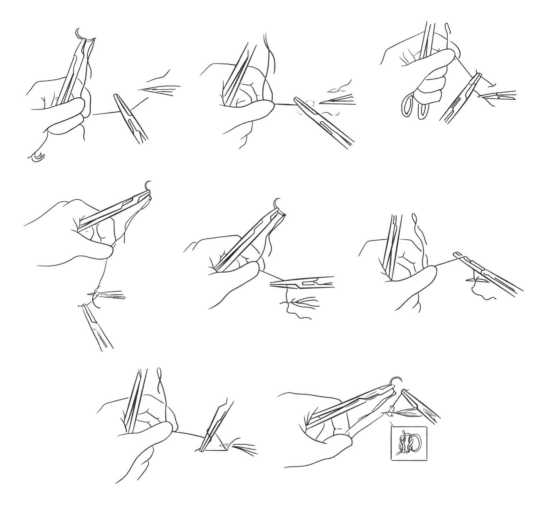

图 3-2-4　持针器打结法

五、缝合

美容外科要求创口必须整齐接合，以减轻愈合后瘢痕的明显程度，因此优先使用缝合法。缝合时，缝线要用细线且针距不宜过宽，以减少创口张力；组织层次严密，准确对齐，无死腔残留，以免积血或积液延缓愈合；创口对合平整或轻度外翻。常用的缝合方法如下。

1. 间断缝合法　每逢一针即打结，缝线互不相连，缝合时进针角度应与皮面垂直，带或不带皮下组织，使创缘平整并稍外翻（图 3-2-5）。面部切口可采用 5-0、6-0 尼龙线或丝线，针距 4 mm，边距 2 mm。这种方法最常用，一般组织均可采用此法来缝合。

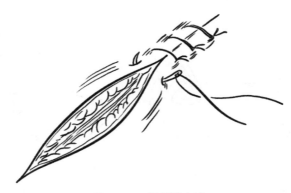

图 3-2-5　间断缝合法

2. 连续缝合法　从一侧皮缘进针，从另一侧皮缘穿出，针线从绕的线圈内穿出，拉紧缝线后再缝合下一针，连续锁边缝合数针，不必打结（图 3-2-6）。可用于缝合腹膜及胃肠道等处，速度较快，并有一定的止血作用，但一处断开则可造成缝线松脱。

3. 褥式缝合法　褥式缝合法包括水平褥式缝合法和垂直褥式缝合法。水平褥式缝合法有助于对抗张力，使创缘接触面增大（图 3-2-7）；垂直褥式缝合对创口影响较小。采用褥式缝合时，根据需要可使切缘内翻或外翻。

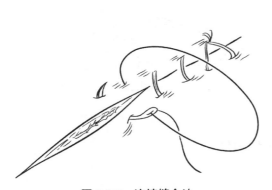

图 3-2-6　连续缝合法

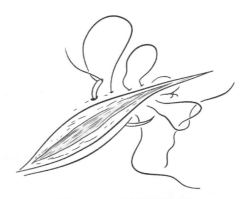

图 3-2-7　水平褥式缝合法

六、包扎固定

1. 一般包扎　用无菌纱布平整地覆盖在创口上，给予疏松的纱布适当的压力，遇到凹陷的地方则填平凹陷。也可在创口上减张粘贴几张透气胶带，使切口处的皮肤处于松弛状态，必要时外加绷带包扎、三角巾包扎或石膏固定。

2. 颜面部包扎　包括眼部包扎、耳部包扎、上面部包扎、全颜面包扎，以及半颜面、鼻部、上唇和颏部包扎等。若把耳包扎在内，则耳的前后方需用纱布垫平后再包扎。若把眼包扎在内，则眼部需涂眼膏并覆盖油纱布等敷料后再包扎。只用纱布绷带包扎时，应在外露耳、外露眼的上方，以及纵向放一纱布条再做包扎。包扎完毕后，纱布条打结，使敷料压紧，再加纱布固定。全颜面包扎时，纱布条放于额部正中打结。

七、拆线

拆线是手术的最后一步，手术当天一般不算作拆线计时。一般情况下，面颈部手术在术后 4～5 天拆线；下睑袋手术、面部瘢痕切除手术在术后 4～6 天拆线；会阴部、下腹部手术在术后 6～7 天拆线；重睑手术、除皱手术在术后 7 天左右拆线；乳房手术在术后 7～10 天拆线；关节部位及复合组织游离移植手术在术后 10～14 天拆线。近关节处手术后拆线时间可以延长，减张缝合术后 14 天方可拆线。

> **知识链接**
>
> ### 外科手术后拆线
>
> 1. 适应证　在无菌环境下缝合的手术切口，到拆线时间时，若局部或全身无感染或其他异常表现，说明创口已愈合良好。若术后切口感染，出现红、肿、热、痛等症状，应提前拆线并及时治疗。
>
> 2. 禁忌证　严重贫血、严重脱水或瘦弱的患者，以及老年患者及婴幼儿，应延迟拆线。

第三节　美容外科手术操作的主要方法

一、切除缝合

（一）梭形切除缝合

梭形切除法常被用于处理圆形或近圆形的病变。在手术过程中，沿着皮纹或者皮肤皱纹的方向做切口（图 3-3-1）。切除病变后，稍微松解伤口周围的皮下组织，缝合切口。

如果切口切得过短，缝合后两端就会出现"猫耳朵"（图 3-3-2）。切口长短适宜，缝合后切口才会平整。

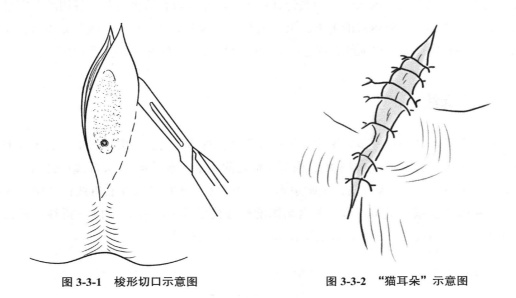

图 3-3-1　梭形切口示意图　　　　　　图 3-3-2　"猫耳朵"示意图

（二）S 形切除缝合

为了修复梭形切除缝合后两端形成的"猫耳朵"，可以在两端向不同的方向延伸切口，使切口变成 S 形。操作中切口应紧贴皮肤褶皱，这样术后形成的瘢痕才能最小（图 3-3-3）。

（三）圆形切除缝合

切除圆形或者近圆形的病变以后，可以在病灶的一侧设计一个局部的旋转皮瓣，通过分离旋转来修复缺损部位。皮下松解后即可拉拢缝合继发性创面。如果不能直接缝合，可以考虑植皮缝合创面。

（四）楔形切除缝合

在不能确保切除眼睑、鼻翼、耳部及口唇等周围的全层病变后创缘缝合整齐，或者创口不能直接拉拢缝合时，可以用其边缘为底进行楔形切除（图 3-3-4），然后再逐层缝合。缝合后，创缘务必要对齐，不能留下凹痕。也可以设计锯齿形的缝合，而不是直缝。

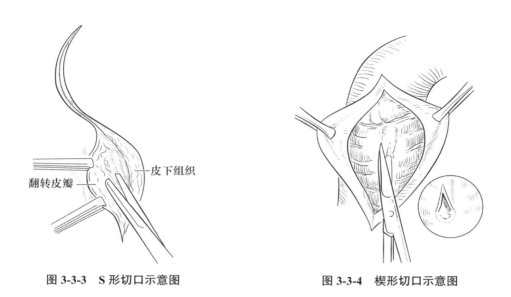

图 3-3-3　S 形切口示意图
图 3-3-4　楔形切口示意图

（五）分次切除缝合

分次切除是分 2 次或 2 次以上将体表面积较大的病变切除的方法。由于这类病变不能一次性完全切除，且强行切除后缝合处会有显著的张力，可以利用皮肤受到拉扯后因自身弹性而逐渐松弛的特点，将原有的病变组织大面积地切除干净，只剩下线状瘢痕。主要通过沿皮纹方向对部分病变组织做梭形切除。

二、V-Y 或 Y-V 成形术

（一）手术要点

V-Y 成形术是在组织复杂处设计一条"V"形切口线，术中沿切口线切开皮肤后剥离并提起皮瓣，潜行剥离创缘，将三角形皮瓣上移，提高局部组织，最后将切口缝合成"Y"形。也可以先设计一条"Y"形切口线，术中沿切口线切开皮肤后剥离并提起皮瓣，将三角形皮瓣下移，增宽局部组织，最后将切口缝成"V"形，称为 Y-V 成形术（图 3-3-5）。尖端缝合主要使用三点法，切勿穿尖端全层。

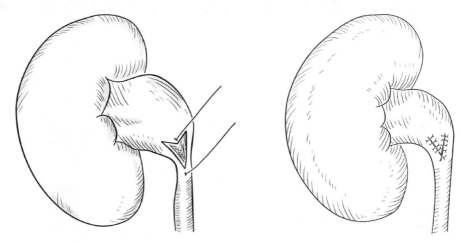

图 3-3-5　Y-V 成形术示意图

（二）适应证

常用于眼睑、口唇、颈部及鼻小柱等部位的瘢痕松解或组织延长。

三、Z 成形术

（一）介绍

Z 成形术是一种外科手术技术，可以重新定位瘢痕组织，使其与皮肤的自然纹理和褶皱平行或重叠，使其外观不明显，同时可以缓解瘢痕挛缩造成的皮肤张力过大的问题。

（二）适应证

（1）适用于跨关节的线状或蹼状的瘢痕挛缩。根据挛缩的情况，设计成单"Z"字或多"Z"字，松解挛缩线，并通过两侧形成的皮瓣交叉换位来缓解挛缩。

（2）灼伤或者外伤致使虎口处皮肤挛缩的情况。

（3）外伤性截指致使拇指近节缺损，但没有拇指再造要求，只要求恢复夹捏能力的患者。

（三）操作方法

以瘢痕挛缩张力线或待延长的组织轴为中心轴，测量要延伸的长度和角度，然后画

出一条 "Z" 形切口线。沿设计线切割，剥离形成 2 个三角形皮瓣，然后进行互换缝合（图 3-3-6）。

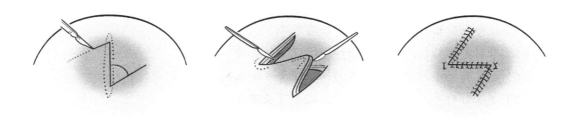

图 3-3-6　Z 成形术示意图

四、W 成形术

（一）介绍

实际上，W 成形术是由 Z 成形术演变而来的，由多个连续的 Z 成形术组成，主要用来治疗头部和面部的条索状瘢痕，可以避免单纯缝合后产生的较显著的直线瘢痕，以达到更好的美容效果。W 成形术是改变线状瘢痕方向的一项重要技术。瘢痕的两侧排列有相同大小的三角形，其中一侧三角形的尖正对另一侧三角形的底边中点。在瘢痕的两端，逐渐减小切除的三角形，使 "W" 的臂渐细。三角缝合可用于防止皮瓣末端坏死。

（二）基本原理

改长而直的瘢痕为小而曲折的瘢痕，把部分与皮纹交叉的大瘢痕变为顺皮纹方向的小瘢痕，达到隐藏瘢痕的目的。

（三）适应证

适用于颜面部狭长的凹陷性、局限性和条索状瘢痕的修整。

（四）注意

W 成形术不能延长线状挛缩瘢痕的长度，如果想要达到此目的，需要应用 Z 成形术。W 成形术必须牺牲一部分组织，并且只能在瘢痕周围有足够的正常组织时使用。它会增加而不是减少瘢痕区域的张力。

思考题

（1）在美容外科手术中，切口的选择应遵循哪些原则？

（2）当手术部位无明显皮肤纹理时应该如何选择手术切口？

（3）在美容外科手术中，推剥分离有哪些好处？

（4）肢体动脉出血常用的止血方法有哪些？

（5）外科手术后拆线的适应证和禁忌证分别是什么？

（6）美容外科手术中几种常用的切除缝合方法及其特点分别是什么？

（7）美容外科手术操作的主要方法及其适应证分别是什么？

练习题

（王正东）

第四章　美容外科手术器械及其应用

学习目标

1. 熟悉常用美容外科手术器械的种类、名称和用途。

2. 掌握缝线的选择原则。

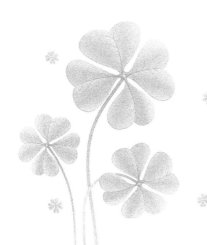

第一节　美容外科手术器械概述

一、外科手术器械的定义

外科手术器械是临床手术中使用的医疗器械，是外科手术操作的必备工具。结合"外科"的定义，我们也可以把它看作是外科医师的手的延伸。

二、基本外科手术器械的特点

基本外科手术器械具有精致轻便、易于把持、结构圆滑、便于操作、弹性好、韧性强、耐高温及不生锈等特点。

三、美容外科手术器械的特点

美容外科手术是精细的外科手术，其所使用的器械，除了具备基本外科手术器械的特点外，还具有其自身的专科特点。随着美容外科手术方法的不断改良和优化及手术范围的不断扩大，各种不同类型和规格的美容外科手术器械也在不断产生，其特点如下。

（一）小巧精密，操作难度大

美容外科手术多以颜面部手术为主，且须遵循局部微创的原则，尤其是眼、耳、鼻等体表器官的术区狭窄，切口短小且隐蔽，这就要求术者使用小巧而精密的手术器械，如切开时以小的 11 号尖刀片和 15 号圆刀片为主，缝合时多用无损伤的缝针，缝线则常用精细的 3-0 ~ 5-0 丝线、5-0 ~ 8-0 可吸收线或单股尼龙线。由于手术操作空间狭窄、器械小巧，手术操作的难度相应加大，所需要的时间也较长。必要时还要借助显微外科手术器械。

（二）涉及学科广，兼收并蓄

美容外科手术范围涉及面广，几乎包括所有较表浅的组织和器官，常与其他医学学科有交叉，所以在实施某个部位的美容手术时，除使用常规的器械外，有时也借鉴其他相关专科的器械，并做适当的调整和改进，甚至发明创造全新的器械。如口唇部美容手术可直接使用口腔科的某些器械，而鼻部美容手术所使用的鼻骨锯、鼻骨凿等由骨科器械改良而成。

（三）种类繁多，更新迭代快

美容外科除借鉴、改良或直接使用相关医学学科的常用器械外，还常使用如钢尺、两脚规和画笔等其他非医学专业的器械。美容外科专用器械的种类和样式也非常多，如皮片的切取器械有鼓式取皮机、滚轴式取皮刀、电动取皮机和气动取皮机等。此外，专用器械还有吸脂专用器械、擦皮美容器械、文眉机等。这些器械随着科学技术的进步而不断地更新换代。脂肪抽吸术也经历了针管吸脂、负压吸脂、超声吸脂和电子吸脂的演变，所使用的器械也有了相应的改进。

（四）功率适中，组织损伤少

美容外科手术操作过程中应尽量达到创伤最小、美学效果最佳的目的，选用的手术刀要锋利，切忌反复拉锯式的切割。美容外科手术中常使用一些特殊的声、光、电仪器，如单极或双极电凝器、高频电刀、激光刀等，使用时应调节至合适的功率，不宜过高，否则烧灼面广、创伤大，不利于组织创面的愈合，从而影响手术效果。使用高频电刀时还要注意勿伤及切口边缘的正常皮肤。电凝器首选双极电凝器，使用前要将功率调节至合适的范围，以防止功率过高而损伤周围正常的组织；使用时夹持的组织量应尽量少。

第二节　常用美容外科手术器械

美容外科手术器械品种繁多、规格各异，按其功用可以分为基本手术器械和专用手术器械两大类。

一、基本手术器械

基本手术器械是指手术中必须准备的器械，主要包括手术刀、手术剪、手术镊、血管钳和组织钳、持针器、缝针、牵开器等。

（一）手术刀

1. 手术刀的分类　手术刀是手术中用来解剖和切开组织的工具。可根据手术的部位和需要，选用不同的类别和型号。

（1）普通手术刀。由可装卸的刀片和刀柄组成。刀柄根据长短和大小来分型，其中3号刀柄为小刀柄，最为常用；4号刀柄为大刀柄，适用于大型切口；7号刀柄长而纤细，适用于深部切割。刀片通常有刃口以及与手术刀柄对接的安装槽，按刀刃形态可分为圆刀片、弯刀片、球头刀片、尖刀片；按大小可分为小、中、大刀片，刀片末端刻有相应号码，大刀片适用于切割大创口。美容外科最常用的是11号尖刀片和15号圆刀片。一把刀柄可搭配几种不同的刀片，术者可根据不同的需要搭配、选择。

（2）高频电刀。高频电刀是一种特制的电热装置，现在常用的一般为集电凝、电切为一体的仪器。有效电极尖端产生的高频高压电流与机体接触时可对组织进行加热，导致组织气化或凝固，从而起到切割和止血的目的。使用高频电刀可大大减少术中的出血量、提高手术效率，但因其电热作用强、对组织的损伤较大，应避免用于精细的美容外科手术操作。

（3）激光刀。常用的有二氧化碳激光刀、氩激光刀等，其具有锐利、快速、可控性好和组织损伤少的特点。用激光刀进行手术，切口平滑，出血少，不易感染，还可以进行非接触性手术。

2. 手术刀的使用　现主要介绍普通手术刀的使用。解剖时刀刃用于切开皮肤和肌肉，刀尖用于修洁血管和神经，刀柄用于钝性分离。

（1）刀片的安装和拆卸。为避免割伤，拆装刀片时应使用持针器或血管钳夹持刀片。安装时，左手持刀柄刃侧尾端，右手握持持针器，并呈45°角夹持刀片孔上段背侧，左手握住刀柄，对准孔槽处向下用力，前后推挤刀片至完全安装在刀柄上；拆卸时，左手持刀柄，右手握持持针器，夹住刀片孔尾端背侧，使之稍翘起，顺刀柄槽向前推即可卸除刀片。

（2）执刀方法。执刀姿势视切口大小、位置等不同，可分为以下几种。

1）执弓法。最为常用的执刀方法，又称指压法，主要发挥腕部和手指的力量，动作幅度大而灵活，多用于皮肤较大切口的切开，特别适用于胸腹部和四肢手术等。

2）执笔法。动作和力量主要在手指，用力轻柔，操作精细，用以切割短小切口，常用于血管、神经等的细微解剖，也可用于皮肤短小切口的切割。

3）抓持法。力量在手腕，力道大，切割面广，常用于大块组织的切割，如截肢等。

4）握拳式。力量在肘部和肩部，力道大，常用于握截肢刀以环形切断肢体软组织。

5）反挑法。是执笔法的转换形式，操作时刀的尖端先插入组织，然后向上反挑，以避免深部组织或器官的损伤，常用于切开腹膜或挑开狭窄的腱鞘等，也可用于浅表脓肿的切开引流。

运刀切割时，起刀及收刀均应垂直于切口平面，运刀时将刀转平，以刀腹切割组织，遵循"先竖、中平、后竖"的原则。切开皮肤时应一气呵成，切口要整齐，切忌来回拉锯式的切割，且应随切口部位、走向的变化而随时调整执刀方法。

（二）手术剪

手术剪主要用于剪断皮肤或肌肉等软组织，也可将剪刀的尖端插入组织间隙，分离无大血管的结缔组织等。根据其结构特点，手术剪可分为尖、钝、直、弯、长、短等各型；根据用途可分为组织剪、线剪及拆线剪。组织剪多为弯剪，锐利而精细，常用来解剖、剪断或分离、剪开组织；线剪多为直剪，可用来剪断缝线、敷料、引流管等；拆线剪是一页钝凹、一页直尖的直剪，常用于拆除缝线。线剪与组织剪的区别在于组织剪的刃锐薄，线剪的刃较钝厚。组织剪要保证锋利，绝不能将组织剪当线剪使用，以防刀刃损坏，否则会严重影响组织剪的锋利度及对合的严密性，造成浪费。美容外科进行大面积皮肤剥离或较厚组织的剪切时，一般选择厚刃的普通组织剪，精细操作时多选用小巧的眼科剪。

使用剪刀时，拇指和环指分别扣入剪刀柄的两环，中指放在环指的剪刀柄上，示指压在轴节处起稳定和导向作用，此即指套法。为加强执剪时的三角稳定作用，还可以采用另一只手的手指扶住轴节的扶剪法。剪割组织时，一般采用正剪法，有时也采用反剪法，还可以携剪进行其他操作。剪线时微张剪刀口，顺线尾向下滑至线结上缘，继而将剪刀向上倾斜45°，再将线剪断。

（三）手术镊

手术镊是用于夹持组织、缝针和敷料等的器械，有长、短、粗、细之分，也可分为有齿镊和无齿镊。有齿镊夹持组织较为牢靠，不易滑脱，但损伤也大，常用于夹持较坚硬的组织，如筋膜等；无齿镊常用于夹持较脆弱的组织，如黏膜、血管、神经及皮瓣组织等；长镊子、短镊子分别适用于深部和浅表部位的操作。在美容外科中，常选用专用的整形镊，有时也可用眼科镊。整形镊齿小而锐利，夹持组织稳、组织损伤小，柄宽而富有弹性，长时间使用，术者的手指不易疲劳。

镊子的使用有三指执镊法和两指执镊法。镊子的握持根据握持镊子的手指不同而分为拇指握持法与环指和小指握持法。一般以左手持镊，夹持、固定并提起组织，右手使用其他器械进行各项操作。美容外科特别强调组织的保护，因此最好不要直接使用镊子夹持皮肤，可用其尖端夹持皮下组织或筋膜层。进行伤口换药时，镊子的尖端应始终朝下。

（四）血管钳和组织钳

血管钳又称止血钳，是主要用于止血的器械。其前端细而平滑，易进入筋膜内而不易刺破血管，也可用于钝性分离组织。血管钳有大、中、小不同的规格，型号最小者为蚊式血管钳；形态上有直、弯两大类。尖端带齿者为有齿血管钳，另一类无损伤性血管钳的齿槽浅而低平，用于钳夹血管时对血管壁的损伤轻。夹持皮下及浅层血管时可用直血管钳，夹持深部血管及组织时可用弯血管钳。蚊式血管钳较为轻巧，因此更适用于在美容外科手术中做微细的解剖或止血。

组织钳又称鼠齿钳，其结构与血管钳相似，尖端有一排细齿，常用于固定皮下组织，夹持皮瓣、筋膜或需切除的组织器官，以及钳夹纱布垫等。

血管钳、组织钳的执钳方法与执剪方法基本相同，血管钳的使用还可采用握持法和掌指法。为了便于操作，还可携钳进行其他操作。左右手松钳方法略有不同，右手松钳时将套进柄环的两指相对捏紧推挤，继而错开；左手松钳时，拇指及示指捏持一柄环，中指和环指顶住另一柄环，相对推挤柄环，即可松开。弯血管钳用于一般止血时，尖端应朝下；用于缝扎或结扎止血时，为了便于松钳结扎或缝扎，则应使尖端朝上。

（五）持针器

持针器又称针持，主要用于夹持缝针，有时也可用作缝线打结。持针器可分为大、中、小不同的规格，基本结构与血管钳相似，轴节以前部分较以后部分粗短。夹持缝针时，缝针应夹在靠近钳头端，以夹住缝针的中后 1/3 交界处为宜。为避免操作时拽脱缝线，常将缝线的重叠部分放在持针器的钳嘴内。不同规格的持针器应搭配不同大小的缝针使用，若用小持针器夹持较大的缝针，不仅不易夹牢，还容易损伤持针器；反之，若用大持针器夹持小缝针，可能会使缝针折断。

使用持针器时，可采取与血管钳使用法相同的指套法和掌指法，也可使用掌拇法。掌拇法用示指压在持针器的前半部，拇指及其余三指扣压柄环，将其固定于掌中。掌拇法进针稳妥，而且便于关闭、松钳。持针器打结相较徒手打结更省时省力，可减少穿针的步骤。持针打结时应注意线结的绕行方向，避免产生滑结。

（六）缝针

缝针由 3 个基本部分组成：针尖、针体和针眼。可用于各种组织的缝合。缝针有直、弯之分，其中弯针又根据其弧度的大小分为 1/2、1/4、3/8、5/8 等弧度针（按照每根弧形针围成正圆所占比例确定）；还可根据前端的形状将缝针分为直针、圆针、三角针和铲针。直针用于宽敞区域的操作，临床上较为少用；圆针细而无锐缘，损伤较小，适用于缝合一般的软组织（如肌肉和血管等）；三角针因带有三角形锐缘，能穿透坚韧的组织，适用于缝合皮肤、软骨和瘢痕组织等；铲针为尖端扁刃的缝合针，锋利且组织损伤小，适用于皮肤的缝合。原则上应选用针径较细者，因其损伤较少，但有时组织韧性较大，针径过细者易于折断，故应合理选用。面部皮肤的缝合应避免使用损伤较大、规格较大的三角针。

（七）牵开器

牵开器又称拉钩，用以牵开组织、显露手术范围，便于探查和操作。可根据手术部位和需要选择合适形状和规格的拉钩。美容外科常用小型拉钩或皮肤拉钩，它们可分为齿状和板状。有齿拉钩牵开皮肤时不易滑脱，操作简便，组织损伤小，因此在头面部手术中最为常用。

（八）测量仪与标记笔

美容外科术前设计的质量可直接影响手术效果，术前设计时常需做精确的测量和标记。临床上常用的测量仪有不锈钢直尺、游标卡尺、圆规及睑测量仪等；标记的画笔通常使用以甲紫或亚甲蓝为颜料的细吸水笔，其对皮肤无刺激性，且不易被碘伏拭去。

（九）负压吸引器

负压吸引器主要用于吸除手术中的积血、积液，以维持手术视野的清晰，便于止血和其他操作。电切后产生的有害烟气有时也可用负压吸引器来吸除，同时它也是脂肪抽吸术必备的器械之一。

（十）电凝器

和高频电刀一样，电凝器可利用电热作用产生止血的效果。可将其分为单极电凝器和双极电凝器。后者止血迅速、可靠，因此较为常用。使用前应将功率调节至合适的范围，以防止功率过高而损伤周围正常的组织。使用时夹持的组织量应尽量少，以防损伤过多的周围组织。

二、专用手术器械

当进行涉及具体部位的美容外科手术时，还需使用一些专用手术器械。

（一）眼部美容手术专用器械

常用的眼部美容专用器械有睑板固定夹、角膜保护镜片或垫板、开睑器、眼科用无齿镊等。将角膜保护垫板置于角膜表面可以保护角膜不受损伤。开睑器用于撑开上、下眼睑，充分暴露视野，便于对巩膜等部位进行手术操作。

（二）鼻部美容手术专用器械

常用的鼻部美容专用器械有鼻骨锉、鼻骨锯、鼻凿、鼻中隔剥离子等。鼻骨锉主要用于对突出的骨质进行磨削，常用于矫正驼峰鼻和磨削截骨后局部不平整的骨质。鼻骨锯主要用于对鼻骨进行截骨操作，在鼻整形中用以矫正阔鼻畸形等。

（三）吸脂美容手术专用器械

负压吸脂系统主要由真空泵负压装置、连接导管、脂肪抽吸针、电动注射泵和储脂桶等部件组成。可通过抽吸 5 ~ 50 ml 的注射器而产生真空负压，但抽吸量少、费时费力。目前多采用负压吸引器产生机械负压，真空负压可达 100 kPa。连接导管常用质地较硬的透明硅胶管，达到真空负压后管道亦不能被吸瘪，既可实现连续的真空，又能看到抽吸物的质和量。吸脂针有不同型号，管端有相对应的单孔、双孔或呈"品"字形的三孔。电动注射泵通过一个蠕动泵连接硅胶导管和注射针，启动注液泵可将肿胀麻醉液匀速注入吸脂部位，从而提高吸脂效率，减少术中出血。

（四）取皮专用器械

美容外科常利用取皮器械在求美者自身健康皮肤处（供区）切取一定厚度和大小的皮片，并将其用于移植修复病变部位的创面。常见的取皮器械有鼓式取皮机、滚轴式取皮刀、电动和气动取皮机等。

第三节　美容外科缝线

一、缝线的生物学反应

缝线分为可吸收和不可吸收两类，植入人体后均会被机体视为异物。切口缝合后1~3天，组织内中性粒细胞局部聚集，呈急性炎症反应。可吸收缝线可被机体降解、代谢，最终排出体外。在急性期过后，单核细胞、浆细胞以及淋巴细胞取代中性粒细胞，新生血管长入，成纤维细胞活化增生，形成纤维结缔组织并将不可吸收缝线包裹、钙化。通常情况下，缝线的异物反应较轻微，但若合并细菌感染，则局部炎症反应加重，红、肿、热、痛等症状明显。

二、理想缝线应具备的特点

理想的缝线应具有以下特点：①具有良好的韧性，能随伤口水肿、回缩而伸缩，又能在创口愈合过程中保持足够的强度；②可被机体降解、吸收，不留异物；③结扎、缝合简便，不易松脱；④抗原性低，异物反应甚轻，不产生炎症反应；⑤无菌，且无刺激性、致敏性和致癌性；⑥制作方便，易于染色、消毒、灭菌等；⑦价廉、易得。然而，目前尚无法找到符合上述所有条件的缝线，临床上应用的线只能接近于理想条件，美容外科医务人员可根据实际需要和经验选择适合的缝线。

三、缝线的分类

缝线根据吸收性可分为可吸收和不可吸收两类；也可根据其编织方法，分为单股纤维缝线和多股纤维缝线；如根据所含成分，还可将缝线分为羊肠线、天然纤维线、人工合成纤维线、金属线等。

四、缝线的型号

临床上通过型号标示缝线的直径大小。型号越大，直径和所具有的抗张强度就越大。美容外科常用的缝线型号由粗到细分别为 10 号、7 号、4 号、1 号、3-0、4-0、5-0、6-0、7-0、8-0、10-0 等。

五、缝线的选择原则

(一)根据组织的自然强度选择

选择原则是在保证足够张力的情况下使用最细的缝线，使缝线对缝合组织的损伤或使组织对缝线的反应减小到最低程度。皮肤、软骨等强度较大，应选择线径粗、抗张强度大的缝线。骨骼缝合宜选用金属缝线。创口在术后有压力突然增高的危险，应加用减张缝线；一旦压力增高因素消除，应尽早拆除减张缝线，以免产生缝合瘢痕。

(二)根据不同部位选择

头面部等尤其强调美观，为避免瘢痕增生，应使用刺激小、损伤小、不可吸收的尼龙缝线（美容缝线），缝合时需特别注意组织的精确对合，同时尽可能缝合皮下组织。情况允许时，可使用无菌皮肤对合胶带代替缝线。

(三)根据组织愈合速度选择

口腔、鼻腔及会阴部黏膜等位置隐蔽、愈合快的组织，可采用可吸收缝线缝合，以避免拆线及相应的痛苦。肌腱愈合很慢，应选用牢固的缝线，如尼龙线、较粗的丝线等。近年来研制出的 1~3 个月可吸收缝线可用于皮下缝合；在切口瘢痕容易变宽的 1~3 个月内，该缝线确保具有足够的皮下张力，从而有效预防瘢痕增宽。

(四)根据局部状况选择

多股纤维缝线容易潜藏细菌，因此缝合污染伤口时，应避免使用多股纤维缝线，而选用单股纤维缝线较为理想。

六、缝线的作用

(一)可吸收缝线

1. 羊肠线　由羊肠或牛肠中提取的胶原蛋白制作而成，被机体降解吸收的时间存在个体差异，一般 6~20 天可完全吸收。常用的型号有 3-0、4-0、5-0 等。羊肠线使用前，应先用等渗生理盐水浸泡软化，将其拉直后方可用于手术缝合操作。羊肠线脆性较大，为避免撕裂扯断，应避免用持针钳或血管钳夹持羊肠线。

2．人工合成纤维线　为人工合成的可吸收缝线。人工合成纤维线与羊肠线等天然可吸收缝线相比具有以下优势：生物相容性好，对人体无刺激，无致敏性、细胞毒性及遗传毒性；抗张强度高，吸收可靠，操作简便。目前，人工合成纤维线逐渐取代羊肠线，成为主流的可吸收缝线。

（二）不可吸收缝线

1．金属线　金属线的优点是组织反应低、拉力强度高、易于消毒灭菌，缺点是有切割组织的可能、不易打结、不易取出、操作时可能刺伤术者而传播疾病等。不锈钢丝是最常见的金属缝线，几乎不引起异物反应，固定牢靠。

2．天然纤维线　由天然纤维制成，表面常涂蜡或树脂，常见的有丝线和棉线两种。丝线是手术最常用的缝合、结扎材料，抗张强度较高，结扎后线结较牢靠，且易于灭菌，价格低廉。手术医师常用其作为标准来评价其他缝线的操作特性。丝线的缺点是组织反应较重，其在组织内为永久性异物。棉线拉力不如丝线，线结易松散，临床上已较少用。

3．人工合成纤维线　多为单股缝线，创伤小、张力强度高、组织反应极低。临床上常用的有尼龙线、涤纶线和聚酯线等。尼龙线适用于手术的结扎缝合，由于其拉伸后可保持一定的张力，水解时还具有抗菌作用，常用于美容外科的皮肤缝合，也适用于眼科及显微外科的缝合；缺点为打结困难、易滑脱。聚酯线弹性好，特别适用于减张缝合和皮肤缝合，其在组织内的活性极弱，抗张强度可维持 2 年之久。

思考题

（1）美容外科手术器械的特点有哪些？

（2）常用美容外科手术器械的种类和用途有哪些？

（3）缝线的选择原则是什么？

练习题

（王燕亭）

第五章 美容外科手术的麻醉

学习目标

1. 掌握局部麻醉药的不良反应及其处理。
2. 熟悉常用的局部麻醉方法和常用的局部麻醉药。
3. 熟悉美容外科求美者麻醉的特点。
4. 了解椎管内麻醉、全身麻醉。
5. 了解美容外科手术后的无痛管理。

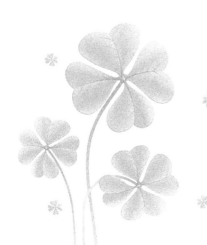

求美者在做美容外科手术项目之前都会有所盼望和期待，但是一旦走进手术室或真正面对手术时，大多数求美者都会感到紧张，有时会出现心悸、气短、恐惧等，还有一部分求美者会出现疼痛敏感的症状。在手术之前求美者除了担心手术效果外，还担心麻醉不安全或麻醉意外的发生等。只有让求美者消除紧张、恐惧的心理，才能使其更好地配合手术。因此，这就需要美容外科医师或麻醉医师与求美者进行沟通，并为其制订、实施安全有效的麻醉方案，使求美者安全度过手术期及术后恢复期。通常，麻醉是指利用麻醉药或其他方法（如针刺），使机体的中枢神经系统或周围神经系统产生抑制，达到全身或局部痛觉暂时性消失的效果。其目的是消除疼痛、保障外科手术顺利安全地进行。安全、有效的手术麻醉和术后的无痛管理有助于获得求美者的信赖。因此，每个美容外科医师和麻醉医师都应熟练掌握美容外科手术麻醉的方法及术后无痛管理。

第一节　美容外科手术麻醉的基本知识

一、美容外科求美者麻醉的特点

美容外科手术麻醉在用药、实施操作、麻醉管理以及围手术期处理等方面与其他外科手术麻醉有一些共同之处，但也有其自身的专业特点。

1. 性别特点　美容外科求美者以女性居多。由于女性对疼痛有较高的耐受性，常规小的美容外科手术可以在局部麻醉下进行操作；但对于较大的或复杂的美容外科手术，最好配合强化麻醉来增强麻醉效果，以保证安全、顺利地进行手术。

2. 年龄特点　美容外科求美者以中青年人居多，中青年求美者因身体状态良好，对麻醉有较好的耐受性，安全性较高。

3. 体质特点　美容外科求美者以体格健康的人群为主，其对麻醉药有较强的耐受性，在安全剂量范围之内异常反应相对较少，麻醉风险也相对较小。身体虚弱或营养不良的求美者对麻醉药的耐受能力相对较弱，必要时应调理身体或补充营养后再进行手术。但对于儿童及老年人，应严格控制麻醉药应用的剂量，避免麻醉药产生毒性反应。

4. 心理特点　美容外科求美者因性别、年龄、社会背景、受教育程度、宗教信仰的不同等，对麻醉的理解和认识也大不相同，部分求美者在麻醉或手术之前可出现不同程度的焦虑和恐惧。因此，美容外科医师或麻醉医师应与求美者进行充分沟通，以缓解求美者的紧张情绪和焦虑心理，对有明显心理障碍的求美者应提前给予心理干预，从而获得高度信任与配合。

二、麻醉前的准备

为保证求美者无痛、安全、顺利地进行美容外科手术，麻醉医师在实施麻醉前必须对求美者有充分的了解，根据求美者的身体情况和心理状态来完善麻醉前的各项准备。

（一）美容外科求美者的准备

1. 美容外科求美者的一般准备　为保障手术的顺利完成，求美者应在全身情况良好、各系统器官功能正常的情况下进行麻醉。其中一般准备包括：①部分美容外科项目在麻醉前需要成人禁食 12 小时、禁饮 4 小时；小儿麻醉前应禁食 4 ~ 8 小时、禁饮 2 小时；②称体重；③术前排大小便，较大手术前应留置导尿管；④取下首饰、佩戴物及义齿；⑤根据手术部位及需求提前备皮。

2. 美容外科求美者的特殊准备　一般身体各项功能良好的美容外科求美者术前无须特殊准备。若美容外科求美者为贫血、低蛋白血症或营养不良者，在补充营养和纠正贫血之后方可接受手术。如为合并高血压者，血压应控制在 140/80 mmHg 以下。若合并糖尿病，空腹血糖应控制在 8.3 mmol/L 以下、尿糖不可达到或超过（++）、尿酮体为阴性，方可慎重实施手术。急、慢性呼吸道感染者应在病情彻底恢复后方可接受手术。美容外科求美者多为身体健康的中青年人，只有极少数求美者会出现脏器功能异常。为降低麻醉风险、提高手术的安全性，美容外科求美者应将身体状态及各脏器功能调整至最佳状态后，方可进行麻醉和手术。

（二）评估美容外科求美者的麻醉风险

美国麻醉医师协会（American Society of Anesthesiology，ASA）将求美者的体格状况分为 5 级，根据每个级别可判断麻醉的风险。

1. Ⅰ级　身体健康，生长发育及营养状态良好，各器官功能正常，对麻醉药的耐受性较好，可以很好地进行美容外科手术。

2. Ⅱ级　除有轻、中度疾病外，身体代偿功能良好，如合并控制良好的高血压、轻度糖尿病、轻度贫血等。对一般的麻醉和手术可以耐受，可以较好地进行美容外科手术。

3．Ⅲ级　有较为严重的并存疾病，体力活动受限，功能明显减退，但生活尚能自理，如糖尿病伴血管系统并发症、高血压伴心脑血管轻微并发症等麻醉和美容外科手术有一定风险。

4．Ⅳ级　并存疾病严重，身体功能代偿不全，丧失工作能力，常有生命危险，如合并不稳定型心绞痛、充血性心力衰竭等。麻醉和美容外科手术风险大。

5．Ⅴ级　病情严重，需紧急抢救，如颅内出血伴颅内压增高、麻醉和手术异常危险。

美容外科手术一般只接受 ASA Ⅰ~Ⅱ级的求美者。对 ASA Ⅲ级者应谨慎考虑，如求美者实施小的美容外科手术，应在术前调理身体，待各项指标基本正常后方可实施手术。对于 ASA Ⅳ级或Ⅴ级者，麻醉和手术风险较大，应禁止实施任何美容外科手术。

三、麻醉方式的选择

根据求美者的年龄、身体情况、手术项目及手术部位，全面考虑、综合利弊，选择一种安全、有效、对机体影响最小的麻醉方法。

（一）常用的麻醉方式

1．局部麻醉　是指暂时阻断某些周围神经冲动的传导，使相应区域产生麻醉作用。局部麻醉期间美容外科求美者意识清醒。

2．椎管内麻醉　将麻醉药注入不同的椎管内间隙，暂时阻滞脊神经根的冲动传导，使相应区域出现麻醉现象。美容外科求美者意识清醒。

3．全身麻醉　通过麻醉药使中枢神经系统产生抑制，暂时使美容外科求美者的意识和全身痛觉丧失的一种麻醉方式。

（二）选择正确的麻醉方式

选择正确的麻醉方式是美容外科手术的关键。应根据美容外科求美者的年龄、意愿、精神状态以及手术操作的需求等，为美容外科求美者选择适合的麻醉方式。麻醉方式的选择必须遵循安全、无痛、适用的原则。

1．根据年龄选择　美容外科求美者的年龄梯度较大，麻醉方式的选择有所不同。幼儿或儿童易对美容外科手术产生恐惧、不愿配合，应采取全身麻醉。对于能够良好配合的较大儿童，可以在局部麻醉下进行简单、时间不长的美容外科手术。对于成人可选择局部麻醉进行中、小型美容外科手术。对于手术时间长、操作复杂、手术范围较大的美容外科手术，应选用椎管内麻醉或全身麻醉。

2. 根据操作需求选择　许多美容外科手术项目在术中需要求美者的配合，因此需要选用局部麻醉。而有些美容外科手术项目则要求手术相应区域不能因注射局部麻醉物而肿胀、变形，否则会影响手术过程中即时效果的观察，因此应尽可能选择神经阻滞麻醉。在一些文绣、注射填充及微针美塑疗法等美容项目中，常局部使用复方利多卡因乳膏敷贴 30 分钟，使局部产生麻醉的效果后实施操作。

3. 根据术区情况选择　如果手术区域有皮肤破溃、组织活力不佳、感染病灶等，应选择对皮肤损害较小的神经阻滞麻醉或区域阻滞麻醉。

4. 根据意愿和精神状态选择　应尊重和配合美容外科求美者选择麻醉的意愿。对于焦虑和恐惧的求美者应进行心理辅导，如心理辅导无效，可选择镇静药、镇痛药联合局部麻醉。对精神过度紧张、疼痛耐受性较差的求美者，可选择全身麻醉。

5. 根据医疗条件选择　当医院或医疗机构的条件有限时，美容外科医师可依靠自身娴熟的局部麻醉技术，在不影响精细操作的情况下完成一些较大的美容外科手术。

第二节　麻醉的方法

案例导入

刘女士想做吸脂塑形手术，她对手术既期待又紧张，甚至有些焦虑。

思考：

应对刘女士采取哪种麻醉方法？

一、局部麻醉

局部麻醉又称部位麻醉，为美容外科手术常用的麻醉方法。局部麻醉时将局部麻醉药应用于身体局部，可暂时阻断某些周围神经冲动的传导，使这些神经所支配的区域产生麻醉的效果。局部麻醉的优点为安全有效、简便易行、组织不产生缺损、并发症较少等。求美者在局部麻醉后仍可保持意识清晰。

（一）常用局部麻醉药

根据美容外科手术的项目及时间长短的不同，应选择适当的麻醉药。美容外科手术常用的局部麻醉药如下。

1. 普鲁卡因　为一种安全、短时效的局部麻醉药。由于其药效较弱、毒性较小、对黏膜穿透力较差、安全性较高，该药常用于局部浸润麻醉，但不可用于表面麻醉和硬膜外麻醉。局部浸润麻醉的浓度可为 0.25% ~ 1%，成人一次最大限量为 1 g，注射后 1 ~ 3 分钟起效，可维持 45 ~ 60 分钟。其代谢产物对氨基苯甲酸有对抗磺胺类药物的作用，临床使用时应注意。

2. 利多卡因　又称赛罗卡因，为中等时效和效能的局部麻醉药。由于其穿透力强、起效快、弥散性广、无明显扩血管作用等特点，该药广泛应用于表面麻醉、局部浸润麻醉、椎管内麻醉及神经阻滞麻醉。表面麻醉时，成人一次最大限量为 100 mg；局部浸润麻醉时，成人一次最大限量为 400 mg；神经阻滞麻醉和硬膜外麻醉时，成人一次最大限量为 200 mg。一般不用于蛛网膜下腔麻醉。

3. 丁卡因　又称地卡因，为一种强药效、长时效的局部麻醉药。由于其对黏膜的穿透力强，适用于表面麻醉、硬膜外麻醉、神经阻滞麻醉和蛛网膜下腔麻醉。成人表面麻醉的一次最大限量为 40 mg，神经阻滞麻醉和硬膜外麻醉的一次最大限量为 80 mg，蛛网膜下腔麻醉的一次最大限量为 20 mg。一般不用于局部浸润麻醉。

4. 丁哌卡因　又称布比卡因，为一种强药效、长时效的局部麻醉药。由于起效快、作用时间长，多用于神经阻滞麻醉、硬膜外麻醉和蛛网膜下腔麻醉，局部浸润麻醉的应用极少。丁哌卡因经胎盘的透过量较少，对新生儿无明显抑制，适用于产妇的分娩镇痛，产科应用较为安全。其浓度在 0.5% 以下，成人一次最大限量为 150 mg，作用时间为 4 ~ 6 小时。使用时应注意心脏毒性反应。

5. 罗哌卡因　是一种新型的长效酰胺类局部麻醉药。药理学特点为心脏毒性轻微、感觉阻滞与运动阻滞分离较明显、具有外周血管收缩作用，临床中主要用于神经阻滞麻醉、蛛网膜下腔麻醉、硬膜外麻醉及硬膜外镇痛或分娩镇痛。小剂量、低浓度时只阻滞感觉神经；大剂量、高浓度时，对感觉神经和运动神经的阻滞作用一致。硬膜外麻醉的浓度为 0.5%，运动神经阻滞麻醉的浓度为 0.75% ~ 1%，成人一次最大限量为 150 mg。

（二）常用的局部麻醉方法

1. 局部浸润麻醉　在美容外科手术中，局部浸润麻醉的应用较为广泛。可根据不同部位、不同需求采用不同的注入方法。其主要作用为麻醉神经末梢，使局部神经末梢失去传导功能，从而产生局部麻醉效果。

（1）一针浸润。在实施 5～10 mm 以内的皮肤良性病变的切除时，可选择在病灶旁边进针，进针后直接刺入病灶中央下方的真皮下层，缓慢注入局部麻醉药，使皮肤丘状隆起，待隆起稍微超过病灶边缘时拔出注射针，拔针后轻微按摩局部，使局部麻醉药充分扩散，从而产生麻醉效果。

（2）深部浸润。在皮下浸润麻醉以后，切开皮肤，再由浅入深逐层实施浸润麻醉，然后切开深部组织，完成手术。

（3）线形浸润。在起点处注射出皮丘后，沿着切口线进针，进针后缓慢、均匀地推注局部麻醉药，使皮肤形成条形隆起，然后再从条形隆起的末端反方向进针注射局部麻醉药，使整个切口区充分浸润。根据浸润情况，可重复以上操作。如局部麻醉药推注不均匀，可稍退针头酌情补充注药。注药后轻微按摩局部，待药效产生即可施术。

（4）肿胀麻醉。在皮下组织注入低浓度、大容积、大剂量的局部麻醉药（如利多卡因），使局部组织变得水肿、坚硬，以达到镇痛、止血和分离组织的作用。

1）肿胀麻醉液的组成。临床上肿胀麻醉液的配方有多种，可根据求美者的具体情况以及手术项目的需求为其量身配制。常用的配方如下。①普通肿胀麻醉液的配制方法：每 80 ml 的生理盐水中加入 2% 利多卡因 10 ml、肾上腺素 0.125～0.5 mg 和 0.75% 丁哌卡因 10 ml。该溶液适用于一般美容外科手术，头颈部手术时则需要加大肾上腺素用量。②低渗肿胀麻醉液的配制方法：每 500 ml 的生理盐水中加入 2% 利多卡因 30 ml 和肾上腺素 1 mg。该溶液适用于超声脂肪抽吸术。③脂肪抽吸术肿胀麻醉液的配制方法：每 1000 ml 的生理盐水中加入 2% 利多卡因 50 ml、5% 碳酸氢钠 12.5 ml 和肾上腺素 1 mg。该溶液适用于一般的脂肪抽吸术。

2）肿胀麻醉液的作用。在肿胀麻醉液配方中，肾上腺素的作用为收缩皮下小血管、减少出血，以此来减慢局部麻醉药的吸收速度、减少渗出、延长麻醉时效等；碳酸氢钠的作用为中和肿胀麻醉液的 pH，缓冲利多卡因的酸度，减轻酸性物质注射时的不适并减少局部麻醉溶液所致的机体刺痛感，还可延长利多卡因的作用时效；生理盐水可使利多卡因、肾上腺素及碳酸氢钠等药物的浓度大大降低，保证用药的安全性。

3）肿胀麻醉的实施方法。以注射法为主，将肿胀麻醉液注入皮下组织，使其分为深、浅两层，并由远至近地缓慢注射，使术区产生均匀一致的肿胀即可。肿胀麻醉液的注射量可根据吸脂部位的多少而定，一般为模拟吸除脂肪量的 1.5 倍，其总量在 100～1000 ml 不等，利多卡因的用量为常规用量的 2～5 倍，总量可达 35 mg/kg。

4）肿胀麻醉的优点。麻醉时间长、出血量少、利于脂肪抽吸、安全可靠，可联合其他麻醉以增强麻醉效果。

2．表面麻醉　通过注射穿透力较强的局部麻醉药或敷贴于皮肤及黏膜表面，使相应区域产生阻滞，从而产生麻醉效果。

（1）皮肤表面麻醉。常用于皮肤等较表浅的美容外科手术，术区皮肤表面涂敷5%复方利多卡因乳膏，通过渗透吸收作用，使皮肤痛觉感受器的敏感度下降，从而使皮肤和黏膜下神经产生短暂的、可逆的神经麻痹效果。在涂敷30分钟后去除乳膏方可进行手术。临床常用于注射美容、文绣和微针美塑疗法等。

（2）结膜表面麻醉。在进行某些眼部手术前，以滴入法给药进行麻醉，临床上常用的局部麻醉药为0.1%~0.5%丁卡因或2%利多卡因溶液，每次1~2滴，间隔2~5分钟给药1次，在3~5次后麻醉效能产生，即可实施手术。

3．区域阻滞麻醉。区域阻滞麻醉是将局部麻醉药注入手术区四周及底部，以阻滞手术区的神经纤维，从而达到麻醉的作用。操作方法如下。

（1）环形浸润。先采用局部浸润麻醉的方法进行操作，形成多个条形皮丘后可包围所需麻醉区域。根据情况可形成三角形浸润、四边形浸润或圆形浸润等。

（2）间接式浸润。操作时先做皮下环形浸润麻醉，然后在条形皮丘上进针于皮下，再向基底部推注局部麻醉药，从而形成麻醉阻滞。

4．神经阻滞麻醉

（1）眶上神经和滑车神经阻滞麻醉。

（2）眶下神经阻滞麻醉。

（3）鼻旁神经和滑车下神经阻滞麻醉。

（4）耳颞神经阻滞麻醉。

（5）颏神经阻滞麻醉。

（6）颈丛神经阻滞麻醉。

（7）肋间神经阻滞麻醉。

（三）局部麻醉药的不良反应及其处理

在局部麻醉的过程中应多观察求美者的麻醉效果（镇静、镇痛、肌肉放松、催眠和意识消失等）。麻醉药使用不当、求美者对药物的耐受能力下降或操作失误都会引起一些不良反应。具体如下。

1．毒性反应　局部麻醉的浓度或剂量过大、注射过快或求美者体质差异均可导致血液中的浓度超过机体的耐受能力，从而引起中枢神经系统和心血管系统的异常反应，称为毒性反应。毒性反应轻者会出现头晕、头痛、唇舌麻木、心率加快、血压升高；重者会出现耳鸣、视物模糊、精神错乱、惊厥；极重者会出现血压下降、昏迷、呼吸停止、心搏骤停等。一旦发生毒性反应，应立即停止使用局部麻醉药，并给予吸氧治疗。如发生抽搐或惊厥，在吸氧的同时静脉注射适量的地西泮。若在麻醉期间心率突然降低、血压突然下降，应立即使用阿托品和麻黄碱，缓解平滑肌痉挛以及维持血压的稳定。一旦发生呼吸和心搏停止、呼吸抑制，应立即进行心肺复苏并建立静脉通路。

2. 过敏反应　在正常使用微小剂量的局部麻醉药后，若出现皮肤和黏膜水肿、充血、荨麻疹及呼吸困难和休克等过敏反应，应立即停止使用局部麻醉药并给予吸氧，同时使用糖皮质激素和抗组胺药，严重者可静脉注射 0.2～0.5 mg 肾上腺素。

3. 高敏反应　极少数求美者在使用小剂量局部麻醉药后几分钟内可出现严重的中毒反应，表现为血压下降、心律失常、呼吸困难或意识丧失甚至休克等征象。因此，在局部麻醉前应对美容外科求美者进行皮试并观察。若发生高敏反应，应立即停止使用局部麻醉药并给予氧疗，必要时建立静脉通路来支持循环。此外，还要应用抗组胺药和糖皮质激素来控制全身性组胺的释放。

二、椎管内麻醉

椎管内麻醉又称脊髓麻醉，是将穿刺针刺入不同的椎管内间隙，并向蛛网膜下腔或硬膜外腔的麻醉区域注入局部麻醉药，使脊神经根相应区域的交感神经、感觉神经和运动神经纤维受到阻滞或暂时性麻痹。椎管内麻醉主要使下半身产生横断性或截断性的发热、麻木、痛觉消失、运动消失以及本体感觉消失的麻醉效果。其在美容外科手术中应用极为广泛，其特点为麻醉时间不受限制、求美者神志清醒、肌肉放松、镇痛效果良好等。

（一）椎管内麻醉的分类

椎管内麻醉分为蛛网膜下腔和硬膜外腔两个不同腔隙的阻滞麻醉。其中，蛛网膜下腔麻醉又称腰麻，适用于下腹部、会阴部以及双下肢的美容外科手术。硬膜外麻醉主要适用于上肢、肩部、锁骨、腋窝、乳房、腹部、腰部、臀部以及大腿等部位的美容外科手术。

（二）椎管内麻醉的并发症

1. 蛛网膜下腔麻醉的并发症

（1）麻醉术中并发症。包括心律失常、恶心呕吐、呼吸抑制、血压下降等。

（2）麻醉术后并发症。①头痛、头晕：较常见，与脑脊液漏出有关，一般术后

6～24 小时出现，抬头或坐位时加重，平卧时减轻，可持续 1～7 天。对于轻度头痛者，平卧 2～3 天症状可自行消失，但极少数求美者的头痛可持续 1～3 个月甚至更长时间。②尿潴留：由于脊神经被阻滞造成膀胱张力暂时性丧失，或下腹部、会阴部及肛门部手术所致的疼痛刺激而不愿进行排尿，可留置导尿管进行导尿治疗。待脊神经阻滞恢复和疼痛缓解后，尿潴留情况可自行缓解。③下肢瘫痪：麻醉后，炎症造成蛛网膜粘连所致。

2. 硬膜外麻醉的并发症

（1）麻醉术中并发症。包括恶心呕吐、血压下降、呼吸抑制等。

（2）麻醉术后并发症。包括神经损伤、导管拔出困难或折断、硬脊膜外血肿等。

三、全身麻醉

全身麻醉是指麻醉药经静脉、肌内、呼吸道等不同途径进入人体，达到抑制中枢神经系统的作用，表现为意识消失、全身痛觉丧失、反射抑制和一定程度的肌肉松弛的麻醉状态。全身麻醉的麻醉方法包括静脉全身麻醉、吸入全身麻醉和静脉 - 吸入复合麻醉。

（一）全身麻醉的常用药物

1. 静脉麻醉药　依托咪酯、氯胺酮、丙泊酚、咪达唑仑。
2. 肌肉松弛药　琥珀胆碱、顺式阿曲库铵、维库溴铵、罗库溴铵。
3. 吸入麻醉药　地氟烷、异氟烷、恩氟烷、氧化亚氮（笑气）。
4. 麻醉性镇痛药　舒芬太尼、芬太尼、瑞芬太尼。

（二）全身麻醉的并发症及处理措施

1. 低血压　在全身麻醉过程中，若美容外科求美者的收缩压下降幅度超过基础血压的 30%，就会影响全身组织的血流灌注，血压急剧下降可导致循环功能衰竭，进而导致死亡。治疗时应针对病因，必要时使用升压药治疗。另外，全身麻醉还可导致高热、抽搐、惊厥、心律失常、苏醒延迟等并发症。应针对各种原因积极预防，早发现，早治疗。

2. 呕吐、反流与窒息　全身麻醉前 6 小时应全面禁食禁饮，以避免呕吐物或反流物误吸引起呼吸道阻塞、窒息或吸入性肺炎。若麻醉中有呕吐和反流发生，应立即将头偏向一侧，取头低位，以利于清除呼吸道分泌物、保持呼吸道通畅，以免发生窒息。

3. 呼吸抑制或呼吸停止　全身麻醉过程中镇静药、镇痛药及肌松药使用的剂量过大，静脉注射过快，均会对呼吸产生抑制作用。在全身麻醉过程中应严谨操作，认真观察，若出现呼吸抑制或呼吸停止，应及时给予吸氧治疗，并维持有效的人工通气。

4. 呼吸道梗阻　呼吸道梗阻可分为上呼吸道梗阻和下呼吸道梗阻。上呼吸道梗阻的常见原因为舌后坠、喉痉挛、喉头水肿、喉部疾病等。下呼吸道梗阻的常见原因为分泌物梗阻、支气管痉挛等。术后应密切观察美容外科求美者有无舌后坠、口腔内有无分泌物积聚，以及有无呼吸困难、发绀等症状，如有，应立即找出原因并及时治疗。

第三节　麻醉监测和管理、术后无痛管理

一、麻醉期间的监测和管理

在麻醉和手术期间，创伤、失血、麻醉方法和药物的影响以及体位的变化都会给求美者的生理和心理带来一系列的改变，因此，在麻醉和手术过程中应密切监测美容外科求美者的体温、脉搏、呼吸、血压、血氧饱和度、心电图等，并做好记录。如有异常应及时纠正，并进行相应处理，以免严重并发症的发生。

二、美容外科手术后的无痛管理

美容外科求美者因外科手术对机体产生的相应刺激，术后均会感到不同程度的疼痛，同时术后疼痛也会引起全身一系列的不良反应。因此，应正确对待并完善术后镇痛方案，以减轻求美者的疼痛及减少术后并发症的发生，从而有利于术后的康复。手术后的无痛管理尤为重要。

（一）引起术后疼痛的主要因素

1. 个体差异　美容外科求美者因年龄、性别的不同而对术后疼痛的反应有所差异，通常幼儿对疼痛的反应比成人迟钝，老年人对疼痛的反应较年轻人迟钝，年轻人对疼痛的反应最为敏感，然而男性对疼痛的反应比女性更为敏感。

2. 手术项目、类型及部位　较小的美容外科手术（如隆鼻术、重睑成形术等）术后疼痛较为轻微，不至于对机体造成不良影响；较大的美容外科手术（如除皱术、瘢痕修复术等）术后疼痛较为明显；颅颌面整形手术、乳房整形、大面积脂肪抽吸术等可

对美容外科求美者造成一定的痛苦。

3. 对疼痛的认知与反应 由于美容外科求美者的疼痛阈值不同，其术后的疼痛感受不同；也可因术前对疼痛的认知及思想准备不充分，术后疼痛反应较强烈。

4. 医务人员的影响 在美容外科手术前，医护人员应和美容外科求美者进行沟通，以了解美容外科求美者对疼痛的耐受能力，并简单介绍美容外科手术的相关情况，打消求美者对疼痛的顾虑，使其充分准备、积极配合。

5. 术后恢复情况 美容外科手术后若出现小面积血肿、肿胀可引起术后轻微疼痛。伤口处感染、包扎过紧以及血液循环障碍可加重手术后的疼痛。切口痛通常在术后3~5天减轻或消失，若术后7天切口痛仍未减轻或减轻后又再度加重，应考虑手术部位是否感染。

（二）术后疼痛对机体的危害

术后疼痛本身是一种自身防御性保护措施，可以约束求美者不恰当的身体活动，从而避免产生一些不良后果。若术后疼痛剧烈或术后长期存在疼痛，求美者可出现呼吸困难、咳嗽咳痰、失眠、烦躁、情绪低落等表现；严重者则不能下床活动，可出现肺部感染、尿潴留、下肢静脉血栓形成以及严重的精神障碍。

（三）制订术后无痛管理方案

在不同项目的美容外科手术后，美容外科求美者均可出现不同程度的疼痛。为减轻或消除求美者的疼痛与不适感，术后应采取有效的无痛管理措施，以利于术后早日康复。

1. 术前评估求美者对疼痛的耐受能力 询问美容外科求美者的病史，了解其既往手术情况以及对疼痛的耐受能力，并做出正确的评估。

2. 制订完善的术后疼痛管理方案 各级美容医院及美容机构应制订完善的术后无痛管理方案，美容外科工作者应熟悉术后无痛管理的相关事项。美容外科医师能以通俗易懂的语言向美容外科求美者介绍手术项目的大体概况、可能采取的麻醉方法、术后可能出现的疼痛，以及术后疼痛的预防及处理措施，最大限度地消除美容外科求美者的紧张情绪和恐惧心理，并取得美容外科求美者的信任和配合。

（四）术后无痛管理的措施及方法

较小的美容外科手术，术后疼痛一般较为轻微，通常美容外科求美者可以忍受，个别情况下术后需要服用镇痛药来缓解疼痛。对于较大范围或一次进行多种项目的美容外科手术，术后应给予镇痛药，还可以联合其他方法及措施来缓解疼痛或镇痛。例如美容外科求美者接受颅颌面整形美容手术、乳房整形手术（隆乳术、巨乳缩小成形术）、大面积除皱术、大面积脂肪抽吸术、肥胖综合征的胃束带减容术等项目时，由于手术的创伤较大，术后疼痛较为明显，一般美容外科求美者难以忍受，术后可口服或肌内注射麻醉性镇痛药来镇痛。如果手术采用的是硬膜外麻醉方式，术后可利用硬膜外导管连接镇痛泵来镇痛；如果手术采用的是全身麻醉方式，术后可选用静脉镇痛泵来镇痛。通常术后 3 天疼痛可明显减轻或消失，此时可去除镇痛泵。如术后 7 天疼痛未减轻或疼痛持续加重，应考虑是否存在术后并发症，并及时查明原因，给予对症治疗。

思考题

（1）美容外科求美者麻醉的特点有哪些？

（2）局部浸润麻醉的类别有哪些？

（3）局部麻醉药的不良反应有哪些？

（4）全身麻醉的并发症有哪些？

练习题

（李　琳）

第六章 美容外科的围手术期处理

学习目标

1. 熟悉美容外科求美者的心理评估、心理诊断与心理辅导。

2. 掌握术前准备的具体内容。

3. 了解美容外科的医学摄影及资料管理。

4. 熟悉术后抗生素的使用原则。

5. 掌握美容外科手术后常见的并发症及预防措施。

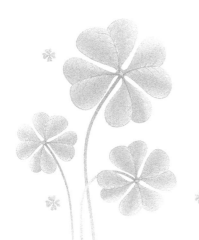

美容外科的围手术期是指求美者在决定接受手术诊疗开始到术后康复的整个过程。一般为术前 5～7 天到术后 7～15 天。其中，术前准备包括收集资料、指导求美者做好生理和心理方面的准备。术后处理则是指预防或减少手术并发症的发生，以促进求美者早日康复。

第一节　美容外科求美者的心理评估、心理诊断与心理辅导

求美者来到美容外科就医是想通过美容外科手术的方式来实现自我审美，但部分求美者的审美不符合医学审美的标准。因此，术前应对其进行必要的心理评估、心理诊断与心理辅导。

一、美容外科求美者的心理评估

在美容外科手术前应对求美者进行必要的心理评估，以了解其心理特征、心理变化以及心理性质，从而确定是否可以为其实施手术。心理评估的程序如下。

（1）充分的交流与沟通。

（2）了解求美者进行美容外科手术的目的与动机。

（3）评估求美者对美容外科手术的期望值。

（4）观察求美者的行为。

（5）必要时了解求美者的家庭环境及社会背景。

二、美容外科求美者的心理诊断

1. 确定求美者的手术动机　求美者进行美容外科手术的动机主要是为了满足生理上和心理上的需求，其中包括弥补功能缺陷、实现自我审美及获得更多的尊重等。

2. 确定美容外科求美者的人格特点　根据求美者的个人资料，可初步判断其人格类型，一般包括以下类型。

（1）情感型。情感型的人格特点为思想活跃、善于表达、情感反应较为强烈。此类求美者对美容外科手术有明确的目的，很少出现顾虑，可以正确对待手术后可能出现的不良反应及并发症，但由于情绪易于波动，往往会出现前后不一的表现，因此应特别注意。

（2）依赖型。依赖型的人格特点为自我形象弱，做事退缩被动，依赖他人。若手术成功、效果突出且得到他人的赞美，此类美容外科求美者会非常开心。若术后出现肿胀或未得到周围人的认可，此类求美者则会非常失落和沮丧。

（3）忧虑型。忧虑型的人格特点为做事没有主见，缺乏主动性和积极性，术前会对手术效果产生假想和顾虑。对于此类求美者，应细心沟通，耐心讲解，给求美者建立足够的信心。

（4）偏执型。偏执型的人格特点为固执、敏感、猜疑性强、易怒等。对于此类求美者，应了解他们进行美容外科手术的目的，尽量满足其需求，但不可轻易许诺，避免引起纠纷。

（5）分裂型。分裂型的人格特点为情感冷漠、性格孤僻、遇事胆怯、不愿意与人沟通、缺少朋友等，常会给人一种怪癖感。对此类求美者不宜实施任何美容外科手术。

3. 确定是否存在严重精神障碍　根据心理评估、行为特点等来确定求美者是否为严重精神障碍患者。

三、美容外科求美者的心理辅导

1. 术前心理辅导

（1）交代美容外科手术可能出现的不良反应、并发症及其防范措施。

（2）进行充分的交流沟通，缓解求美者术前的紧张情绪和恐惧心理。

（3）为求美者树立正确的审美观。

2. 术后心理辅导

（1）对术后因肿胀、疼痛而出现心理障碍者，应积极地进行心理辅导，同时采取相应的医疗措施。

（2）对术后因未达到理想的效果而表现出严重精神障碍或精神分裂者，应请精神科医师会诊。

第二节　美容外科手术术前准备

一、一般准备

（一）病史采集

美容外科的病史采集方法和顺序与普通外科相同，但美容外科病史采集的重点为既往身体情况、有无美容手术史、药物过敏史、瘢痕增生倾向以及出血、凝血情况等。这些资料可对本次美容外科手术的实施提供重要的依据。此外，也要了解求美者的真实动机、容貌缺陷所造成的心理负担及其程度、其家庭成员对其接受美容外科手术的看法以及求美者对手术效果的期望值等，以此来排除不适合手术的求美者。

（二）术前检查

美容外科手术前应做一些必要的术前检查，如小型手术术前一般需要检测血常规和凝血功能，对于较大型的美容外科手术，还需要进行心、肺、肝、肾功能的检测以及血液系统有关的检查，从而判断有无手术禁忌证及可能影响手术的全身性疾病。若美容外科求美者为老年人，应了解手术的目的及需求，为其评估美容外科手术的承受能力，并通过专科检查以及专家会诊，充分了解局部畸形或缺陷形成的原因、部位、程度、范围、性质、周围组织的情况。在术前检查一切正常的情况下，方可实施手术。

（三）签订手术知情同意书

无论在普通外科手术前还是在美容外科手术前，求美者或其家属都必须签订手术知情同意书。签订手术知情同意书的主要目的是保证求美者的知情权，医师应向美容外科求美者讲解手术的麻醉方式、手术操作方法、术中可能出现的风险、术后的不良反应以及可能发生的并发症等，使求美者慎重、严肃、正确地对待美容外科手术。若手术前未签订手术知情同意书而直接进行美容外科手术，一旦出现意外情况，会导致医疗纠纷的发生。值得注意的是，手术知情同意书的签订表明医院尽了告知的义务，但手术知情同意书并非协议书或免责书。手术知情同意书具有法律效力，一式两份，一经签署，双方应妥善保存。

（四）美容外科医学摄影

医学摄影在美容外科手术中起到至关重要的作用，可以客观地记录美容外科求美者畸形或缺陷的部位、范围和程度。美容外科医学摄影资料还可以用来协助拟定诊疗方案、制订手术计划、进行手术设计和对比、鉴别手术效果，也可作为医疗、教学、科研的宝贵资料，同时在医疗纠纷中也是有效的法律证据。

二、特殊准备

（一）提高手术耐受能力

在特殊准备期间，美容外科求美者应调理好全身情况，提高手术的耐受能力。例如，术前纠正贫血、电解质紊乱或低蛋白血症。营养不良者应加强营养，高血压或糖尿病患者应加强控制血压、血糖等。待全身症状得到纠正或控制良好后，再根据实际情况，酌情实施美容外科手术。

（二）备血

对于较大的美容外科手术，求美者可能在手术中或手术后需要输血，因此，在手术前应做血型鉴定、交叉配血试验及输血前相关检查，根据需要配好适量血液备用。

（三）术式选择与手术设计

一名合格的美容外科医师不但要具备精湛的美容外科手术操作技能，还要具备良好的医德和医风。美容外科医师应根据实际情况以及求美者的需求出发，为其制订一套安全、可靠、有效的治疗方案，从而解除美容外科求美者的身心痛苦。因此，在美容外科手术实施前有必要向求美者说明各种术式的优缺点、不良反应以及可能发生的并发症，以取得美容外科求美者的充分理解和主动配合，力争将术后并发症的发生率降到最低。

三、手术区域的准备

（一）皮肤清洁和备皮

皮肤清洁为术前准备的必要环节，其主要目的是消灭手术区域皮肤上的细菌。一般情况下，美容外科求美者应在手术前 1 天进行沐浴，更换干净的衣物。在特殊部位的美容外科手术前，应清除腋窝、脐部或会阴部的污垢。根据手术需求，小心谨慎地剃除手术区域的毛发，避免操作不当而割伤皮肤，以免细菌侵入伤口诱发感染，从而影响手术切口的愈合。备皮的时间以接近手术时间为佳。小儿除头部以外可不备皮。

（二）特殊部位手术的准备

1. 发际内切口手术　术前 3 天开始，每天用 0.1% 苯扎溴铵溶液洗头 1～2 次。术前 1 天，剃去手术切口两侧 2～4 cm 宽的头发，其余头发扎小辫。

2. 眼部手术　术前 3 天开始，每天用生理盐水冲洗结膜腔或用氯霉素滴眼液滴眼，每天 3 次。无须剃除眉毛和睫毛。

3. 鼻部手术　术前 3 天开始，每天用抗生素滴鼻液滴鼻 2～3 次，男性美容外科求美者在术前 1 天剃除胡须，必要时剪除鼻毛。

4. 口腔手术　术前 3 天开始，每天用复方硼砂溶液漱口 3～5 次，实施手术前应漱口、刷牙。

5. 乳房手术　术前 1 天应洗澡，手术切口应立位设计。

6. 会阴部美容手术　术前 3 天开始，每天用 1∶5000 高锰酸钾溶液坐浴 1～3 次；术前 1 天洗澡和备皮。如实施阴道紧缩术、阴道再造术等，还需口服肠道抗菌药物，术晨进行清洁灌肠。

（三）皮肤消毒

目前临床上广泛使用碘伏消毒液对皮肤或黏膜进行消毒。临床上使用碘伏消毒应严格按照无菌原则进行操作。对于清洁区的皮肤消毒，应以手术切口为中心，由内向外涂擦，其消毒范围应超出手术切口周围 15 cm。对于污染区的皮肤消毒，如会阴、肛门、感染病灶等，应由周围向中间涂擦，直到被污染的区域。值得注意的是，在消毒过程中，蘸有碘伏的纱布棉球不可来回反复涂擦，以免造成清洁区的污染。碘伏消毒后应仔细观察，因为极少数求美者会发生碘伏过敏等不良反应。特殊部位的消毒范围如下。

1. 头面部　实施除皱术时，消毒范围包括两鬓、前额、颈后皮肤以及全部头发；实施鼻部手术时，消毒范围为鼻前庭及全面部皮肤；实施口唇部手术时，消毒范围为面部、唇部、口内及颈部。

2. 颈部　消毒范围由下唇、全颈至乳头平面，两侧至斜方肌前缘到胸背部上端。

3. 胸部　消毒范围由肩至脐下，胸部两侧过腋窝至腋后线。

4. 腹部　实施上腹部手术时，消毒范围由乳头至耻骨联合，两侧至腋后线；实施下腹部手术时，消毒范围上至肋缘，下至外阴部或膝部上方 10～15 cm，两侧至腋后线。

5. 会阴部　消毒范围为耻骨联合部、外阴部、肛门周围、臀部及大腿上 1/3 内侧。

6. 四肢　以手术部位为中心，向周围或受术的整个肢体进行消毒。

（四）手术区域铺单

手术区域皮肤或黏膜消毒后，应铺盖无菌单，其目的是使手术周围的环境成为大范围的无菌区域，避免或尽量减少术中的污染。一般实施小手术时，铺一块小孔巾即可。实施较大的手术时，应先铺 4 块治疗巾，其顺序为先铺操作者的对面或相对不洁区，然后铺两侧，再铺靠近操作者的一侧。铺好治疗巾后，用巾钳固定治疗巾相交的 4 个角。然后铺中单，其顺序为先铺下方，再铺上方。最后铺一层大单。大单的孔洞处对准预定的手术切口部位。注意无菌操作，以防污染。

第三节　美容外科手术术后处理

一、术后处理

美容外科手术实施完成只是成功的一部分，只有同时进行正确的术后处理才能使术后的效果达到最佳。术后一般处理包括以下方面。

1. 预防出血及血肿　术后手术区域适当加压包扎可以有效地预防出血及血肿的形成。一般情况下，头面部手术后应加压包扎 1～2 天，术后防移位者应加压包扎 3～5 天。其他部位一般加压包扎 5～7 天，脂肪抽吸术后还需穿至少 3 个月的塑形衣。

2. 镇痛　术后 24 小时内手术区域疼痛较为明显，术后 2～3 天疼痛逐渐减轻。若持续疼痛或疼痛减轻后又突然加剧，应检查伤口是否出现异常。如有血肿和感染，应使用有效的抗生素进行消炎镇痛治疗。若是由姿势不当等造成的疼痛，应调整体位或用镇痛药进行镇痛治疗。

3. 抗感染　感染是外科手术后常见的并发症，术后通常使用抗生素进行抗感染治疗。一般创面较小、手术时间较短者，可口服普通抗生素 3～5 天；创面较大或手术时间较长者，则口服或静脉输注抗生素 5～7 天。

4. 换药　一般创面较小的美容外科手术后，为保护手术切口以及防止术后局部污染，可不换药。对于创面较大的美容外科手术，换药时应清理切口周围的血痂，注意切勿扯断缝线。如有粘连发生，可用生理盐水浸泡，待软化后方可去除。更换敷料时，应严格遵守无菌原则，动作要轻柔，包扎应稳固，外观要整洁。

5. 拆线　根据不同的手术项目、手术部位和年龄的差异，手术拆线的时间略有不同。一般头、面、颈部手术的拆线时间为术后 5～7 天，会阴部手术的拆线时间为术后 6～7 天，躯干部手术的拆线时间为术后 7～9 天，四肢手术的拆线时间为术后 10～14 天。对于老年人或营养不良、切口张力较大、愈合较慢者可根据情况适当延长拆线时间。

二、术后常见并发症及预防措施

（一）出血和血肿

术后创口少量出血属正常情况，不必担忧。出血过多甚至形成血肿则会影响切口愈合。术后出血和血肿形成的预防措施如下。

（1）术前检查凝血功能是否正常。

（2）术中彻底止血后方可关闭切口。

（3）严密缝合；不留死腔。

（4）剥离范围过大或渗血过多，可放置引流条或负压引流管。

（5）术后根据手术部位加压包扎 1～3 天，也可口服或静脉滴注止血药，预防出血和血肿的形成。

（6）若术后局部皮肤出现瘀斑或发绀的现象，可在 24 小时之内采用冰敷或冷敷以促进血管收缩和止血，72 小时之后改用热敷，以促进血液吸收。

（7）重要部位出现血肿但加压固定止血无效时，则需打开切口、清除血肿。

（二）血清肿

血清肿是由于血清渗出到切口内而形成的体液积聚。小的血清肿可自行消退，大的血清肿可通过穿刺抽吸或敞开引流而获得治愈。预防血清肿的措施如下。

（1）缝合时不留死腔。

（2）术后适度加压包扎。

（3）根据情况逐步减压，防止突然减压后充血渗出。

（三）切口感染

手术部位出现红、肿、热、痛是切口感染的典型表现。一般术后 2～4 小时手术部位可出现红、肿、热、痛等现象，持续 1~3 天后症状减轻或消退，此类症状多为创伤性炎症反应。如手术 72 小时以后症状继续加重或症状减轻后又突然加重，则是由于创口部位发生了感染。切口感染可导致伤口裂开、组织坏死、蜂窝织炎甚至脓毒症等严重并发症。预防切口感染的主要措施如下。

（1）手术中严格遵守无菌操作原则。

（2）术后注意创口区域的卫生。

（3）更换敷料时应严格按照换药流程及无菌原则来操作。

（4）若有切口感染，应积极使用抗生素治疗。

（四）切口裂开

术后切口裂开多与手术部位张力过高、感染、血肿、营养不良、过早拆线等有关，切口裂开的预防措施如下。

（1）避免剧烈活动。

（2）预防术后感染和血肿形成。

（3）手术部位张力过高时，应减张缝合，术后加压包扎。

（4）若切口因感染裂开，应充分引流，控制感染后减张缝合。

（5）若手术切口在缝合后 24 小时之内裂开，切口未感染，可行再次缝合。

（五）组织坏死

术后由于皮瓣或皮缘受到损伤，供血功能受到阻碍使得相应的皮肤组织发生坏死，出现红斑、褪色、变黑。当坏死组织的边界非常清晰时，才可以清除坏死部位的组织，但必须对具有活力的组织进行保留，并在酌情引流的同时，加强抗感染治疗。组织坏死的预防措施如下。

（1）术中注意保护组织。

（2）缝合时防止阻断血供。

（3）预防术后感染。

（4）适度加压，防止切口裂开。

（5）促进血液循环。

（六）瘢痕

瘢痕是损伤后组织修复或伤口愈合过程中不可避免的自然产物。瘢痕生长超过一定限度时就会引起外形的破坏以及功能障碍等，给求美者造成生理和心理上的巨大痛苦。

瘢痕的预防措施如下。

（1）合理设计手术切口可减少局部张力。

（2）手术中应严格遵守无菌操作原则并实施精细的操作。

（3）术后应适当加压包扎，以免切口血肿和感染的发生，以最大限度减少瘢痕的形成。

三、美容外科手术医疗纠纷的防范与处理

近年来美容外科的发展受到广泛的认可，但由于求美者的审美观念和审美标准有所不同，因此，美容外科的医疗纠纷相对较多。常见的美容外科医疗纠纷包括以下几种。

1. 手术效果较好，但未达到预期，不需要进行二次手术者　由于术后肿胀、淤血或轻微不对称，根据机体的调节代偿能力可自行恢复或矫正，不需要进行二次手术。若美容外科求美者情绪激动，美容外科医师应耐心地向其解释，并力争化解医患矛盾。

2. 手术效果稍差，需要二次修复者　美容外科医师应找出原因，进行协商，尽量给求美者一个满意的回答，并要把握二次手术时机，最好在上一次手术后半年或更长时间后进行修复。

3. 手术失败，再次修复困难者　由于手术医师的技术限制或缺乏足够的信心而不能进行再次修复时，应请上级医师协助处理，或请上级医院的美容外科专家会诊，争取通过一次手术达到最佳效果。

4. 客观原因导致美容外科手术失败者　应化解医疗纠纷，避免医患关系的恶化，除酌情考虑再次手术修复外，有必要给予足够的心理疏导。修复前安慰求美者，并帮助求美者树立再次手术的信心，消除恐惧心理。

思考题

（1）如何进行手术区域皮肤的消毒？

（2）美容外科手术术前准备的具体内容有哪些？

（3）美容外科手术后常见的并发症有哪些？

（4）如何做好手术区域的准备？

练习题

（李　琳）

第七章 组织移植在美容外科手术中的应用

学习目标

1. 了解皮片移植术的适应证。

2. 掌握皮肤的组织结构和皮片的分类。

3. 掌握皮片的切取方法。

4. 了解其他组织移植术的适应证和具体方法。

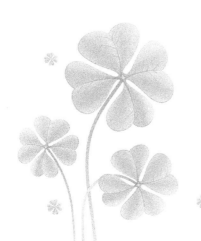

整形手术是美容外科手术中的"重头戏"，它是以组织移植为主要手段来修整人体组织器官的缺损或畸形。自从美国电影《变脸》上映以来，人们对这种技术的兴趣越来越浓厚。目前整形手术越来越引起人们的重视，它给很多人带来了生活的信心。

第一节 皮片移植术

在整形外科中应用最多的是皮片移植术，通过常规外科手术的方法切取机体某一部位不同厚度的皮片，将其与身体（供区）完全分离，并移植至另一处（受区），然后建立新的局部供血，从而达到修复创面的目的。

目前大多数皮片移植是取自身组织的自体移植，唯有同卵双胞胎之间可以互相进行移植，其他异体移植物因为存在免疫排斥而存活时间短。

皮片移植术的适应证：①皮肤组织的浅表缺损；②皮肤缺损面积较大，创面不能直接缝合；③皮肤溃疡形成的缺损；④细菌感染的皮肤缺损。

一、皮肤的组织结构

（一）皮肤的构成

皮肤由表皮、真皮和皮下组织构成，包括附属器（毛囊、汗腺、皮脂腺等）以及淋巴管、血管、神经等。

1.表皮 表皮细胞层分为五层：除了生发层（基底细胞层）、棘细胞层、颗粒细胞层和角质层外，手掌和足跖的表皮还有透明层，后者位于角质层的深面。

2.真皮 真皮包括乳头层和网状层，主要由成纤维细胞及其产生的纤维、基质构成，并有血管、淋巴管、神经、皮肤附属器及其他细胞成分。

3.皮下组织 皮下组织由疏松结缔组织和脂肪组织构成，其中含有大量的血管、神经和淋巴管。

（二）皮肤的厚度

皮肤因身体部位不同、年龄和性别不同而有不同的厚度，通常成年男性的皮肤比成年女性及儿童的皮肤厚，而年龄较大的人的皮肤会变薄，并且弹性降低。

二、皮片的分类及特点

根据皮片的厚度不同，可分为刃厚皮片、中厚皮片、全厚皮片和真皮下血管网皮片（图 7-1-1 ）。

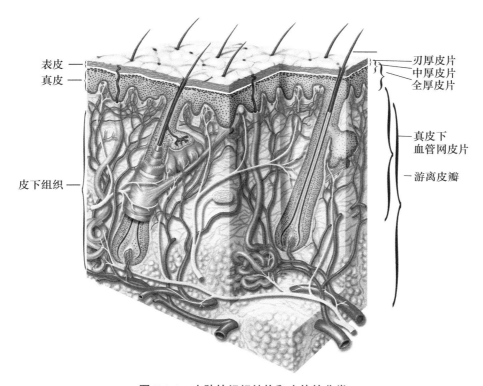

图 7-1-1 皮肤的组织结构和皮片的分类

（一）刃厚皮片

又称表层皮片，含皮肤的表层及少量的真皮乳头层，平均厚度为 0.3 mm。

优点：真皮量少，皮片较薄，易于成活，具有较强的抗感染力，容易切取，供区不受限制，愈合迅速。

缺点：不耐摩擦，易于挛缩，弹性差，外形不美观，色泽深暗，不建议用于颜面部的修复。

（二）中厚皮片

含表皮和部分真皮层，根据厚度不同又可以分为薄中厚皮片（0.3 ~ 0.4 mm）、较厚的中厚皮片（0.5 ~ 0.6 mm）和厚中厚皮片（0.7 ~ 0.8 mm）。薄中厚皮片约含 1/3 的真皮，较厚的中厚皮片约含 1/2 的真皮，厚中厚皮片约含 3/4 的真皮。

优点：易于成活，质地柔软，能耐受摩擦，能承担负重，具有刃厚皮片和全厚皮片的优点，在临床外科中最常用。

缺点：供区常留有瘢痕。

（三）全厚皮片

含表皮和真皮的全层，富有真皮层内的腺体、弹性纤维和毛细血管等组织结构。

优点：成活后很少收缩，色泽好，坚固柔韧，能耐受摩擦，能承担负重。

缺点：仅能在新鲜创面上生长，手术操作复杂；供区不能自行愈合，倘若不能直接拉拢缝合，还要取非全厚皮片覆盖闭合，故在使用面积上受限制，常用于颜面部的修复。

（四）真皮下血管网皮片

包括全层皮肤及完整的真皮下血管网。真皮下血管网皮片供区一般选择上臂内侧、上胸部、腹部、腹股沟等部位。

优点：弹性好、质地柔软、色泽好、无挛缩等。

缺点：手术操作要求高，效果有时不稳定。

三、取皮与植皮手术

（一）供区的选择

受区与供区位置越近，美容效果越好。应选择无炎症的隐蔽处作为供区。若是小面积修复，则经常取的全厚皮片在耳后乳突区；若进行较大面积的修复，可选用腹部、四肢隐蔽部位作为供区，但是污染创面供区应远离受区。

（二）麻醉

对植皮面积较大者，经常实施全身麻醉；对植皮面积较小者，经常实施局部麻醉。

（三）皮片切取

1．徒手取皮法　先用持针器夹住剃须刀片，然后切取小块薄的断层皮片（拉锯式）。优点：无须使用复杂的取皮工具，省时，适合切取面积较小的皮片。

2．器械取皮法　常用以下 3 种取皮器械。

（1）滚轴式取皮刀（图 7-1-2）取皮。适合切取刃厚皮片和中厚皮片。通过调节取皮刀上的刻度来切取不同厚度的皮片。

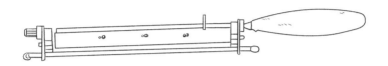

图 7-1-2　滚轴式取皮刀

（2）鼓式取皮机取皮。适合切取大块的中厚皮片。使用方法：使用乙醚擦拭供区皮肤和鼓面，调节厚度到所需切取皮片的厚度，均匀涂抹一层薄薄的胶水，待胶水干燥之后，用鼓面的前缘粘上皮肤，向正方向轻推，鼓面则将皮片粘起，做拉锯动作，便可切取所需皮片（图 7-1-3）。

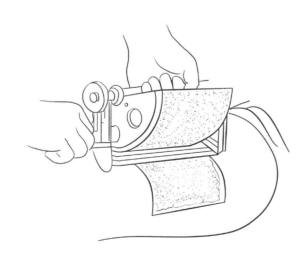

图 7-1-3　鼓式取皮机取皮法

（3）气动或电动取皮机取皮。优点：可随意调节皮片的切取长度和厚度，操作简便、易掌握。注意供区创面止血后进行常规加压包扎（用凡士林纱布、干纱布、棉垫）。

3. 真皮下血管网皮片和全厚皮片的取皮法　通常按画线用手术刀切取皮肤，并通过修剪制成全厚皮片。可直接拉拢缝合供区创面，但如果创面过大，需要另外取其他中厚皮片通过移植来修复。

（四）皮片移植

1. 术前处理

（1）首先要改善求美者的全身情况。如果求美者有贫血、血浆蛋白水平过低等情况，必须先治疗。

（2）选择供区。选择区域最好不宜受污染且隐蔽、皮面宽敞且平坦，如大腿内侧等。

（3）创面处理。①新鲜创面：创面边缘应修剪整齐，保证无坏死组织和活动性出血。②肉芽创面：要先彻底刮除肉芽组织，并清洗肉芽创面，之后才能进行植皮手术。

（4）消毒。用肥皂水刷洗供区，擦干后用酒精涂拭，以无菌巾包扎。不能用烈性杀菌消毒剂（如碘酊等），以免损害表皮，从而降低皮片活力。手术前 1 天需要剃除毛发。手术时用 75% 乙醇和 0.1% 硫柳汞酊消毒皮肤。

2. 皮片固定。通常有缝合固定和非缝合固定两种方法。

（1）缝合固定。适用于无菌创面大块的植皮，多用于中厚和全厚大块皮片固定。创缘间断缝合或毯边缝合并打包固定。

（2）非缝合固定。适用于肉芽创面植皮，多用于刃厚皮片修复。通常将皮片切成邮票状，清创后直接摊平并紧贴在创面上，网眼纱固定。体表相通的腔穴管道（鼻腔、眼窝、阴道）内植皮时，可以采用包膜皮法固定，最后在外层进行常规的包扎固定。

（五）术后处理

术后应注射适量抗生素和镇痛药，抬高手术部位以预防水肿。对于肉芽创面植皮，术后 1~2 天更换敷料；对于无炎症创面植皮，可在术后 10 天更换敷料。其中，头颈部的拆线时间为术后 7~10 天，四肢和躯干部的拆线时间为术后 10~14 天。拆线后应加压包扎并用石膏托制动 4 周，然后再用弹性绷带包扎 3~6 个月。此外，术后正确处理供区也很重要，应严防感染。

四、真皮移植术

去除皮肤表皮和皮下组织，剩下的就是真皮。真皮移植是用取皮机将皮肤的表皮及真皮乳头层切开，掀起皮层后用手术刀切取真皮组织，并进行游离移植。

优点：质地柔软、坚韧、有弹性，可用于埋植手术；真皮较易成活，其毛细血管网丰富，其皮肤汗腺分泌的汗液能被汗腺导管吸收，从而可有效防止皮下囊肿的形成。

缺点：有 15%～20% 的吸收现象，需过度矫正。

（一）真皮移植术的适应证

（1）填充体表的较小凹陷，特别适合修复鼻唇、眶上、面颊等，常用于面部整容手术。

（2）为防止与关节融合，用真皮包裹颞下颌关节强直截骨术后的骨折端。

（二）切取真皮的方法

供区需要皮肤较厚且毛发少，常选的部位是腹部及大腿外侧。操作时可用滚轴式取皮刀按计划掀起薄的中厚皮片，并切取下方所需的真皮组织，然后将掀起的皮片放回原位，最后将皮片缝合并做加压包扎。

（三）手术方法

对手术部位进行局部麻醉，在距离充填部位较近、位置较隐蔽的部位做小切口，充分剥离皮下组织深层，并将真皮组织修剪成所需形状（若出现厚度不足的情况，可将皮层折叠 2～3 层），之后将真皮皮片植入缺损处腔隙的深面，在穿出皮肤的两线之间放置一个棉球，拉紧并打结固定。

第二节 美容外科手术中其他常用的组织移植术

案例导入

35 岁的张女士看着镜中自己日渐衰老的面容，决定通过美容外科手术重获美丽。于是她来到医院，要求进行面部填充。经过多次面诊，医师确定可通过自体脂肪移植手术填充面部凹陷来达到面部轮廓流畅的目的。手术很成功，恢复后的张女士重拾信心，见到她的朋友纷纷夸她看起来年轻了十多岁。

思考：

进行脂肪填充时，脂肪颗粒的抽取部位可以是哪里？可采用哪种抽吸方式呢？

一、脂肪移植

自20世纪90年代以来，在磁共振、超声、电子等多种技术的加持下，脂肪移植美容手术不断发展和完善，各种新方法、新技术也在临床实践中逐步推广和应用。

（一）适应证

体表缺损或凹陷性畸形。

（二）颗粒脂肪注射移植

供区选择富有板层脂肪且无重要神经、血管及淋巴管经过的部位，如腰背部、臀部、大腿等。目前，脂肪抽吸多采用小号注射器进行手工负压抽吸。经过纯化处理，萃出移植所需的脂肪颗粒，可加入生长因子或纤维蛋白。注射时应适当分离，边注射边退针，多点、少量、多层次注入脂肪颗粒，使其尽量分布均匀。术后可以通过按摩来塑形，也需要进行适当的加压包扎。

（三）颏下脂肪垫切除术

颏下脂肪垫松垂或脂肪堆积会使颏颈角钝化、下颌轮廓消失、面颈部分界不明显，影响美观，同时也是面颈部衰老的外在表现之一。

1. 手术方法　在颏部及颏下标记面部中线，在中线两侧颏下缘设计2 cm长的横切口线。沿切口线切开皮肤，在皮下脂肪的深浅两层进行剥离，将多余的颏下脂肪垫切除，或联合颈部除皱切口切除颏下的脂肪垫，消除臃肿的"双下巴"。皮肤、皮下缝合，术后6天拆线。

2. 并发症　包括血肿、术区皮肤瘀斑和凹凸不平、局部皮肤坏死、瘢痕增生等。

二、筋膜移植

筋膜移植通常是指深筋膜的移植。自体阔筋膜来源丰富、排斥反应轻、易成活、抗感染能力强，筋膜移植的材料通常是自体大腿外侧的阔筋膜或颞筋膜。由于异体筋膜有移植后不易被吸收或萎缩、操作简单、取材广泛、可减轻求美者痛苦等优点，也可以使用同种异体筋膜，甚至是异种的小牛筋膜。

（一）筋膜移植的适应证

在美容外科中，筋膜移植常用于修复面神经麻痹和眼睑下垂的筋膜悬吊整形手术，也可用于填补软组织的小面积轻度凹陷。此外，筋膜移植还可用于修复疝、腹壁缺损、硬脑膜缺损等。

（二）筋膜的切取和移植方法

移植筋膜的来源通常是大腿外侧的阔筋膜或颞筋膜。麻醉后，在大腿外侧中部做切口（避免损伤其下的肌纤维），钝性分离脂肪，使阔筋膜展现出来，根据所需量，在筋膜上做一对平行切口。钝性分离筋膜与其下的肌肉，用拉钩向上牵引皮肤切口上端，剪断筋膜条上端，然后向下牵引皮肤切口，剪断筋膜条下端，取出筋膜条并清理其上附着的脂肪。用丝线间断缝合筋膜创缘和皮肤切口。如仅需条状筋膜，可使用筋膜抽取器。加压包扎切口，避免皮下血肿的形成，术后 10 天拆线。得到的片状或条状筋膜可进行游离移植，但要注意应使用无创技术，并且彻底止血。

三、黏膜移植

黏膜取材不多、供区有限，因此在临床上未被广泛使用。黏膜移植可分为带蒂移植和游离移植，仅应用于修复球结膜缺损、睑结膜缺损和红唇缺损等。黏膜切取主要限于口腔内唇黏膜、颊黏膜或阴道内黏膜，若面积不大，一般无须缝合就能自行愈合。由于供区黏膜有限，需要修补的缺损较大时，如鼻孔狭窄、阴道狭窄、眼窝再造、口腔黏膜烧伤后口腔瘢痕挛缩等，可用中厚皮片替代。

四、软骨移植

软骨和骨是构成身体的框架。软骨内无血管，软骨细胞包埋在骨陷窝内，分泌生长抑制因子，抗原性低且不易引起体液和细胞免疫反应。该组织的相容性好、排斥反应小、成活率高、获取容易，是最易于移植的组织之一，既可以应用于自体移植，也可以应用于同种异体移植。移植的软骨主要起填充和支撑作用，如用作隆鼻术及耳郭再造的支架材料，或用于修复颏部和眶部的凹陷性畸形。肋软骨和耳郭软骨是主要供区，操作时要避免损伤胸膜、造成气胸，操作后使用绷带加压包扎伤口。得到的软骨需根据情况雕刻后再行游离移植。

五、毛发移植

毛发为皮肤的附属结构，作为人体的一部分，具有机械保护、调节体温等重要生理功能，同时还是人体的天然修饰。毛发移植术通过外科手术的方式使后枕部头皮内的部分毛发重新分布于身体或头皮的毛发脱失部位，使移植后的毛发保持原有的生长特性，并继续生长。目前毛发移植术是临床上直接有效治疗永久性脱发的新技术，主要包括游离移植和带蒂移植。毛发移植有手术创伤小、术后恢复快、毛发形状自然等优点。其适应证如下。

1. 眉毛缺失　主要采用单株毛囊单位的显微毛发移植技术和文身技术进行联合修复。

2. 睫毛缺失　主要采用毛囊单位毛发移植技术。

3. 脱发

（1）小面积脱发。采用局部旋转皮瓣。

（2）大面积脱发。采用扩张术联合皮瓣转移术；对于头顶部毛发稀疏者，可采用单株毛囊单位的显微毛发移植技术。

思考题

（1）皮片移植术除了能应用在美容外科手术中，还能应用在哪些手术过程中？

（2）为什么不同皮片移植的适应证不同？

（3）毛发移植的适应证是什么？

（4）毛发移植是一劳永逸的吗？

练习题

（王正东）

第八章 生物材料在美容外科手术中的应用

学习目标

1. 了解常用生物材料的特点、临床应用及注意事项。

2. 了解种植人工植入体的适应证和禁忌证。

3. 了解常用生物材料安全性评价的意义、标准和常用方法。

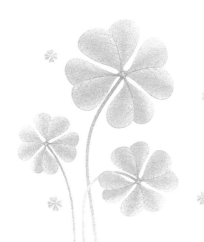

第一节 医用生物材料的种类及特点

一、医用生物材料的种类

1. 根据使用时长分类 根据使用时长，医用生物材料可分为3种，分别是一次性生物材料、暂时性生物材料和永久性生物材料。

2. 根据使用的部位分类 根据使用的部位，医用生物材料可分为2种，分别是内用材料人工置（植）入体和外用材料人工装载体。

3. 根据材料来源分类 根据材料来源，医用生物材料可分为以下4种。

（1）自体材料。如耳软骨、鼻中隔软骨、肋软骨等。

（2）异体器官及组织。如异体角膜、异体骨髓等。

（3）人工合成材料。如高分子类化合物、合金、陶瓷等。

（4）天然材料。如牛心包、羊肠线等。

4. 根据性质和组成分类 根据性质和组成，医用生物材料可分为以下5种。

（1）医用金属和合金材料。医用金属和合金材料是一类惰性生物材料。这类材料具有良好的力学性能和抗疲劳性能，其中医用不锈钢、钴合金、钛及钛合金是目前医用金属及合金材料中最常用的。此外，医用金属和合金材料还包括镍钛合金、银汞合金等金属合金材料。

（2）医用高分子材料。例如，生物降解材料、软组织材料和硬组织材料等。因其具有重建与修复人体组织和器官的作用，因此在医学上得到广泛应用。临床常用的高分子材料有硅酮、聚硅氧烷、聚乙烯、聚氨酯、聚甲基丙烯酰胺、聚四氟乙烯等。

（3）医用无机非金属材料。广泛应用于软组织及硬组织的修复和替换。包括生物陶瓷、生物玻璃和医用碳素材料等。生物陶瓷又可分为惰性生物陶瓷和活性生物陶瓷。惰性生物陶瓷（如氧化铝生物陶瓷）具有良好的耐磨性和极高的机械强度，因此经常被应用于颌骨、牙根、髋关节及其他关节和骨的修复与置换。活性生物陶瓷又分为表面活性生物陶瓷和可吸收性生物陶瓷。活性生物陶瓷现常用于人工骨、人工关节和人工种植牙等。医用碳素材料在机体环境下呈惰性，近于稳定状态，同时生物相容性良好，不会引起凝血反应和溶血反应，在生理环境中使用效果良好。目前在医用心血管系统修复中已经有医用碳素材料投入使用。

（4）医用生物复合材料。医用生物复合材料是由 2 种或 2 种以上不同材料复合而成的。

（5）医用生物衍生材料。医用生物衍生材料是将具有活性的生物体组织经处理、改性后获得的无活性的生物材料，包括自体和异体组织。生物体组织在作为医用生物体材料应用前必须先经过灭菌、消毒、去免疫原性等处理。

二、医用生物材料的特点

1. 生物相容性　既不会使机体产生免疫排斥反应，也不会使自身组织和细胞发生损伤与坏死，不会导致机体发生癌变。主要包括血液相容性和组织相容性。

2. 物理稳定性　即与所代替的器官活组织具有相同或相近的物理特性。

3. 化学稳定性　在机体内稳定存在，无化学反应。

4. 可加工性　能够成形、可以消毒等。

> **知识链接**
>
> 表面活性生物陶瓷通常含有羟基，常被做成多孔性，生物组织可以长入并与其表面发生牢固的键合，因此可用于人工种植牙根、牙冠，以及用作骨充填料和涂层材料。
>
> 可吸收性生物陶瓷的特点是可被部分吸收或者全部吸收，在生物体内能诱发新生骨的生长。

第二节　常用医用生物材料

一、医用硅橡胶

硅橡胶在国外开发、应用得较早，其医用特性于 1945 年被发现。在 20 世纪 60 年代，硅橡胶就被用作人体植入材料，使成千上万的患者获得新生，同时也促进了医用制品的开发。20 世纪 60—70 年代，气管导管、硅橡胶指关节等医用硅橡胶制品在国外临床上已投入使用。我国医用硅橡胶的研究开发与应用始于 20 世纪 60 年代。自 20 世纪 70 年代以来，已经进行了许多基础研究和产品测试。近几十年来，硅橡胶作为生物相容性材料的研究取得了显著进展，许多功能性和系列化的医用硅橡胶产品已在临床上得以应用。

硅橡胶是一种长链高聚物，其化学名称为聚硅氧乙烷。在酸性或碱性环境下，二甲基硅氧烷单体及其他有机硅单体聚合，先形成一类高聚物（生胶），再经相互捏合、硫化、交联，最后形成橡胶弹性体。根据其分子链的长短，可将其分为液态硅橡胶和固态硅橡胶等。

（一）医用硅橡胶的特性

（1）热稳定性好。其具有在一定温度范围内保持良好稳定性的能力。由于其不易发生裂解、氧化等反应，所以具有耐热性，一般能在200 ℃下长期保持稳定。同时也具有耐寒性，硅橡胶一般在–50 ℃以下变脆。

（2）化学性质稳定。其不溶于任何溶剂，无毒无味。

（3）具有吸附性。其表面带有静电，可吸附细小灰尘等。

（4）气体透过性高。对氧和二氧化碳的透过性尤其高，这在许多临床应用方面起着很大作用。

（5）具有生物相容性。植入后，其对人体无明显毒副作用，且排斥率低，安全性能高。

（6）具有可塑性。可以根据不同的用途来塑形。

（二）医用硅橡胶在美容外科中的应用

近几十年来，医用硅橡胶在我国美容外科领域的应用广泛。作为假体植入材料，其用途包括但不限于隆鼻、隆下颏、隆胸、面部缺陷的修补、外耳缺损的治疗等。

（三）医用硅橡胶在填充时的注意事项

（1）硅橡胶在使用前应在高压下彻底清洗和消毒，且不可通过化学晃动进行消毒，以免有毒化学品的吸收对人体组织和细胞造成损伤。手术时应严格实施无菌操作，以免感染。

（2）由于液态硅橡胶植入人体组织后会引发很多并发症，并且可在组织间蔓延，难以处理，因此我国对其使用有严格的控制。对于硅橡胶的选择，应首选固态硅橡胶。

（3）由于硅橡胶具有吸附性，手术时须器械夹持填充。

（4）手术过程中应细致操作，尽量减少创伤。术后如出现挫伤或血肿，应及时采取热处理。

知识链接

生物相容性

根据国际标准化组织（International Standards Organization，ISO）会议的解释，生物相容性是指生命体组织对非活性材料产生反应的一种性能，一般是指材料与宿主之间的相容性。生物相容性具有两大原则，即安全性原则和功能性原则。由于生物材料对于宿主是异物，安全性原则的目的就在于消除两者间的相互影响，减少排斥现象。功能性原则即生物材料能激发宿主相应功能的能力。二者被同时用于评判某生物材料的相容性质量。

二、人工植入体

人工植入体是指全部或部分长期埋入人体中，以代替某些器官或组织的医学生物材料。

（一）种植人工植入体的原则

（1）无菌原则。在无菌的环境条件下种植人工植入体是手术成功的必要前提条件之一。不仅要求在专门的手术室进行、操作规范严谨，还必须保证手术器械和植入体的无菌。否则会因为植入体没有血液供给、大量细菌污染种植区、缺乏引流通道而种植失败。

（2）手术微创原则。坚持微创原则可以减少组织损伤和出血量，术后恢复快，愈合后无瘢痕或瘢痕不明显。

（3）植入体大小和种植位置适宜原则。植入体的大小和种植位置不合适会导致周围组织发生炎症、感染，加上反复的机械性刺激，严重时植入材料必须被移除。

（二）种植人工植入体的禁忌证

（1）有严重糖尿病或心、肺疾病及严重高血压者。

（2）全身凝血功能异常者。

（3）精神状态不稳定或患有全身急慢性疾病者。

（4）植入区接受过多次放射治疗。

（5）植入区存在严重的瘢痕组织。

（三）种植人工植入体的适应证

（1）机体体表软组织的缺损修复（如前额、鼻、颈部等）。

（2）人体关节（如髋关节）的置换。

（3）临床上血管破裂或缺损的修补。

（4）人体器官的扩大或再造（如义齿、耳郭再造等）。

（四）人工植入体应具备的条件

（1）具有良好的理化性能。植入人体组织后，能长久存在、耐老化、抗撕拉。

（2）具有良好的生物相容性。对人体血液、组织、免疫系统无不良反应（无凝血及溶血反应，无炎症反应，无免疫排斥反应）。

（3）易于植入和取出。植入过程中若发生严重不良反应，必须立即将其取出，避免对周围组织造成更大的损伤。

三、其他医用生物材料

（一）人工骨

人工骨是一种人工合成的生物材料，用来代替人骨或者修复骨组织。近年来，其在临床上的应用越来越广泛。

1. 分类　按其合成材料及性能可分为无机材料、有机材料和复合材料。

（1）无机材料。常用的有生物陶瓷材料（包括羟基磷灰石和磷酸三钙等）和氧化硅生物玻璃等。这些材料具有良好的生物相容性，植入人体后不被吸收，不会形成明显的纤维囊，可诱导成骨。此外，这些材料还具有良好的力学强度，在体内不引起明显的排斥反应。

（2）有机材料。是一种从动物结缔组织、骨骼、肌腱或皮肤中提取，再经过化学处理的特殊蛋白质类物质，其含有成骨因子。主要是通过诱导成骨的方式来促进新骨的形成。这些材料包括胶原蛋白、骨形成蛋白和各种成骨因子。但其具有力学强度不足的缺点。

（3）复合材料。由于无机材料和有机材料都各有一定的不足之处，近年来，人们将无机和有机两类材料经一定比例混合，制成复合材料，使其成骨诱导性更加突出。目前应用广泛的胶原羟基磷灰石人工骨就是由无机材料羟基磷灰石和有机材料胶原蛋白混合而制成的，适用于填补各种骨缺损。

2．临床应用

（1）在美容整形领域，主要将其用于对颌面部、牙周等缺损进行修复，也用于颌面部的扩大及颌骨、颏骨的复位等。

（2）在骨科，人工骨主要用于填充治疗由骨折脱位、骨性关节炎、骨肿瘤等多种原因造成的骨缺损。

（3）人工骨在颅骨缺损、中耳和乳突再造、义眼安装等方面的应用也较广泛。

（二）膨体聚四氟乙烯

膨体聚四氟乙烯是一种新型医用高分子材料，是由聚四氟乙烯分散树脂经过特殊处理技术制成的。它具有特殊的超微结构，通过控制节点之间的距离，诱导组织细胞向内发育生长，因此它具有和传统硅橡胶完全不同的组织愈合方式。该材料是整容手术中疗效较好的假体之一，常用于面部填充、眶修复、隆鼻、隆颏等。但膨体聚四氟乙烯的硬度不足，在隆鼻方面效果欠佳。

（三）人工真皮

人工真皮是皮肤或真皮的替代物，是由胶原蛋白海绵和硅胶膜组成的双层移植物，其内层为真皮，外层为硅胶膜。它可作为皮肤细胞发育和伤口愈合的模型或框架，用于修复大面积的皮肤缺损。

在临床烧伤和整形外科中，人工真皮的应用尤为广泛。由于人工真皮具有较好的组织相容性，且植入后成活的组织与正常皮肤的弹性及柔软度非常接近，所以无排斥反应，可永久成活并成为自体组织的一部分。在皮肤受损严重，且其他治疗方法（皮瓣移植、组织扩张等）不可行的情况下，仍然可以用人工真皮对其进行修复重建，并且重建后的皮肤外观状态较好。人工真皮也可用于植皮，植皮后的皮肤外观及光泽都很好，凹陷较少。

（四）透明质酸

透明质酸又称玻尿酸、糖醛酸，是一种直链高分子多糖。其在临床上具有较高的应用价值，可用于晶体植入、角膜移植等眼科手术，还可以加速伤口愈合。在美容方面，其可添加在化妆品中，帮助肌肤汲取大量水分，使皮肤保持弹性。由于透明质酸是肌肤重要的组成成分之一，所以它也具有修复表皮组织的作用。当皮肤松弛，产生鱼尾纹、法令纹、嘴角纹时，往往可以通过注射透明质酸来改善。另外，透明质酸还可以作为填充剂，用于填充一些水痘瘢痕、手术瘢痕和先天性缺陷引起的凹痕等。同时，透明质酸有一定的副作用，注射后有时会出现疼痛、肿胀、皮肤发红或发痒等症状，此时应立即停药，正确处理。

知识链接

人工骨的发展历程

　　1971年，有学者发现海珊瑚具有与人骨相似的孔隙结构，便着手研究将原始珊瑚碳酸钙作为植骨材料。但由于珊瑚骨质地脆、吸收快，在骨缺损处只具有支架和骨引导作用，并无成骨诱导能力。若只将珊瑚植入机体，会有一定体积的丧失，所以对于较大的骨质缺损，只植入珊瑚并不能修复骨缺损。

　　1986年，有学者制造出了由与天然骨骼类似的材料羟基磷灰石（羟基化磷酸钙）制成的人造骨骼以及由可被组织自然吸收和替代的磷酸三钙制成的人造骨骼，这两种人工骨的出现加速了人工骨材料的高速发展。

第三节　生物材料的安全性评价

一、安全性评价的目的和意义

（1）医用生物材料用于诊断、治疗、修复或替换人体患病组织或器官，改善其功能，以达到预防、治疗和康复的目的。早在公元前，就有古埃及人用马鬃来缝合他们的伤口，足以可见生物材料的悠久历史及其对人类的重要性。

由于医用生物材料长期留存于人体，因此在应用前必须评价其安全性，并确保生物材料应用的安全性。国内外已有许多相关法律法规用于管理医用制品的销售和使用。为了防止患者出现组织、血液等的不良反应，临床医师必须做好随访，并长期观察和评价。

（2）由于影响医用生物材料安全性的因素繁杂多变，当前的科学技术使得生物材料的安全性评价只能是相对有效的，而且能否实现终身评价还未可知。临床医师应认识到，永久或终身的安全性和有效性只能通过临床实践中的长期观察来评估。

（3）医用生物材料的安全性评价是指使用生物学方法进行检测并预测该材料在实际医疗应用中的安全性。安全性评价程序的第一步是物理化学性能评价，第二步是生物学评价，最终还要进行临床研究。值得注意的是，生物学评价是重中之重。临床医师应长期跟踪和观察使用该生物材料的受试者，以便于认识和把握该生物材料的长期有效性和终身安全性。即使生物材料的理化特性、动物实验的验证和短期临床试验都达到了安全性评价标准，但也只能单纯地证明该生物材料是相对安全有效的。医学实践中的生物材料在任何时候都不是绝对安全和有效的，而目前的科学和技术只能产生相对安全和有效的结果。

二、安全性评价的发展历程与标准

（1）生物材料的安全性评价在逐渐发展且不断完善。1960—1970年，医用生物材料高速发展，各种生物材料广泛用于临床。但此时没有一个规范的标准，市场上的生物材料制品参差不齐，并引起了许多医疗问题。1976年，美国制定《医疗器械修正案》，同年美国国家标准局和美国牙科协会联合制定《口腔材料生物学评价标准》。1982年，美国材料与试验协会制定《医疗器械的生物学评价项目选择标准》。1984年，国际标准化组织（ISO）制定《口腔材料生物学评价标准》，同年加拿大制定《生物材料评价试验方法标准》。1986年，美国、加拿大、英国等共同制定了《医疗器械生物学评价指南》。1989年，ISO成立了TC194技术委员会。1992年，ISO制定了国际标准（ISO 10993-1：1992）。

我国在1987年制定了《医用级热硫化甲基乙烯基硅橡胶标准》。随着国内和国际医学的发展，我国医用生物材料的安全性评价已从零走向标准化，并制定了我国的国家标准（GB/T 16886）。

（2）GB/T 16886是一项医疗器械生物实验的项目清单，应对生物材料进行细胞毒性、致敏、遗传毒性、植入、慢性毒性、致癌性等几方面的评价。如生物材料无临床应用史、未做过任何生物学试验，则需要进行急性全身毒性和皮内反应方面的评价。

常用的安全性评价生物学方法有急性全身毒性试验、刺激试验、细胞毒性试验、过敏试验、植入试验、溶血试验、热源试验、致突变试验、毒代动力学试验等。生物材料的安全性是相对而言的。值得注意的是，安全性评价试验通过后，还要进行临床试验并得到国家药品监督管理局的许可，之后临床医师也需长期观察并评价生物材料是否具有终身的安全性与有效性。

思考题

（1）垫鼻尖的耳软骨属于哪种生物材料？

（2）硅橡胶属于哪种生物材料？

（3）硅橡胶在美容外科手术中作为假体有哪些优点？

（4）高分子材料作为生物材料植入体需要具备哪些条件？

（5）种植人工植入体的适应证和禁忌证有哪些？

（6）常用生物材料的特点及填充时的注意事项是什么？

（7）简述人工真皮的临床应用。

（8）医用生物材料应具有哪些优良的性能？

（9）如何判断生物材料的安全性？是否有较为统一的标准？

（10）你对于生物材料今后的发展状况有什么想法？

（11）进行生物材料安全性评价有什么意义？

练习题

（王正东）

第九章　皮肤软组织扩张术

学习目标

1. 熟悉皮肤软组织扩张术的原理。
2. 掌握皮肤软组织扩张术的适应证。
3. 了解扩张器的选用原则与使用方法。
4. 熟悉皮肤软组织扩张术的并发症及其防治。

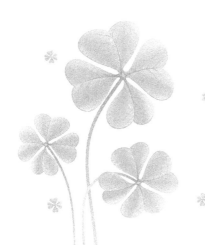

第一节　皮肤软组织扩张术的概念

皮肤软组织扩张术又称皮肤扩张术，是指将皮肤软组织扩张器植入病变附近正常的皮下或肌肉下层，通过定期向扩张器内注入液体来增加扩张器容量，使其对皮肤表面软组织产生压力，通过扩张机制对局部的作用使组织细胞分裂增殖并拉大细胞间隙，从而增加皮肤面积，或通过皮肤外部的机械牵引使皮肤软组织扩展延伸，利用新增加的皮肤软组织进行修复和器官再造的一种方法。

第二节　扩张器的类型与结构

皮肤软组织扩张器可分为可控型与自行膨胀型两大类，每类又有若干不同的型号和容量规格。

一、可控型扩张器

可控型扩张器主要由扩张囊、注射阀门和连接导管组成。该类型扩张器的优点在于可根据需要控制扩张量和扩张时间。

1. 扩张囊　扩张囊是扩张器的主体部分，主要功能是接受充水，完成对皮肤软组织的扩张。依其容量大小及形态不同可分为圆形、方形、肾形、圆柱形、新月形等许多形态和不同规格。不同形态和规格的扩张器在功能和应用部位上也有所不同，临床上应根据需要灵活选用。扩张囊本身具有较好的弹力伸缩性、良好的密闭性，以及较强的抗爆破、抗撕裂能力，可接受额定容量以上的充水扩张。

2. 注射阀门　注射阀门是接受穿刺，并由此向扩张囊内注射扩张溶液的主要部件。其主要结构由顶盖、底盘、防刺穿不锈钢片以及防渗漏装置构成。其形态大小不一，有半球状、乳头状、圆盘状等。直径为 1.0 ~ 2.0 cm，高 0.7 ~ 1.7 cm。可埋植于体内，亦可留置于体外（亦称阀门外置）。

3. 连接导管　连接导管是连接注射阀门与扩张囊的硅胶管，长度为 5 ~ 15 cm 不等，直径亦因扩张囊大小而定，一般为 2~3.5 mm，导管不宜过短或过长，导管管壁有一定厚度，防止被折叠、扭曲或压瘪。

二、自行膨胀型扩张器

自行膨胀型扩张器的扩张囊为特制的具有半渗透膜特性的硅胶囊，囊内装有一定量的高渗溶液，囊外渗透压相对较低的组织液会不断向囊内渗透，逐渐促使扩张囊自行扩张增大。自行膨胀型扩张器的可控性较差，临床上已较少应用。

第三节　皮肤软组织扩张术的原理

皮肤软组织扩张是一种自然现象，可见于妊娠、肿瘤或疝等，模仿其原理，埋置扩张器后皮肤面积增加的原因主要有以下 4 个。

1. 生物性增生　细胞有丝分裂促进了细胞数量的增加及细胞外基质合成量的增大，由此产生新的皮肤组织。这是皮肤软组织扩张术获得"额外"皮肤的最主要来源。由此获得的皮肤组织量越大，修复效果越好。

2. 机械蠕变　这是一个材料学名词，指在机械外力以一定时间和强度作用于某种材料后，材料内部结构发生变化而变形伸展，即使去除外力，已经扩张的皮肤也不会缩回。

3. 弹性伸展　皮肤的弹性可使其在外力牵拉下延伸扩展，随扩张囊囊内压不断增加，皮肤面积也增加；但随着扩张器取出，压力消失，扩张的皮肤又会缩回。

4. 周围组织移位　扩张器表面的皮肤软组织受力扩张的同时，邻近组织受到牵拉而向扩张区移动。

第四节　皮肤软组织扩张术的适应证

作为外科领域里具有里程碑意义的技术革新，皮肤软组织扩张术的诞生使得许多先天性疾病的器官缺如和畸形、创伤、烧伤修复重建以及整形美容获得了更满意的疗效，且治疗手段简便易行。随着皮肤软组织扩张术的不断改进，该技术在美容外科的应用也越来越广泛。目前，皮肤软组织扩张术的适用范围主要包括以下几类。①各种原因造成的脱发。②创面修复，包括瘢痕、肿瘤、文身切除后的继发性创面修复，以及难治性创面（如压疮、放射性或糖尿病性溃疡等）的修复。③器官再造，包括耳、鼻、眼睑、乳房、阴道、阴囊等的再造。④其他供区及轴型皮瓣供瓣区的预扩张等。

皮肤软组织扩张器多埋置于病变部位邻近的正常组织下，扩张后增加的皮肤在颜色、质地、结构和毛发含量上均和病变区域相近。多数病例一次扩张后即可获取足量的皮肤，从而完成创面覆盖，少数需要 2 次以上的扩张。

第五节　扩张器的选用原则与使用方法

一、扩张器的选择

1. 形态的选择　扩张器的大小、形态、类型需要根据拟修复的部位、形态、病变范围来进行选择。一般情况下，额部多选择长方形的，面部多选择肾形或长方形的，眶周多选择新月形的，头皮多选择长方形、肾形或长柱形的，耳区多选择肾形的，颌颈部多选择大肾形或长柱形的，病变范围较大的躯干和四肢宜选择大容量的肾形或长方形的。

2. 容量的选择　扩张器的容量一般取决于拟修复的部位、病变范围和可供扩张的正常皮肤的面积。皮肤软组织扩张器的注水量与扩张面积成正比关系，即随着注水量增加，扩张面积也随之相应增加；但当注水量达额定容量的 1.3 ~ 1.8 倍时，尽管注水量不断增加，但扩张面积基本不会变化。

二、扩张器的检查和消毒

扩张器使用前需要检查有无破损。可向扩张器内注入 10 ~ 20 ml 的生理盐水，或注入气体后将扩张囊放入水中，挤压并检查是否有渗漏。医用硅橡胶材质制成的扩张器表面容易沾染灰尘，其沾染灰尘后进入体内容易刺激机体纤维包膜增生。因此，使用前应避免接触灰尘，如果已经沾染灰尘，应用生理盐水认真清洗。

扩张器可采用高压蒸汽、煮沸、环氧乙烷和钴辐照消毒。煮沸或高压蒸汽消毒前要将扩张囊内的空气抽净，以防消毒过程中膨胀破裂。消毒时避免与锐利的器械接触，以防刺破扩张囊。

三、扩张器的使用方法

（一）埋置扩张器（一期手术）

1. 选择扩张区域　通常在邻近病变的正常皮肤部位埋置扩张器，供区与受区的解剖位置越邻近，修复后的皮肤在色泽、质地、毛发分布等方面越能达到要求。同时应该考虑拟扩张皮肤血管的来源和走行，严格遵循皮瓣转移后不损伤重要组织和器官、不影响功能、不引起周围器官变形等原则。在大面积严重烧伤而皮源不足时，也可考虑用浅Ⅱ度烧伤的愈合区作为供瓣区。

2. 切口的选择

（1）尽量使供区的继发瘢痕处于相对隐蔽的部位。可以将切口选择在正常组织与病变部位的交界处，或病变组织一侧偏向交界处 1~2 cm。病变组织不宽而同时需要在其两侧埋置扩张器者，可以在病变组织中央做切口。

（2）确定切口长度时既要充分暴露剥离的腔隙，又不能超出病变范围。切口方向需要与扩张器边缘平行，同时远离扩张皮肤 2~3 cm。

3. 扩张器埋置的深度　扩张器的埋置深度与层次因供区和受区的部位不同而不同。面颊部一般埋置在皮下与表浅肌肉腱膜系统（superfical musculoaponeurotic system，SMAS）之间；额部一般埋置在额肌深面；头皮区一般埋置在帽状腱膜深面，即骨膜的表面；颈部一般埋置在颈阔肌浅面；躯干与四肢一般埋置在深筋膜浅面，部分埋置在深筋膜和肌膜之间。

注射阀门的埋置深度略浅，以便于术后定期穿刺注水；对腔隙层次进行剥离后，放置注射阀门，以注射阀门置入后不易移位为度。

4. 扩张器埋置腔隙的剥离　首先设计扩张囊和注射阀门埋置的具体位置，将扩张器放于拟埋置部位的皮肤表面，用标记笔画好手术切口和埋置范围。一般来说，扩张囊埋置的组织腔剥离范围应比扩张囊大 0.5~1 cm。手术刀切开皮肤至需要剥离的层次。剥离时要确保分离的层次在一个平面，避免呈阶梯状使皮瓣厚薄不一，剥离过浅可导致皮肤坏死或扩张器在皮瓣薄的部位外露，同时也不能剥离过深而致重要解剖结构损伤。头皮、额部及耳后区的剥离较容易，可用扁桃体剪钝性分离，但要注意应分离结扎沿途遇到的深层血管穿支。面颊部和侧颈部由于解剖层次不是很清楚，尽量在直视下进行，采用锐性、钝性结合的方式进行分离；在四肢的深筋膜与肌膜之间剥离时，应避免进入肌间隔深面，以免导致重要血管和神经的损伤。剥离注射阀门埋置的腔隙要略浅一些，以利于术后注液。

5. 扩张器置入与关闭切口　向扩张器注入适量生理盐水（总体积的 10% ~ 20%），再次检查确认扩张器有无渗漏。将扩张器放入剥离好的腔隙内，使其充分展平。确保注射阀门的注射面向上，可用缝线固定，以防止其翻转；导管可轻度弯曲，但不能形成锐角，更不能折叠，否则将影响术后注液扩张。扩张器置入后应该于腔隙最低部位放置引流管，以便于负压引流。缝合时注意用挡板挡住扩张囊，并在直视下缝合，谨防缝针刺破扩张器。采用"阶梯状"缝合，先将距切口边缘 0.5 ~ 1.0 cm 处皮下部与深层组织缝合固定，再逐层缝合皮肤，防止扩张器术后移位于切口下。缝合完成后，穿刺注射阀门，再向扩张器内注入 5 ~ 10 ml 生理盐水或回抽，以检查、证实注射阀门的注射面朝上、导管通畅，确保日后注液操作可顺利进行。术后常规应用抗生素 3 ~ 5 天，术区可适当加压包扎。于术后 2 ~ 3 天拔除引流管。切口位于正常组织者可于术后 7 ~ 10 天拆线，位于瘢痕区者应在原来基础上再推迟 3 ~ 5 天拆线。

（二）注液扩张

1. 注液时间及注液量　切口张力不大者，可于手术后 5 ~ 7 天开始注液。切口张力较大或位于瘢痕组织下则应推迟注液时间，通常推迟至术后 12 ~ 20 天。扩张器完成注液量的时间一般以 1.5 ~ 2 个月为宜。

2. 扩张液的选择　扩张囊为半透膜，因此常采用等渗生理盐水溶液作为注射液。也可加入利多卡因、甲硝唑、地塞米松磷酸钠和丹参等药物，这些药物通过扩张器缓慢渗透，可缓解求美者注液过程中的疼痛、降低感染率、抑制瘢痕形成和纤维包膜挛缩。

3. 注液方法　消毒注射阀门表面的皮肤，以左手固定注射阀门，右手持 5 号针头穿刺回抽有透明液体回流且无明显阻力，再往扩张器内推注生理盐水。初期间隔 2 ~ 3 天注水一次，每次注水量可达总容量的 10% ~ 15%。当皮肤有一定张力后，可延长注水间隔到 3 ~ 5 天，并适当减少注水量。注液时注意观察扩张皮瓣的血运情况，避免使皮瓣的张力过大，局部皮肤稍发白时即止。如注液后求美者胀痛症状明显，或扩张皮肤苍白，应适当回抽排液，以减轻囊内压力。

注射后以无菌棉签压迫针眼，以防外渗。并将注水日期与注水量详细记入病历。

（三）扩张器取出及扩张皮瓣转移修复术（二期手术）

皮肤软组织经过充分扩张达到预定量并保持 3 周后，即可施行二期手术取出扩张器。经原手术切口取出扩张器，切除病变组织，利用扩张所获得的额外皮肤形成扩张皮瓣，将其同时覆盖修复供区和受区。若一次扩张的皮瓣面积不足以修复病损范围，可部分切除病变皮肤，在移位的扩张皮瓣下重复扩张。

1. 扩张后皮瓣的设计 扩张后皮瓣的设计方式主要取决于受区和供区的条件，应遵循以下原则：①充分舒展扩张后皮瓣，最大限度地利用扩张组织；②顺血供方向设计皮瓣，任意皮瓣的长宽比例不宜超过 1∶1，轴型皮瓣不宜超出其血供范围；③扩张皮瓣的转移应不影响皮瓣的血运；④尽可能顺皮纹方向设计皮瓣；⑤尽可能减少辅助切口，或将辅助切口置于相对隐蔽的位置；⑥其他一般皮瓣的设计原则。

常用的皮瓣设计方法有滑行推进皮瓣、旋转皮瓣或易位皮瓣（又称交错皮瓣）。在选择皮瓣的设计方式时，应遵循金字塔的方法，即从简单的方式开始，首选推进皮瓣，其次是旋转皮瓣，最后是易位皮瓣。在实际操作中，常同时应用 2 种甚至 3 种设计方式，以充分利用扩张后皮瓣、缩小切口、减少张力，达到完美的创面修复效果。

2. 手术方法及步骤

（1）取出扩张器。于一期手术切口处或者正常组织与病变组织的交界处做全层皮肤切口，深达纤维包膜的表面，用血管钳钝性分离纤维包膜形成局部裂口后，再用组织剪打开全部包膜，取出扩张器，注意不要遗漏连接导管和注射阀门。扩张囊基底部边缘如形成较厚的三角形纤维环，应予以切除，以消除其对皮瓣舒展的影响。

（2）包膜处理。若纤维包膜影响皮瓣的舒展，应予以仔细剥除或多处划开；也可以保留，待其自行吸收。

（3）皮瓣设计。视扩张后皮瓣的面积适当切除病变范围，扩张后皮瓣不足时应分次切除病变，并于原扩张后皮瓣下再次埋置扩张器进行重复扩张。遵循前述皮瓣设计原则，设计扩张皮肤的皮瓣，并使转移皮瓣保持一定的张力。

（4）其他处理。于扩张后皮瓣低位处留置负压引流管，术后稍加压包扎，可适当应用弹力套、颈托、支架等，注意观察皮瓣血运情况。

第六节 皮肤软组织扩张术的并发症及其防治

皮肤软组织扩张术需 2 次或 2 次以上的手术，疗程一般长达 2~3 个月，并发症的发生概率也相对较高，因此应高度重视并发症的防治。皮肤软组织扩张术常见的并发症具体如下。

一、血肿

多数发生于一期埋置术后 24 小时内，其主要原因为：①术中止血不彻底；②剥离腔隙时解剖层次不清；③负压引流不通畅；④术后活动性出血；⑤全身出血倾向。临床上表现为术区明显肿胀、皮肤表面张力增加、扩张器表面的皮肤青紫和淤血、引流管堵塞。

主要预防措施：①术前 1 周停用抗凝药物；②对术前检查提示凝血功能异常者应暂缓手术；③术中尽可能在直视下剥离腔隙，在正确的解剖层次内放置扩张器；④慎用肾上腺素，置入扩张器前应仔细检查创面，彻底止血，小出血点可直接电凝止血，大的出血点须采用结扎或缝扎止血；⑤创面低位处留置负压引流管，注意引流管勿打折，可在切口缝合处缝挂一针以防引流管脱出；⑥术后适当应用止血药，术区适当加压包扎，减少渗血。

发现较大的血肿时，应尽快手术清除血肿并彻底止血，否则易继发感染和皮瓣缺血坏死。小的血肿可被机体吸收，但可能会加重纤维包膜的形成，影响二期手术效果。

二、感 染

如扩张器周围发生感染，除局部炎症反应（红、肿、热、痛等）外，引流液也可变得混浊，严重者可出现发热、淋巴结肿大、白细胞数升高等全身反应。造成感染的主要原因为：①术中止血不彻底，术后局部有出血、血肿形成，继发感染；②术中操作或术后注液未严格遵守无菌原则；③切口附近有感染灶，如毛囊炎、疖肿；④扩张器外露或注射阀门有渗漏；⑤全身抵抗力低下，导致血源性感染。

主要预防措施：①术区或周围有感染灶者应暂缓手术；②术中、术后均应严格执行无菌操作；③注液时加入适量甲硝唑、庆大霉素等抗生素以预防感染；④术中彻底止血，术后积极处理血肿等；⑤术前仔细检查扩张器是否渗漏，注液穿刺应使用 5 号针头，防止注射阀门损坏；⑥阶梯状关闭创口，防止扩张器外露。

抗感染的措施主要包括：①全身使用大剂量的抗生素；②将扩张囊内的液体更换为抗生素溶液；③引流管未拔除时，可通过引流管进行扩张囊的灌洗，也可通过引流管向剥离腔隙内滴注抗生素；④如经积极处理仍然无法较好地控制感染，提前进行二期手术取出扩张器，扩张器取出后感染一般能迅速控制。

三、扩张器不扩张

扩张器不扩张的主要原因为：①扩张器有破损、渗漏，埋置前未能发现；②术中误伤扩张器而未发现；③扩张器质量欠佳，扩张器连接处于注液过程中因压力过大而裂开；④注射阀门发生移位或翻转，注水时不慎伤及扩张囊；⑤注射阀门关闭不严而致漏水；⑥连接导管受压、扭曲折叠或打结。

主要预防措施：①埋置前仔细检查扩张器有无渗漏及破裂；②埋置时使注射阀门与扩张囊保持一定的间距，避免压迫或折叠连接导管；③手术操作时避免扩张器与锐利的器械接触；④切口缝合结束后，应再次向扩张囊内注液或回抽以检查其导管是否通畅；⑤术后使用较小的 5 号针头穿刺注液。

处理措施：如果扩张器已经破裂，早期应更换扩张器重新扩张，晚期则直接进行二期手术。

四、皮瓣血运障碍

临床上可见扩张皮瓣处发白、发亮或淤血变紫，指压反应差。主要原因为：①扩张早期单次注水容积过大；②扩张晚期扩张皮瓣的下端血管受扩张囊内的液体压力和重力的压迫，发生淤血或供血不足；③任意皮瓣的长宽比例过大或轴型皮瓣蒂部受压等。

主要预防措施：①遵循少量多次扩张的原则，把握注水的容积与频次；②注水过程中仔细观察扩张皮瓣的血运情况，如出现扩张皮瓣颜色苍白、指压无充血反应，应回抽部分扩张液，减轻局部压力以防止皮瓣血运障碍；③按皮瓣设计原则，顺血供方向设计皮瓣。

处理措施：扩张期发现皮瓣血运障碍时应及时回抽部分扩张液，扩张晚期还需适当延长注液间隔，并适当减少单次注液量。二期手术中若发现皮瓣蒂部受压，应及时调整皮瓣方向，必要时可设计邻近皮瓣。

五、扩张器外露

可从切口处外露和从扩张后皮瓣薄弱处外露，有扩张囊外露和注射阀门外露两种情况。

扩张器外露的主要原因为：①注液过早、后期注液过量和（或）过快，导致皮肤过度扩张，从而发生皮肤血运障碍和皮瓣坏死，此为扩张器从皮瓣薄弱处外露最常见的原因；②一期术后切口愈合不良，常继发于感染或血肿；③切口紧挨扩张囊放置区或位于瘢痕内，剥离层次过浅或层次不均；④剥离范围不够大，扩张器未铺平，表面成角；⑤注射阀门太厚或早期包扎过紧而压迫表面皮肤，导致皮肤坏死；⑥注射阀门处瘢痕反复穿刺，造成局部糜烂或感染；⑦过早拆除缝线；⑧意外损伤等。

主要预防措施：①每次注液不可过多，如果发现表面皮肤苍白、充血反应消失，应立即回抽部分液体直到皮肤色泽恢复正常为止；②埋置扩张器时其边缘距离切口至少为1.0 cm，固定后再缝合皮肤，防止扩张器移位到切口位置；③扩张囊埋置的组织腔的剥离范围应比扩张囊大 0.5~1 cm，使扩张器充分展平；④埋置扩张器时应避免对切口边缘进行反复牵拉和钳夹，避免用电刀反复灼烧切缘；⑤适当推迟拆线时间。

处理措施：扩张早期则取出扩张器，待 3~4 个月后可再置入；扩张晚期则直接进行二期手术，取出扩张器并进行皮肤缺损的修复。

六、其他并发症

1. 疼痛　多见于头皮、额部和四肢，成人的发生率高于其他人群。主要为扩张后期注液后发生的局部疼痛，有时疼痛剧烈，可达难以忍受的程度。可采用少量多次注射、缓慢持续注射或口服镇痛药等方法缓解，对于疼痛较甚、无法忍受者应暂停扩张。

2. 肢体水肿　扩张器压迫影响静脉和淋巴管，导致体液回流受阻，可发生下肢凹陷性水肿，二期手术后能自行恢复。

3. 神经麻痹　多见于肢体，面颈部偶有发生，主要为扩张器压迫附近感觉神经所致，二期手术解除压迫后即能自行恢复。

4. 骨质吸收　多见于头部、额部，一般是由扩张器压迫所致，二期手术后多可自行恢复。

5. 头发脱落　较少见，主要为扩张速度过快、压迫毛囊导致缺血，减慢扩张速度后多能自行恢复。

6. 颈部压迫症状　很少见，主要为颈动脉窦受压引起的恶心呕吐、面色苍白、血压下降等症状和体征，回抽部分液体后常可恢复。

7. 皮瓣挛缩现象　扩张后皮瓣在术中会有一定程度的回缩，伤口愈合后也有一定的皮瓣挛缩现象（与皮瓣内瘢痕收缩有关），可局部应用弹力套、颈托、支架等，并指导求美者经常做皮肤按摩和肢体功能锻炼，一般术后 6 个月皮肤可软化、恢复弹性。

第七节 皮肤软组织扩张术的辅助手段

皮肤软组织扩张过程中辅以医用生物材料、药物注射等手段，可提高扩张效率、降低扩张相关并发症的发生率，常见方法如下。

1. 使用明胶海绵 明胶可增加扩张器表面的亲水性，防止微生物膜的形成，减轻术后纤维囊的形成。

2. 注射 A 型肉毒毒素 注射 A 型肉毒毒素可促使皮瓣内的肌肉松弛，增加每次扩张的注射容积，加快扩张进程，减轻求美者的疼痛。

3. 涂抹药物 于扩张皮肤的表面涂抹重组人表皮生长因子等，可促进扩张皮肤生长。

思考题

（1）简述皮肤软组织扩张术的概念与原理。

（2）简述皮肤软组织扩张术扩张区域的选择原则。

（3）试述皮肤软组织扩张术的常见并发症及其防治措施。

练习题

（王燕亭）

第十章　皮肤瘢痕的预防和处理

学习目标

1. 熟悉瘢痕的分类。

2. 掌握瘢痕疙瘩和增生性瘢痕的异同点。

3. 熟悉瘢痕的预防及治疗方法。

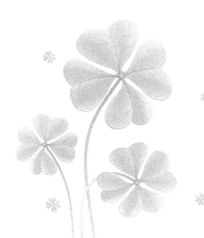

第一节　瘢痕的病因和病理

一、瘢痕的形成机制

瘢痕是人体创伤修复过程中的一种自然产物，瘢痕形成是一个复杂的过程，受多种全身因素和局部因素的影响。一般认为，机体炎症反应、胶原的合成与降解不平衡是瘢痕形成的潜在机制：当皮肤组织受到一定深度的损伤后，早期创面出现白细胞、巨噬细胞、肥大细胞等的浸润，并释放出多种细胞因子（生长因子），局部呈急性炎症反应；随后，成纤维细胞和成肌纤维细胞大量增生，其合成大量的胶原等基质并异常沉积，胶原排列紊乱且代谢异常；增生期的瘢痕中淋巴回流减少，局部水肿，可导致瘢痕肥厚。微循环和自由基等因素可进一步促进瘢痕的形成。

由于机体创面修复的复杂性，目前尚不能有效控制瘢痕增生的程度。目前已知肥大细胞、中性粒细胞、巨噬细胞、血小板、成纤维细胞和成肌纤维细胞等细胞成分，胶原蛋白、纤连蛋白、黏多糖等基质成分的代谢改变和排列紊乱，以及自由基因素、微循环因素、基因表达因素、免疫因素、生长因子因素、代谢因素等均参与了瘢痕的形成和转归过程。调节上述因素使之适度协同、调控瘢痕增生至理想的程度是目前研究的重点与热点。

二、瘢痕的转归

瘢痕形成后，随着时间的推移，受各种体内外因素的影响，可向以下3个方面转归。

（一）瘢痕软化

大部分瘢痕到后期阶段，硫酸软骨素 A、成纤维细胞、毛细血管的含量显著减少，胶原纤维重塑为互相平行且较有规律的束状排列，瘢痕组织成熟。瘢痕的退行性变化受个体差异和治疗因素的影响，耗时由几个月到数年不等，但总体趋势是稳定、变薄和软化。临床上表现为瘢痕组织的充血程度减退，色泽变淡或呈淡褐色，厚度变薄，外形逐渐变平整，质地变软，痒痛等自觉症状也逐渐减轻或消失。总体来说，瘢痕终会变得和周围正常组织一样或接近。

（二）瘢痕挛缩

常见于Ⅲ度烧伤、毒蛇咬伤、严重创伤所致的瘢痕，或发生在关节部位的瘢痕。瘢痕挛缩使正常组织变形，严重时可牵拉邻近组织、器官，从而造成功能障碍、器官移位，甚至影响到骨骼、肌肉、血管、神经等组织的发育。临床上由瘢痕挛缩引起的畸形主要有睑外翻、唇外翻、颏胸粘连、爪形手、足部瘢痕挛缩畸形等。对于此类挛缩畸形，应尽早行手术矫治。

（三）瘢痕恶变

多继发于不稳定性瘢痕，尤其是当瘢痕受牵拉、摩擦、搔抓等不良刺激因素而发生破溃后，产生经久不愈的溃疡时，应加以重视，及时切除慢性溃疡，妥善修复创面，以预防瘢痕癌变的发生。一旦确诊瘢痕癌变，应及早手术切除病变，必要时术后配合放疗或化疗。

三、影响瘢痕形成和转归的因素

（一）内在因素

1. 全身因素

（1）个体体质。瘢痕疙瘩具有家族遗传倾向。常染色体隐性遗传和常染色体显性遗传均有报道，特别是存在多发、严重的瘢痕疙瘩者，其阳性家族史更为明显。同一个体在不同部位、不同时期发生的瘢痕均是瘢痕疙瘩，说明瘢痕疙瘩的发生可能与个体体质有关。

（2）种族。增生性瘢痕和瘢痕疙瘩在各种人种中都会发生，但黑种人中瘢痕疙瘩的发生率为白种人的 6～18 倍，这可能与遗传因素有关。

（3）年龄。婴幼儿创伤愈合后一般无增生性瘢痕或瘢痕疙瘩发生，青年人创伤愈合后增生性瘢痕与瘢痕疙瘩等病理性瘢痕的发生率较老年人高，且对于同一部位的增生性瘢痕与瘢痕疙瘩，发生于年轻人的较发生于老年人的要厚。据统计，10～20 岁人群的瘢痕发生率最高，为 64.4%。

（4）代谢状态。青少年和妊娠期女性创伤愈合后增生性瘢痕与瘢痕疙瘩的发生率较其他人群高，这可能与其代谢旺盛、垂体功能状态好，以及黑素细胞刺激素、雌激素、甲状腺素等激素分泌旺盛有关。

（5）一般状况。贫血、营养不良、维生素缺乏、微量元素平衡失调、糖尿病等全身因素都不利于伤口愈合，导致伤口愈合的时间延长，利于瘢痕的发生。

（6）药物因素。激素、异维 A 酸、阿司匹林、苯丙香豆醇等药物也起着重要的作用。

（7）其他因素。吸烟、辐射也会促使病理性瘢痕的形成。此外，可能还与生物化学因素免疫因素、生长因子有关。

2．局部因素

（1）部位。任何深达皮肤网状层的创伤愈合后均可形成瘢痕，但同一个体的不同部位，病理性瘢痕的发生情况是不同的。有些部位如下颌、胸前、三角肌、耳郭、上背部、肘部、髋部、膝部等处易发生增生性瘢痕和瘢痕疙瘩，称为瘢痕易发部位；而眼睑、前额、背部下方、外生殖器等部位的瘢痕增生程度低。

（2）皮肤色素情况。瘢痕疙瘩多发生在色素较集中的部位。使用色素的激素类阻滞剂如曲安西龙（去炎松），可使局部色素减少，促进增生性瘢痕与瘢痕疙瘩的萎缩消退。

（二）外在因素

1．伤口与手术切口　①皮纹反映的是真皮内胶原纤维的走向，当伤口与手术切口平行于该线时，所受的张力就小，愈合后瘢痕较小；反之，瘢痕则较大。②手术切开时刀片在皮肤表面的倾斜度越大，真皮的瘢痕就越宽，愈合后瘢痕就越粗大明显；手术切口垂直于皮肤表面时，愈合后瘢痕最细。③手术关闭伤口或切口时，张力适度、皮缘对合严密、针线细小，则有利于预防瘢痕的增生。

2．损伤的深度　若损伤平面仅限于真皮浅层，愈合后创面呈淡红色，3 个月左右自行消退，不留瘢痕。例如，浅 Ⅰ 度烧伤和刃厚皮片供区，损伤仅限于真皮浅层，创面愈合后瘢痕大多不明显。若损伤平面达真皮网状层，伤口愈合后可产生瘢痕。深 Ⅱ 度烧伤创面伤及真皮深层，创面愈合后将有瘢痕形成。

3．创面异物　创面有灰尘、滑石粉、棉花纤维、线结、含渣外用药物等异物，可加重局部炎症，刺激瘢痕组织增生，从而引起增生性瘢痕或瘢痕疙瘩。

4．创面血肿　创面血肿为感染创造了条件，对伤口愈合产生不良影响，利于瘢痕增生。

5．感染　创面感染后炎性细胞浸润，肉芽组织增生过度，易于形成增生性瘢痕和瘢痕疙瘩。

6．创面修复的时间　创面愈合时间越短，瘢痕的发生率越低；否则，瘢痕的发生率就越高。

7．创面修复的方法　创面较小时将两侧创缘对齐缝合即可；创面较大时，若让其自行愈合，必定会延长愈合时间，导致瘢痕增生。创面收缩的情况随移植修复组织厚度的增加而减少：表皮细胞移植时，易趋向瘢痕化；断层皮片移植时，创面收缩减轻，瘢痕增生减少；全厚皮片移植时，创面收缩少，瘢痕增生不明显；皮瓣修复创面时几乎不发生收缩。

8．慢性刺激　瘢痕可受反复摩擦和搔抓、日光照射等不良刺激的影响而增生加重。

9．其他　植皮时机延误、包扎固定不妥、创面愈合后未进行适当的功能锻炼和康复治疗等可引起或加重瘢痕增生。

第二节　瘢痕的分类和诊断

一、瘢痕的分类

（一）瘢痕的分类方法

瘢痕的分类目前尚无统一的标准，临床上常用的比较有价值的方法有以下几种。

1．按瘢痕的性质分类　可分为生理性瘢痕与病理性瘢痕。前者是指无不适症状、无功能障碍、无须治疗的瘢痕。生理性瘢痕的治疗属于美容手术，医师应与求美者充分沟通，说明手术可能达到的效果，以免引起医疗纠纷。病理性瘢痕主要包括增生性瘢痕和瘢痕疙瘩，它们对于同种治疗方法的反应不同，因此应鉴别二者性质后再选择适宜的治疗方法。

2．按瘢痕的分期分类　增生期（未成熟）瘢痕多见于创面愈合早期，瘢痕组织表面充血泛红；高出周围正常皮肤，厚度可达数毫米到数厘米，表面粗糙；质地较硬，无弹性；可出现不适症状和畸形。

除瘢痕疙瘩外，瘢痕经一段时间后充血程度逐渐减轻、消失，颜色变浅或呈淡褐色；厚度变薄，表面变平坦；质地变软，基底松动；不适症状消失；与周围皮肤近似，达到成熟状态。此时的瘢痕被称为成熟期（成熟）瘢痕。

3．按表面形态分类　常见的有碟状、线状、蹼状、桥状、赘状、圆形、椭圆形、不规则形及凹陷性、扁平瘢痕等。

4．按对机体功能状态的影响分类　分为挛缩性和非挛缩性瘢痕。前者发生挛缩，牵拉组织，使组织移位、变形，可导致关节部位活动障碍，影响外观和功能；后者虽然也有瘢痕组织的收缩，但收缩程度低，不会造成组织变形，也不会影响活动功能。

5. 按组织学及临床特点分类 可分为扁平（表浅性）瘢痕、萎缩性瘢痕、增生性瘢痕、瘢痕疙瘩和瘢痕癌。

6. 按瘢痕组织是否牢固分类 可分为稳定性瘢痕与不稳定性瘢痕。前者多见于瘢痕时间较长者，瘢痕组织牢固，不易破损。后者多见于新鲜瘢痕（如增生性瘢痕的增生期）和发生于血运不佳的骨质、肌腱组织创面的瘢痕，瘢痕组织脆弱，容易破损，可继发形成慢性溃疡，少部分可发展为瘢痕癌。

7. 按瘢痕有无疼痛症状分类 可分为疼痛性瘢痕和非疼痛性瘢痕。

8. 按瘢痕面积大小分类 能直接切除缝合者称为小面积瘢痕，否则称为大面积瘢痕。

9. 按病因分类 根据病因可分为外伤后瘢痕、烧伤后瘢痕、感染性瘢痕、手术后瘢痕等。

10. 按部位分类 根据瘢痕所在的解剖部位可分为头皮瘢痕、颈部瘢痕、腹部瘢痕、眼睑瘢痕等。

（二）常见的瘢痕类型及其特征

1. 表浅性（扁平）瘢痕 表浅性瘢痕一般仅累及表皮或真皮浅层，有时与周围正常皮肤的界限不清。可有色素改变，表面粗糙，局部平坦、柔软，一般无功能障碍，无须特殊处理。

2. 凹陷性瘢痕 常见于痤疮、水痘、带状疱疹等病变或深部组织缺损创面愈合后所遗留的瘢痕，瘢痕表面明显低于周围正常皮肤，呈凹陷畸形。

3. 萎缩性瘢痕 是一种不稳定性瘢痕，瘢痕组织菲薄，浅表仅覆盖一层萎缩的上皮细胞，表面平坦，质地坚硬，局部血液循环极差，不能耐受外力摩擦和负重，容易破溃而形成经久不愈的慢性溃疡，晚期有发生恶变的可能。

4. 瘢痕疙瘩 瘢痕疙瘩是一种治疗较困难的特殊类型瘢痕，其本质为由外伤刺激引起的一种纤维组织肿瘤，其发生具有明显的个体差异和家族遗传性。瘢痕疙瘩有特定部位多发倾向，最易出现在前胸、上颈部、耳部、肩部及上臂等部位，且可以在身体的不同部位同时出现。瘢痕疙瘩常与皮肤损伤的轻重程度无明显关系，甚至轻微外伤，如蚊虫叮咬、预防接种等针刺伤都可引起。

瘢痕疙瘩的临床表现差异较大，以持续性的强大增生力为特征，会侵犯周围正常皮肤，且短期内无自愈倾向；一般表现为高出周围正常皮肤的、超出原损伤部位的持续性生长的肿块，扪之较硬，弹性差，局部痒或痛，与周围正常皮肤有较明显的界限。病变范围大小不一，形态不规则，有时像蟹足样向周围组织浸润生长，又称"蟹足肿"。微观病理表现：可见较多的幼稚成纤维细胞增生，胶原及基质成分大量沉积，胶原纤维粗大、排列紊乱，有丰富的黏液性基质。

5．增生性瘢痕　又称增殖性瘢痕、肥厚性瘢痕、肥大性瘢痕或隆起性瘢痕。各年龄段人群均可发生增生性瘢痕，发生部位不定。创面愈合后瘢痕仍继续增殖，但增生的病变仍局限于创口范围内，周围正常组织不受侵犯。增生早期阶段，瘢痕组织内毛细血管充血，表面呈红色、潮红或紫红色，厚度增加，稍高出皮肤表面，质地较坚韧，与深部组织不粘连，可以推动。此期可伴随痒和痛等不适症状。经过相当一段时期（6～12个月）后，瘢痕可发生自然衰退，充血程度减轻，色泽变淡，瘢痕逐渐软化、变平坦，痒痛减轻、消失。显微镜下可见胶原纤维方向与瘢痕长轴平行，排列整齐，胶原结节较少，胶原纤维透明样变、成纤维细胞及黏液性基质较少见。

6．挛缩性瘢痕　多见于深度烧伤愈合后。瘢痕收缩常导致组织器官外形改变、肢体关节功能障碍等。长期的瘢痕挛缩畸形不仅限制机体的活动功能，还可影响骨骼、肌肉、血管、神经等组织的发育，应及早处理。由挛缩性瘢痕引起的功能障碍和形态改变等称为瘢痕挛缩畸形。

7．瘢痕癌　本病好发于下肢，多继发于不稳定性瘢痕，也可发生于放射性溃疡、慢性骨髓炎窦道的瘢痕组织，尤其是瘢痕破溃，形成慢性溃疡而经久不愈时。瘢痕癌变前一般都有较长的慢性溃疡病史和奇痒的症状，病程缓慢。瘢痕癌的组织学检查多提示为鳞状细胞癌，少数为基底细胞癌，多不发生扩散转移。

二、瘢痕的诊断和鉴别诊断

（一）诊断方法

1．询问病史　应注意询问瘢痕的发病原因、病程与转归、对机体功能的影响、求美者的自觉症状和心理状态等病史信息。

2．体格检查　除了进行细致的全身体格检查外，还应检查局部瘢痕的颜色、形态、数目、发生部位、病损范围、质地、厚度、畸形状态以及并发症等情况，并做好记录。

3．实验室检查　可通过羟脯氨酸测定瘢痕面积、B型超声测定瘢痕厚度、半导体温度仪或红外线温度扫描仪测定瘢痕表面温度等，对瘢痕进行客观、无创伤的定量测定。

（二）诊断内容

瘢痕的诊断内容应包括对瘢痕类型和特点的描述，一般包括以下几方面：①瘢痕的部位、大小及类型；②瘢痕对机体功能的影响；③瘢痕的特殊形状；④瘢痕处有无痒、痛等不适的感觉；⑤瘢痕的分期。

（三）鉴别诊断

瘢痕位于体表，可以根据其表面形态、症状、对机体功能的影响等判断其类别，诊断比较明确，一般无须进行鉴别诊断。但若瘢痕的临床表现比较相似，就需要进一步鉴别。

1. 瘢痕溃疡与瘢痕癌　增生性瘢痕早期可因搔抓而形成水疱，水疱破溃、感染后易形成瘢痕溃疡；萎缩性瘢痕受到外力作用也易于发生破溃，形成溃疡。瘢痕癌好发于下肢和血液供应不足、易受创伤的部位，多由经久不愈的慢性溃疡发展而来，病程长，有奇痒症状。二者在临床表现上容易混淆，鉴别的最客观依据是病理学检查。

2. 增生性瘢痕与瘢痕疙瘩　二者的病理机制尚未明确，通过病理学检查也难以区分，因此主要依靠临床表现来区分。两种病变在临床表现上既有区别又有相同之处，早期的瘢痕疙瘩与增生性瘢痕在临床特征上难以区别，应引起注意。可通过详细询问病史，包括家族史、致病原因、演变过程、局部刺激因素、对手术和加压治疗等的反应，做出排除或肯定瘢痕疙瘩的诊断。

第三节　瘢痕的预防和治疗

一、瘢痕的预防

（一）预防瘢痕的意义

由于目前对瘢痕发生的确切机制尚不清楚，瘢痕的治疗尚无特效方法，所以瘢痕的预防相对治疗而言有着更为重要的意义。

对瘢痕的预防主要包括瘢痕形成前的预防和瘢痕形成期的预防，尽量去除各种造成瘢痕增生的因素，调节各种影响因素使之适度协同作用，从而减轻瘢痕增生的程度，预防瘢痕对机体造成的各种畸形和功能障碍。

（二）瘢痕形成前的预防

包括治疗因素性瘢痕的预防和非治疗因素性瘢痕的预防。

1. 治疗因素性瘢痕的预防　即医源性因素导致的瘢痕的预防，主要是预防手术引起的瘢痕，预防的原则为"五无加两适当"，即无菌原则、无创技术、无张力、无异物、无死腔，手术时机与手术方法适当。手术时机适当：常规瘢痕手术应待瘢痕成熟后施行；挛缩性瘢痕造成组织器官畸形、导致功能障碍和影响机体发育者，手术时机应适当提前。手术方法适当：对于面部痤疮的扁平瘢痕，宜选用磨削治疗；对于头皮的瘢痕性脱发，宜行皮肤软组织扩张术；皮片、皮瓣的设计应合理，尽量减少供区创伤；伤口使用减张胶带可提高伤口愈合质量，有利于预防瘢痕增生。

2. 非治疗因素性瘢痕的预防　主要是指外伤、烧伤等非医源性因素引起的瘢痕的预防。由于损伤程度重，且常伴有不同程度的感染，因此对这类瘢痕预防的重点是预防和控制感染，去除不良刺激，尽早封闭创面，给创面愈合创造良好的条件。

（三）瘢痕形成期的预防

对形成期的瘢痕采取一些措施，可减轻瘢痕的增生程度，促进瘢痕成熟、软化，减少瘢痕对机体造成的危害。常见方法有以下几种。

1. 加压疗法　可选用海绵、塑料夹板、弹力衣（套）、弹性绷带等材料局部加压，该方法为烧伤后增生性瘢痕首选的预防和治疗方法。一般情况下，加压治疗 2 周可见效（表现为瘢痕痒痛症状减轻），1 个月后瘢痕变扁平，1 年后瘢痕可软化。使用原则："一早"（创面愈合后）、"二紧"（压力为 24～30 mmHg）、"三持久"（每天除洗澡外 24 小时加压，持续 6～12 个月）。

2. 硅胶治疗　硅胶柔软光滑，无刺激性，早期常用作加压疗法的衬垫。大量临床实践证实，单独使用硅胶对增生性瘢痕有明显治疗作用，可使瘢痕变软、变薄，甚至可以缩小瘢痕。临床上常见的制剂主要有硅胶涂层、硅胶垫、硅胶软膏、硅胶贴膜等，其中以硅胶涂层最为常用。

3. 放射疗法　有 ^{90}Sr 等同位素敷贴、X 线和电子线照射等方法，首选电子线照射法。照射剂量应根据不同的患者、不同的瘢痕类型、不同的部位等加以选择，以最大限度减少复发，减少并发症。

4. 类固醇药物疗法　类固醇药物治疗仅应用于较局限的瘢痕，常用曲安奈德做病损内注射，剂量根据年龄和瘢痕面积而定，副作用与每次用药剂量有关。注射药物显效则可见局部变软、变薄。

5. 功能康复综合疗法　主要有保持功能位与妥善固定、早期体育疗法、物理疗法等。创面愈合早期即可开始进行缓慢的主动与被动活动；当创面完全愈合后可采用综合康复措施，保持各关节处于功能位，预防肢体功能障碍，对抗瘢痕挛缩。

二、瘢痕的治疗

（一）非手术治疗

非手术疗法主要包括加压疗法、药物注射疗法、放射疗法、硅胶膜贴敷疗法、功能康复综合疗法、冷冻疗法，以及超声波、激光、蜡疗等，可根据求美者的身体情况和瘢痕特点合理选用。

（二）手术治疗

1. 手术治疗时机　一般待瘢痕成熟软化后再行手术。增生性瘢痕成熟过程缓慢，受个体体质影响。同一个体不同部位的增生性瘢痕，其成熟时间也不一致，常需经历6～24个月。发生在机体重要部位的挛缩性瘢痕影响功能，甚至会导致组织、器官移位，应尽早手术纠正，以免产生严重的继发性畸形而难以纠正。

2. 手术治疗方法　手术是治疗瘢痕的主要手段之一。手术方法包括瘢痕切除缝合、皮片移植、皮瓣移植、皮肤软组织扩张术等。另外，组织代用品的应用也为瘢痕手术修复提供了多种选择。

3. 各种瘢痕的治疗原则

（1）表浅性（扁平）瘢痕。多数无须治疗。如发生在颜面部而影响容貌，造成较重的心理负担，可谨慎给予手术切除。瘢痕宽度小于 2 cm 时可一次切除，面积较大时应分次切除。手术时应尽量按皮纹方向设计切口，如瘢痕与皮纹成直角交错，可适当采用 Z 成形术。

（2）萎缩性瘢痕。面积较小时，可予以直接切除缝合；当瘢痕范围较大且与深部组织粘连、有损功能时，应彻底切除瘢痕，通过皮瓣移植修复创面，或视周围组织情况行皮肤软组织扩张术。

（3）凹陷性瘢痕。根据凹陷范围和程度采用不同的方法来充填缺损。根据需要可采用切除缝合、胶原蛋白注射、脂肪颗粒注射，以及真皮、筋膜、软骨、骨组织的游离移植。此外，也可采用局部脂肪瓣或肌瓣转移，或植入组织代用品的方法。

（4）增生性瘢痕。一般情况下应先行加压疗法、药物注射疗法、放射疗法和功能锻炼等非手术疗法，抑制瘢痕增生，预防畸形；待瘢痕成熟软化且停止生长后，再行手术治疗。早期手术疗法仅适用于重要功能部位的增生性瘢痕，以防止发生局部瘢痕挛缩畸形和功能障碍。

（5）瘢痕疙瘩。瘢痕疙瘩的手术治疗应非常慎重，单纯手术治疗后复发率高。一般采取手术联合放射疗法或药物注射疗法的效果较好。

（6）瘢痕癌（马乔林溃疡）。对经久不愈的慢性溃疡，应反复多次、多部位活检，一旦确诊溃疡癌变，应及早扩大切除病变（沿病变周围 2 cm 处），然后行创面植皮或皮瓣移植修复。

（三）综合治疗

瘢痕的综合治疗是将手术与非手术疗法联合应用，疗效常优于单一方法。

一般而言，成熟期瘢痕主要采取手术疗法，非手术疗法对成熟期瘢痕效果甚微，多作为手术治疗的辅助措施。对于瘢痕疙瘩，则应采用术前放疗联合手术切除、手术切除联合术后放疗或手术切除联合术后药物注射等方法，也可单独选用药物注射或放射疗法，但应避免单纯手术治疗。文献报道，单纯手术切除瘢痕疙瘩后复发率为45%～100%，同时联合应用皮质类固醇注射可使复发率降低至50%，手术联合放射疗法则可使复发率降低至10%。

目前，瘢痕的治疗没有特效方法。由于瘢痕形成机制和发展过程的复杂性，应从创伤早期和手术之初即开始注重瘢痕的预防。对于各种手术和创面的处理，不仅要采用综合方法治疗，还要进行动态治疗，循环往复，把预防措施寓于治疗之中，防治结合。

（四）新兴治疗方法的进展

瘢痕是医学界的难题，临床疗效和求美者的期望仍存在着巨大的差距，这就要求不断创新技术，探索其病理机制，以期在防治手段上取得新的突破。近年来国内的瘢痕治疗研究取得了很大的发展，比国外的研究更为活跃，新的技术、新的方法层出不穷，但瘢痕问题的解决仍然任重道远。近年来新兴的瘢痕治疗方法有以下几种。

1. 脂肪移植　自体脂肪组织中的脂肪源性干细胞具有抗血管内皮细胞凋亡和诱导血管新生的特性，可促进创伤愈合，抑制修复过程中胶原的过度产生，促进皮肤瘢痕的修复。临床实践证实，自体脂肪移植治疗术后，增生性瘢痕的厚度、颜色及弹性均获得了明显改善。

2. 肉毒毒素注射　A 型肉毒毒素能够通过干扰瘢痕组织内成纤维细胞的增殖，抑制局部肌肉运动，减小皮肤的内在张力，调节胶原的合成和降解，从而抑制瘢痕的形成。研究发现，局部注射 A 型肉毒毒素对治疗瘢痕具有一定的疗效，不良反应较少，安全性较高，但使用的最佳剂量、最佳时机等相关内容也无统一标准，仍需进一步研究。

3. 组织工程化皮肤　将体外培养的活细胞种植于天然或人工合成的细胞外基质上，在体外培养一定时间后植入皮肤缺损区，以达到修复重建的目的。组织工程化皮肤可在移植后形成暂时性或永久性创面覆盖，主要有表皮替代物、真皮替代物、复合皮肤替代物。但此类组织代用品制备成本高、制作周期长，现有技术暂无法大量提供理想的组织工程化皮肤。

思考题

（1）常见的瘢痕类型有哪些？

（2）瘢痕疙瘩和增生性瘢痕的异同点有哪些？

（3）瘢痕的预防措施包括哪些？

（4）手术治疗瘢痕的时机是什么？

练习题

（王燕亭）

第十一章　微创美容术

学习目标

1. 熟记肉毒毒素的注射方法和适应证。
2. 掌握常见软组织填充剂的分类、注射方法、注意事项、注射并发症及预防措施。
3. 熟记美塑疗法的常用药物、适应证与禁忌证。
4. 了解常用溶脂药物及美白针的主要成分。
5. 熟记面部埋线提升术的适应证，以及面部埋线提升术后的并发症及处理。

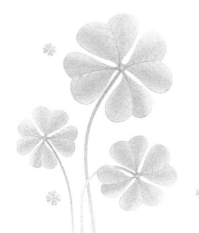

微创美容术是指利用现代高新技术和材料，采用最小的手术切口，或避免手术切口，或以非手术的方式来达到类似甚至超过手术效果的一类美容技术。该类美容手术具有快捷、安全、切口小或无切口、恢复期短等优点，因而备受爱美人士的喜爱，被人们俗称为微整形。从广义上来说，一切小切口或无切口的美容技术都可以列入微整形的范畴，如小针刀技术、腔镜技术、锯齿线悬吊技术、注射美容技术、埋没导引技术、激光美容、微针美容技术等。从狭义上来说，微整形常常为注射美容技术的简称或代名词。

第一节　肉毒毒素注射

肉毒毒素（botulinum toxin，BTX）是革兰染色阳性、厌氧肉毒梭菌在繁殖过程中所产生的一种细菌外毒素，该毒素在注入人体后会被分解为神经毒素和血凝素，神经毒素可抑制横纹肌神经肌肉接头处的乙酰胆碱释放，从而引起肌肉的松弛性麻痹。其中 A 型肉毒毒素的毒力最强，研究得最多，且易制备储存，因此在临床上应用得最广。目前，临床上的注射用 A 型肉毒毒素主要有美国生产的"保妥适"、我国兰州生产的"衡力"、韩国生产的"乐提葆"、英国生产的"吉适"，这 4 种产品均已获得国家食品药品监督管理总局（CFDA）批准并用于临床。

一、作用机制

A 型肉毒毒素是通过对乙酰胆碱释放所必需的蛋白质的裂解而阻断神经肌肉传导，并引起松弛性麻痹。正常情况下人体肌肉的收缩过程是：神经冲动→乙酰胆碱（ACh）→终板电位→肌肉动作电位→肌肉收缩。肉毒毒素作用于胆碱能运动神经的末梢，通过拮抗钙离子的作用，抑制乙酰胆碱从神经肌肉接头处释放，阻断神经冲动向肌肉的传导，使肌肉发生松弛性麻痹（图 11-1-1）。肉毒毒素的作用只能维持 3 ~ 6 个月，因为随着时间的推移，神经末梢开始形成新的、更小的、无髓鞘的神经末梢，原始的神经肌肉接头开始恢复功能，形成新的连接并释放乙酰胆碱，肌肉重新开始收缩。

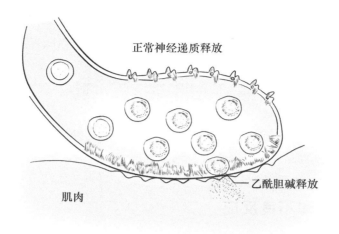

正常神经递质释放

乙酰胆碱释放

肌肉

图 11-1-1　乙酰胆碱囊泡在运动神经末梢突触前预先形成示意

二、注射方法

1．药物的配制和稀释　临床应用的 A 型肉毒毒素为冻干粉剂，使用前需要用无菌等渗生理盐水溶解。在配制药物时应选择合适的浓度，药液的浓度越低，毒素的弥散范围越大，而浓度过高则难以控制注射剂量。因此，在初次使用时，应用 2.5 ml 生理盐水稀释成 40 U/ml，使用 1 ml 注射器时，每 0.1 ml 就是 4 U 的剂量，或者采用 1 ml 的胰岛素注射器，每 1 小格为 1 个单位剂量。在配制过程中应避免摇晃产生气泡，否则将会影响疗效。肉毒毒素一般在配制后 4 小时内使用，配制后的肉毒毒素在 4℃下最长可保存 2 周。

2．注射层次　面部提升和除皱的注射层次为肌肉层，可直接注射到与皱纹相关的表情肌中；多汗症和腋臭的治疗应注射至真皮层以及汗腺所在的层次，当范围较大时，为了减轻疼痛，也可改为滚针刺破皮肤后让药物自行渗透。

3．注射方法　多采用定点注射法，视针头的长度和拟注射区域的深度决定进针深度和角度，避开血管。将针头注射入相应层次，推药，快速拔出针头。

三、临床应用

1979 年，美国食品药品监督管理局（Food and Drug Administration，FDA）批准 A 型肉毒毒素试用于斜视的治疗，1985 年被扩展到眼睑痉挛的治疗。1989 年，FDA 批准 Allergan 生产的 A 型肉毒毒素的适应证为斜视、眼睑痉挛和偏侧面肌痉挛，2003 年又批准将眉间纹作为新的适应证。A型肉毒毒素现已被广泛应用于眼科、骨科、神经科和美容外科等多个领域。在美容外科领域，从最早的用于皱眉肌以减轻眉间纹，到现在已经发展至几乎全面部的表情肌注射，以改善额纹、眉间纹、鱼尾纹、鼻背纹、口周皱纹、颈纹等。不但如此，根据肉毒毒素的作用机制，其使用范围不仅扩大至咬肌注射瘦脸、腓肠肌注射瘦小腿、斜方肌注射瘦肩、面部提升、除腋臭以及痤疮的美容治疗等，还可应用于激光美容、手术除皱美容以及软组织填充美容的辅助治疗，使其效果更佳、持续时间更久。目前国家食品药品监督管理总局批准用于美容的注射部位还仅限于皱眉肌。

四、并发症和不良反应

临床上常见的并发症包括睑裂闭合不全、眼睑下垂、眉毛改变、过敏反应、表情僵硬、抗体产生等。这些并发症大多是由注射层次不正确或注射剂量过大，肉毒毒素向邻近肌肉弥散而造成的。此外，也会出现一些不良反应如疼痛、红斑、肿胀、淤血等，且大多是轻度的、一过性的，较少见头痛、恶心、感冒样症状等全身症状。肉毒毒素注射后偶尔也会发生过敏，严重者会出现休克，因此术前的病史采集非常重要。注射肉毒毒素后不良反应一般出现在注射后 1~2 周，除了严重的全身症状外，其余的症状可以自行缓解和消失，不良反应的消失先于疗效的消失时间。若出现眼睑下垂，除了可以尝试外用肾上腺素激动剂滴眼液来改善外，无其他特殊处理办法，因此熟练严格掌握解剖知识和术前对求美者进行严格的评估尤其重要。接受 A 型肉毒毒素注射者，注射前和注射后 2 周内不能使用庆大霉素、卡那霉素等氨基糖苷类药物，因为氨基糖苷类药物会加强肉毒毒素的作用。肉毒毒素的疗效通常为 3~6 个月，若想保持疗效，需再次注射。

第二节　软组织填充剂注射

一、常见软组织填充剂

（一）注射填充剂的分类

1. 根据在体内维持时间的长短分类　可将其分为短效填充剂（1 年以内）、半永久性填充剂（1~3 年）和永久性填充剂（3 年以上）。

2. 根据来源分类　可分为生物性和非生物性两大类。生物性注射美容材料主要来自人体、动物和细菌的衍生物，常用的有胶原蛋白、自体脂肪颗粒、成纤维细胞、透明质酸等；非生物性注射美容材料主要是人工合成的化学聚合物和非生物的天然高分子材料，如硅胶、聚左旋乳酸、丙烯酸水凝胶、羟基磷灰石、聚甲基丙烯酸甲酯等。

（二）临床常用的填充剂

1. 胶原蛋白　胶原蛋白广泛存在于动物的皮肤、骨、软骨等组织中，占人体总蛋白质含量的 1/3，同时也是细胞外基质中最重要的组成部分。胶原蛋白是由 3 条肽链缠绕而成的螺旋状纤维蛋白（图 11-2-1）。随着年龄增长，胶原蛋白逐渐流失，导致支撑皮肤的胶原肽键和弹力网断裂，其螺旋状结构被破坏，于是皮肤表现出干燥、皱纹、松弛等衰老现象。因此，采用注射方式来补充皮肤内流失的胶原蛋白是最快、最直接和最有效的美容方法。胶原蛋白也是最早用于注射除皱的填充材料，其维持时间不长，但注射后不会发生丁达尔现象，因此常用于泪沟等浅表部位的注射。但由于材料本身的特性，注射方法和注射透明质酸略有不同。胶原蛋白填充剂因进入市场较早，因此型号较多，经 FDA 认证的胶原蛋白产品有 Zyderm 与 Zyplast（牛胶原）、Dermalogen（人源性胶原）、Autologen（自体皮肤培养的人胶原）、Cosmoderm（异体皮肤培养的人胶原）、Evolence（交联的猪胶原）等。

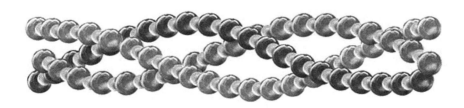

图 11-2-1　胶原蛋白的螺旋状结构

2. 透明质酸　透明质酸（hyaluronic acid，HA）又称玻尿酸，于 1934 年由美国哥伦比亚大学眼科教授 Meyer 等首先从牛眼玻璃体中分离出。透明质酸广泛存在于结缔组织的细胞外基质、关节滑液、房水、玻璃体及其他组织中。透明质酸虽然具有稳定、高度水化、柔软、生物相容性好等特点，但因天然的透明质酸在组织内的半衰期仅为 1 ~ 2 天，因此需要将透明质酸分子相互交联成一种大型分子聚合体，即形成一种不溶于水的凝胶，才能用于软组织填充。不同品牌、型号的透明质酸凝胶产品因制作工艺与原料来源不同，其性状上会有所差异。市场上常用的产品交联方法有单向交联、双向交联及反向交联。经过化学交联后，透明质酸具有高度的黏弹性、可塑性、渗透性以及良好的生物相容性，因此可用于修饰一些凹陷和皱纹。

3. 左旋聚乳酸 左旋聚乳酸（poly-L-lactic-acid，PLLA）又称聚左乳酸，是一种可降解的合成聚合物，用来制造可吸收医疗用品已有数十年时间，这些可吸收医疗用品包括可吸收缝线、外科补片、螺钉，以及可以诱导组织再生的薄膜等。左旋聚乳酸和其他类型的填充剂不同，它并不是一种稳定的真皮或软组织填充剂，而是一种具有良好生物相容性、可降解的合成聚合物，在注射后可引起典型的异物反应，能刺激胶原新生，从而达到填充效果。左旋聚乳酸可被用于皮肤下陷或松垂区域的填充塑形，也可用于疾病导致的脂肪萎缩的矫正，但不适用于表浅的皮肤皱纹的填充。

左旋聚乳酸的填充效果可以维持 18～24 个月，并可通过加强注射来使效果更为持久。除维持时间较长外，左旋聚乳酸的另一主要优点是其效果是渐进性的，往往周围的人只会感到求美者在几个月内越来越年轻，但无法察觉到手术痕迹，因此非常适合某些要求低调变美的求美者。左旋聚乳酸注射后，先通过纯物理性的空间占据及组织刺激引起的肿胀，而达到暂时性的填充效果，但这种效果通常只能维持 1 周，甚至更短的时间；待其载体溶液全部被吸收后，便开始发挥其迟发性、进展性的容量充填效果。

4. 聚甲基丙烯酸甲酯 聚甲基丙烯酸甲酯（PMMA）俗称"有机玻璃"，是一种历史极为悠久的长效软组织填充剂，由美国加利福尼亚大学整形外科教授 Gottfried Lemperle 于 1985 年发明，曾经在全球绝大多数国家得到了广泛的临床应用，可永久性地去除面部皱纹、鼻唇沟纹，以及修复瘢痕和其他皮肤缺陷。临床上常用聚甲基丙烯酸甲酯复合材料，由 80% 的牛胶原蛋白溶液（胶原蛋白产自澳大利亚）、20% 的聚甲基丙烯酸甲酯微球和 0.3% 的利多卡因（起麻醉镇痛作用）构成。当聚甲基丙烯酸甲酯微球注射到整形部位后，可迅速被纤细的纤维被膜完整包裹，不会发生移动和降解，但能刺激纤维细胞合成和分泌胶原蛋白。1～3 个月后，注入的牛胶原蛋白逐步降解，并被人体本身的胶原所替代。聚甲基丙烯酸甲酯微球不会被人体的巨噬细胞消化和吸收，也不会自行降解，而是留在填充部位，起到永久效果，并能保证部分组织的柔软，但有时会产生硬结和硬物感。

5. 自体颗粒脂肪 自体颗粒脂肪也是目前应用得非常广泛的生物注射材料，脂肪移植的效果取决于脂肪的存活率。当脂肪细胞从机体被取出来后，血供停止，此时若迅速注射到体内，血供可以很快恢复，脂肪细胞不会被重吸收；反之，将导致脂肪被溶解吸收且最终被纤维组织代替。注射到体内时要选择血供丰富的层次，避免一整团地注入，以免中心区域得不到血供而坏死。

与其他软组织填充剂相比，自体颗粒脂肪移植具有很多优点：①来源丰富，取材方便，成本低廉；②组织相容性好，无毒副作用，无排斥反应；③存活后作用持久，外形逼真；④供区可以同时重塑体形。其主要缺点为：①操作不当可致移植的脂肪发生液化、感染或钙化；②移植的脂肪不能完全存活，常需补充注射；③应用于精细部位注射时，其精确度难以掌控。

二、临床应用

填充材料根据其材料特性分为偏塑性的材料和偏填充的材料。偏塑性的材料可用于鼻部、颏部等面部轮廓的改善；偏填充的材料适用于面部表浅的皱纹（如额纹、眉间纹、泪沟、鼻唇沟等）、瘢痕、凹陷和小面积缺损的填充。

三、操作要点

操作时做到宁深勿浅，宁少勿多，深层做支撑，浅层做修饰，注射时轻柔操作，注射前回抽确认，边注射边塑形，熟悉材料特性，以免过度注射或者发生不可逆损害。

1. 进针方法　原则上不同部位可以选用不同的进针方法，不同的注射针头（如锐针和钝针）的注射方式也不一样。钝针通常是倾斜15°进针，锐针通常是垂直进针或者倾斜15°～45°进针。

2. 注射层次　注射改善面部轮廓的填充剂时注射层次较深，可位于皮下深层脂肪层或骨膜表面，一定要以深层为主，浅层为辅；注射除皱的填充剂时注射层次以真皮层和皮下层为主。

3. 注射方法　通常采用线状、扇形和交叉注射相结合的注射方法，或采用多平面立体注射，辅以局部按摩，使注射材料均匀分布，尽量避免单点堆积过多注射材料，从而减少硬结的形成（图11-2-2）。

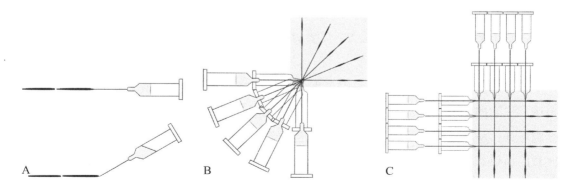

图11-2-2　注射方法

A.线状注射法；B.扇形注射法；C.交叉注射法

四、并发症及预防措施

1. 局部红肿、瘀斑　透明质酸具有吸水性，进入体内后可引发红肿、瘀斑等反应，其中下颏注射时最容易出现瘀斑和肿胀，这与单点注射剂量过高有关系，随着时间的推移可逐渐消退。术后如果瘀斑严重可以外用马应龙痔疮膏。

2. 肉芽肿　注射美容后肉芽肿的发生率很低，一般在注射数周或数月后出现局部炎性肿胀，在注射部位能触及较硬结节。一旦出现肉芽肿，处理比较棘手，建议使用类固醇药物（如曲安奈德）少量多次行局部注射，可获得一定的效果。

3. 肿块和硬结　注射不均匀、单点剂量过高或是注射层次过浅都可导致局部形成硬结或肿块。最常见的是在泪沟部位出现凹凸不平的多个结节。若硬结较小，则不用处理，待其自行吸收；如果明显影响外观，可通过局部揉按来缓解，或者通过热疗来加速吸收；如果注射的是透明质酸类产品，可以应用透明质酸酶溶解；如果注射的是胶原蛋白，则只能通过挤出和粗针头回吸。

4. 过敏反应　现今的产品在制备过程中进行了脱敏处理，无须做过敏试验。但在注射前应询问有无过敏史，如遇过敏性体质者，不建议注射。

5. 栓塞后皮肤坏死　皮肤坏死的常见原因是相关支配血管的栓塞或者注射剂量过高造成局部压迫，也有报道注射材料有时会造成血管痉挛而血运中断。皮肤坏死常见于鼻尖与眉间。栓塞的早期信号包括：注射时或注射后异常疼痛甚至麻木，局部肿胀，局部皮肤改变（苍白、水肿、潮红、樱桃红、花斑，甚至灰白），视物异常，头痛、头晕，恶心呕吐。一旦发现栓塞早期表现，应立即停止注射，在治疗区域注射透明质酸酶，并进行局部和全身治疗（解痉、抗凝、抗过敏、扩血管和改善微循环治疗），常用的药物有糖皮质激素、右旋糖苷40、尿激酶等。早期处理可以减少皮肤损害，如果已处于栓塞后期，给予溶解酶已没有太大意义，需要对症支持治疗，常会用到喜疗妥、硝酸甘油软膏、富血小板血浆（PRP）。

6. 栓塞失明　这是填充剂注射严重而凶险的并发症，虽然罕见，但临床也有不少报道。失明的原因大多是注射压力过大，致填充剂逆行流动，造成眼动脉栓塞、视网膜细胞坏死，从而导致失明。栓塞失明常发生于注射眉间、鼻侧面或鼻唇沟区域时，这些区域的血供非常丰富，眼动脉和面动脉分支形成丰富的血管网，其中滑车上动脉和眶上动脉均由眼动脉发出，鼻背动脉是眼动脉的二级终末支，与面动脉发出的鼻外侧支和内眦动脉吻合，一旦填充剂直接被注射进入这些终末动脉，压力超过动脉压且填充剂的量足够大，会产生与血流方向相反的逆流，从而栓塞眼动脉或视网膜中央动脉，进而导致失明。

7. 栓塞后脑血管意外　注射材料经颈总动脉和颈内动脉进入颅内，堵塞重要血管，即可出现偏瘫，甚至死亡。目前报道中，脂肪颗粒或液滴栓塞的报道是最多的，胶原蛋白、羟基磷灰石钙等其他注射填充材料引起的脑血管意外亦有报道。

第三节　微针美容技术

一、美塑疗法

美塑疗法在国外被称为"meso therapy"，由于英文单词"mesoderm"为"中胚层"的意思，而"therapy"在英文里为"治疗、医疗"的意思，因此，国内最早将其翻译为"中胚层疗法"，音译成"美塑疗法"，俗称"水光针"。现在国内医师在学术会议上称之为美塑疗法，但是在民间和医美机构，大家已约定俗成地称其为水光针。美塑疗法是指使用专用设备（包括美塑枪、微针、无针美塑仪等）或手工注射，采用注射或微孔导入的方式，将各种美容活性成分导入到皮肤真皮层或更深的部位，从而起到治疗、美容及抗衰老的作用。

（一）美塑疗法的特点

美塑疗法是将调配好的药物配方，通过专业设备注入需治疗的部位，因为是靶向给药，它能够将药剂快速地、准确地、均匀地传递到需改善的部位，从而达到治疗的目的。根据治疗、护理的项目不同，所使用的药剂不同，注射的深度亦不相同。因其进入体内的药物浓度与其他传统给药方式相比要低得多，主要依靠药物在皮肤中缓慢渗透而起作用，几乎不进入血液循环，更不会透过血脑屏障，故美塑疗法安全可靠，副作用小。

（二）常用药物

美塑疗法局部应用的药物需要具备药物局部作用的有效性、生物活性、皮内及皮下易吸收性、无组织刺激性等特点，常用的药物主要有以下几类。

1. 透明质酸钠　无交联的透明质酸钠溶液，因其具有非常强的吸水能力，注射后可以将组织间的水分吸附在真皮层，因此注射后可见皮肤有很好的光泽度和弹性。

2. 美白类药物　其成分包括氨甲环酸、还原型谷胱甘肽、维生素 C 等，大多和透明质酸钠混合应用。这类药物对于黄褐斑求美者有较好的治疗效果。

3. 肉毒毒素　可起到减少皱纹的作用，肉毒毒素在短期内还可以阻断淋巴回流，使皮肤看起来光泽度很好。

4. 其他药物　大多数对皮肤有养护作用的药物均可以使用，亦可制成复方制剂使用，应用比较多的包括氨基酸、活性多肽、细胞生长因子、复合维生素等，其作用包括促进皮肤新陈代谢、美白、缓解红血丝、解决敏感性皮肤等。

在临床使用时，多会根据求美者的肤质和治疗目的，选用几种药物制成复方制剂，但是医师必须熟知药物的配伍禁忌，术前应仔细询问过敏史。

（三）适应证与禁忌证

1. 适应证　①祛除皱纹；②祛除下睑袋和黑眼圈；③紧肤；④治疗痤疮瘢痕；⑤祛斑、祛红血丝；⑥祛除妊娠纹；⑦治疗和预防脱发。

2. 禁忌证　①心脏病、糖尿病、皮肤传染病及其他传染病者；②瘢痕体质；③过敏性体质，或已知对注射药物有过敏史者；④妊娠期及哺乳期女性；⑤局部皮肤有破溃或表皮有炎症者。

（四）操作方法

注射前局部使用表面麻醉 30 分钟，既往对表面麻醉药敏感者可用冰袋冷敷 10 分钟。于面部注射时，可先行一侧治疗，对侧仍处于麻醉及冰敷中，待治疗对侧时再取下对侧麻醉药，重新消毒。这种方式下求美者的体验感更好。以手工注射为例：选用超细的注射针头（32～34 G 更佳），尽量使用 2.5 ml 以下的注射器，其注射阻力更小，利于操作而不漏药；注射时绷紧皮肤，垂直或斜 45° 进针，边进针边注射，打出皮丘即可，根据药量决定针距和边距。使用仪器相对于手工操作更为方便。现在市场上应用比较多的仪器包括微针滚轮（图 11-3-1）、美塑枪和无针美塑仪等，应用这些仪器注射药物更有效率、更为精准、稳定性更高。

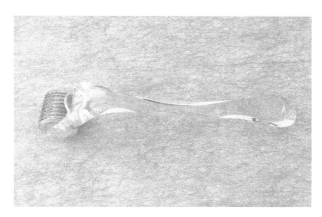

图 11-3-1　美塑治疗仪器：微针滚轮

二、富血小板血浆与乏血小板血浆美容术

富血小板血浆（platelet rich plasma，PRP），是通过抽取自身血液，离心提取而制得的含高浓度血小板的血浆。PRP 已经应用了 30 多年，PRP 对各类组织缺损和创伤具有修复作用。文献报道 PRP 最早应用于口腔外科，现已广泛应用于美容外科、心脏外科、骨科等多个临床学科。最初应用于美容的目的是修复细皱纹、收紧皮肤，现已逐渐应用于脂肪移植、创面修复、美塑疗法等。乏血小板血浆（platelet poor plasma，PPP）是提取 PRP 后不含血小板的血浆部分，加温后蛋白质凝固，将其含有的胶原蛋白转变为"自身胶原蛋白"，然后将后者植入到皮肤真皮层或皮下，可以改善肤质、减少面部皱纹。因其刺激自身组织生长，因此可以广泛应用于皮肤营养，甚至也可作为软组织填充剂使用。

（一）PRP 的作用原理

PRP 主要通过血小板释放生长因子而发挥作用，血小板在愈合过程中具有抗炎、促血管再生及组织修复的功能。PRP 中最主要的成分是血小板、白细胞和纤维蛋白，这些血小板在激活的过程中会释放大量的生长因子，其主要作用和功效如下。

1. β 转化生长因子（TGF-β）　促进成纤维细胞、血管内皮细胞、前成骨细胞的有丝分裂，促进细胞外基质的表达，抑制降解，实现骨组织、胶原组织的再生。

2. 血小板衍生生长因子（PDGF）　促进胶原纤维、弹性纤维的增殖与分化，加速成纤维细胞的有丝分裂和血管化生，激活单核 - 吞噬细胞系统，提高免疫力和抗炎能力，刺激该系统继发性生长因子的产生和分泌。

3. 表皮生长因子（EGF） 促进上皮组织的生长和血管的化生。

4. 成纤维细胞生长因子 -2（FGF-2） 可激发细胞活化，加速组织修复。

5. 血管内皮生长因子（VEGF） 刺激胶原蛋白和透明质酸形成，修复组织再生。

6. 胰岛素样生长因子（IGF） 可促进细胞分化和增殖。

（二）适应证与禁忌证

1. 适应证　强力祛皱、修复组织缺损、改善肤质、调理敏感皮肤、祛除色素和色斑、延缓衰老等。

2. 禁忌证　具有下列疾病或情况者不宜施行该疗法：①血液系统疾病，如白血病、血小板功能障碍综合征；②心脏病、糖尿病、自身免疫性疾病、恶性肿瘤；③急性或慢性感染；④纤维蛋白合成障碍；⑤抗凝治疗期；⑥刚刚接受过肉毒毒素治疗。

（三）PRP 的制备方法

现今临床上使用最多的仍为离心机提取法。用离心机获取 PRP 时，离心力的大小、离心时间和离心次数都是影响血小板活性的因素。制备的 PRP 需要添加 10% 枸橼酸钠或乙二胺四乙酸（EDTA）抗凝剂，另添加 10% 氯化钙和凝血酶作为激活剂。基本过程如下。

1. 采血　抽取静脉血 10 ~ 20 ml，注入含抗凝剂的试管中。

2. 提取　首先以 600 r/min 离心 10 分钟，第 1 次离心可将血液分为 3 层：最底端的部分为约占血液总体积 55% 的红细胞；顶端为约占血液总体积 40% 的 PPP，主要是纤维蛋白原等血浆成分；中间层为仅占血液总体积 5% 的血小板浓缩物。吸取全部上清液及交界面下 3 mm 的液体，并将其注入另一不含抗凝剂的试管中。将此试管以 600 r/min 再次离心 10 分钟，离心后血浆可分为 3 层：最底端为少量的剩余红细胞，顶端是约占总体积 80% 的 PPP，两层之间即为 PRP（图 11-3-2）。

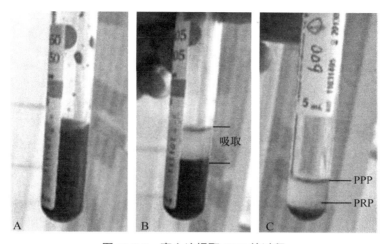

图 11-3-2 离心法提取 PRP 的过程

A. 原血；B. 600 r/min 离心 1；C. 600 r/min 离心 2

3．活化　加入适量凝血酶或氯化钙即可激活血小板，制备成 PRP 凝胶，成品可直接用于临床。

现市面上亦有 PRP 制备套装，只需一次离心，操作简单而准确，得到的 PRP 浓度更高，可直接应用于治疗，无须添加抗凝剂和激活液，但价格较为昂贵，目前尚未于医美机构中普及。

（四）注射方法

PRP 可以采用手工注射或者仪器注射，具体方法同美塑疗法。由于 PRP 量较少，现医美领域主要应用于面颈部，以达到减少细纹、填充凹陷的目的。通常将制备量较大的 PPP 用微针进行其他非重点部位的导入。

（五）注意事项

（1）术后用生理盐水纱布湿敷 30 分钟，待 PRP 凝固后，再擦拭干净，术后禁止搓揉注射区域。

（2）注射前和注射后 1 周内禁服非甾体抗炎药。

（3）注射后一般 1~2 个月即可见明显效果，3~6 个月时效果最佳，疗效通常可维持 1 年左右。一般建议在 3 个月、6 个月时各加强注射一次，以增加疗效。

第四节　其他注射美容技术

一、注射溶脂

（一）概述

注射溶脂就是将药物直接注射至脂肪堆积区域的皮下脂肪层，将脂肪溶解。溶脂药物可促进脂肪细胞内的脂肪酶增加，从而刺激蛋白质的活化，使细胞内的脱氧三磷酸核苷转化成脱氧核苷酸，促使脂肪活化，进而使其分解成微粒状，并通过淋巴循环排出体外。

注射溶脂与传统吸脂手术相比操作简便、创伤小、恢复快，因此受广大年轻医师及求美者的青睐。但是随之而来的是很多不良反应的出现。在临床上，注射溶脂可作为吸脂手术的一种补充，适用于一些小范围（如面颊、双下颌、上臂等）的美体塑形。市面上具有代表性的溶脂产品的主要成分如下。

1. 磷脂酰胆碱　磷脂酰胆碱又称卵磷脂，是溶脂药物中最主要的成分，是一种两性分子，也是细胞膜的主要成分，由亲水的头部和疏水的尾部组成，可乳化、分解油脂，降低血液中甘油三酯、胆固醇及脂肪酸的含量，减少脂类物质在血管内壁的滞留时间，有防治动脉硬化等作用，对肝脏无代谢上的副作用，被誉为"血管清道夫"。于大豆中提取的磷脂酰胆碱已广泛应用于高脂血症、周围血管疾病、脂肪肝等疾病的治疗等，外用注射最早应用于脂肪瘤的治疗，后有学者尝试将磷脂酰胆碱注射于皮下脂肪来溶脂，获得成功后，便开始了在整形美容方面的应用。

2. 左旋肉碱　左旋肉碱（化学式是 $C_7H_{15}NO_3$）又称 L- 肉碱，是一种促使脂肪转化为能量的类氨基酸。左旋肉碱的基本功能是作为载体，把脂肪酸从线粒体外运入线粒体内膜，然后氧化分解，释放出能量。左旋肉碱不能直接用于脂肪的代谢，必须配合有氧运动，才能提高脂肪的消耗，加速脂肪的代谢。此外，左旋肉碱还能促进丙酮酸的代谢，减少乳酸在肌肉细胞中的堆积，缓解疲劳；也能预防运动时产生脂质过氧化物，减少细胞受这些过氧化物的破坏，减慢细胞老化，延缓人体衰老。左旋肉碱非人体必需的营养物质，因为人体会自行合成足够的左旋肉碱，通常不会出现左旋肉碱缺乏的问题，只有在运动量过大（如运动员或运动健身人士）、单位时间内能量消耗较多、脂肪氧化供能"流量"较大时，才有可能出现左旋肉碱合成相对不足的情况。左旋肉碱是肌肉的天然成分，食物中红色肉类是左旋肉碱的主要来源，而植物性食物中不含左旋肉碱，尚未发现过量摄入左旋肉碱对人和动物具有损伤作用。溶脂药物中含有左旋肉碱成分可提高局部的左旋肉碱浓度，辅助脂肪的代谢。

3．胰岛素样生长因子 -1　其是一类多功能细胞增殖调控因子，与人类胰岛素原的结构和功能约有 50% 的相似度，故得名。在人体内，当脑垂体分泌的生长激素被运送至肝脏后，即可合成类胰岛素生长因子 -1，其在细胞的分化、增殖及个体的生长发育中具有重要的促进作用。溶脂药物中加入胰岛素样生长因子 -1，可促进局部的新陈代谢，加速脂肪分解，消耗堆积的脂肪。

（二）临床操作

1．注射方法

（1）清洁术区，标记治疗区域，5% 利多卡因软膏表面麻醉 30 分钟以上。

（2）根据产品说明配制药物，通常加入规定量的生理盐水或利多卡因溶液。也有些产品出厂时已配制好，可直接使用。

（3）以"高密度、低剂量"为原则进行脂肪内注射，尽量注射至脂肪层中间位置，勿过深或过浅。切勿注射至皮肤或肌肉中，可将皮肤捏起（图 11-4-1）以辅助注射。

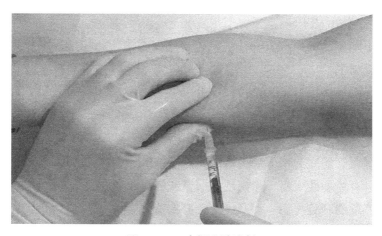

图 11-4-1　夹捏皮肤注射

（4）根据脂肪厚度确定注射量与注射点间距。通常面部注射点间距为 0.5 ~ 1 cm，每点注射剂量为 0.1 ~ 0.2 ml，躯干部注射点间距为 1 ~ 2 cm，每点注射剂量为 0.2 ~ 0.5 ml（具体按实际药物说明书来定，面积大的部位可使用排针注射）。

（5）涂抹眼膏，冰敷。

（6）3 次为一个疗程，间隔为 60 天左右。

2．注射后反应

（1）注射完成后即可感觉注射部位发热，偶尔会出现头晕现象。若为面部注射，可能会感觉僵硬、发胀，无法做表情。

（2）通常术后 2～3 天为肿胀期，期间可使用修复喷剂、红霉素眼膏以及热敷来消肿。

（3）由于注射点多、范围小，伤口淤血也为常见现象。

（4）由于脂肪细胞的变性，术后 4～7 天注射部位触摸起来较硬，通常会持续 7～10 天，在此期间可以使用激光射频来加快液化变性的脂肪细胞的吸收。

（5）几乎每个求美者都会感受到一定的疼痛，但每个人对疼痛的耐受程度不同，一般 3～4 周疼痛才会消失，疼痛的产生与皮肤或肌肉的损伤有关。

（6）在体重不增加的情况下，4～6 周可显现出最佳的治疗效果。

（三）注意事项

1．操作注意事项

（1）由于每个求美者的药物敏感度不同，为避免不良反应，首次注射应为试探性治疗，一次性注射的剂量不得过多，注射范围也不宜过大，以观察后期反应及疗效，并以此为依据在后几次的治疗中调整注射剂量。

（2）注意不同产品的单次安全注射剂量，切勿过多使用。过于肥胖的部位应分次治疗或建议进行吸脂手术。

（3）注意术中严格执行无菌操作。

2．禁忌证

（1）未成年儿童、孕妇及哺乳期女性。

（2）有周围血管病变的糖尿病患者或凝血功能障碍患者。

（3）某些自身免疫性疾病（如硬皮病、系统性红斑狼疮等）患者。

（4）患有严重的肝脏疾病（如肝硬化、肝癌）。

（5）患有各种急慢性感染及炎症性结缔组织病（如心肌炎、风湿性关节炎等）。

（6）对大豆或其他相关药物成分过敏者。

3．术后注意事项

（1）注射区域 24 小时内不沾水，48 小时内应多喝水，1 周内忌烟、酒和辛辣刺激性食物。

（2）术后可能会出现厌食、口渴、大小便次数增多、身体疲劳等反应，均为正常现象。待机体重新建立平衡后，这些症状就会消失。

（3）治疗期间饮食应"三低三高"，即"低糖、低脂肪、低热量、高蛋白、高纤维素、高维生素"，严格控制体重，禁暴饮暴食。

（4）若术后出现皮疹等过敏现象，可以口服抗组胺药。

二、美白针

（一）概述

美白针是以静脉滴注的形式，将一些抗氧化成分注入人体，以迅速、均匀地改善全身肤质、淡化黑色素。其主要成分包括谷胱甘肽、氨甲环酸和左旋维生素C，有一些加强型美白针还含有注射用重组人生长激素（HGH）等生长因子。

美白针源于我国台湾，刚面世时便引起许多争议，但国内至今仍没有针对美白针产品的官方认可。

美白针对紫外线照射造成的黑色素沉着及内分泌紊乱形成的面部色斑的效果较好，但对先天性黑色素较多的皮肤无明显治疗效果。其主要成分及其作用如下。

1. 左旋维生素C 维生素C是第一个被发现的维生素，早在1907年就有学者发现其具有预防及治疗维生素C缺乏症（坏血病）的功效，因此，其在药学领域被称为抗坏血酸（ascorbic acid）。植物中的D-葡萄糖可经由转化酵素转变为维生素C，但人类因缺乏转化酵素而无法合成维生素C，水果和蔬菜为食物中维生素C的主要来源。维生素C是一种强还原剂，具有抗氧化作用，人体若长期缺乏维生素C会发生维生素C缺乏症。维生素C具有水溶性，无法在人体内储存，一般超过其饱和浓度（每毫升血液中含1.02 mg）便会从尿液中排出体外。

维生素C之所以被称为"左旋"或"右旋"是根据它的旋光度来区别的，左旋维生素C是唯一能被人体直接利用的形式，但是左旋维生素C极不稳定，易氧化，不宜添加在外用保养品中。

左旋维生素C的作用如下。①抑制酪氨酸酶及还原黑色素，并淡化已形成的斑点，抑制黑色素形成。②左旋维生素C能促进胶原蛋白的合成，加速皮肤的新陈代谢，减少细纹。③强有力的抗氧化与抗老化作用。皮肤受到外界环境的影响，会形成游离自由基，自由基会破坏正常组织内的胶原蛋白、弹力素，造成老化并产生细纹、皱纹。左旋维生素C能有效中和自由基，改善皮肤纹路，还原受损皮肤，让皮肤紧实、有弹性。

2. 谷胱甘肽　谷胱甘肽是一种天然存在于身体细胞中的成分，由肝脏产生。谷胱甘肽是由谷氨酸、半胱氨酸和甘氨酸通过肽键缩合而成的三肽化合物，是一种用途广泛的活性短肽，可促进糖、脂肪及蛋白质的代谢，加速自由基排泄，保护肝脏的合成、解毒、灭活激素等功能。目前在临床上主要应用于辅助治疗脂肪肝、中毒性肝炎和病毒性肝炎等，其口服效用较低，常通过肌内注射或静脉滴注给药。谷胱甘肽美白的理论假设为抑制酪氨酸酶活性（从而抑制黑色素合成），但医学界对这一观点尚存争议。

3. 氨甲环酸　又称止血环酸，学名为对氨甲基环己烷甲酸，为白色结晶性粉末，在医学上常作为凝血成分，主要用于急性、慢性、局限性或全身性纤维蛋白溶解亢进所致的各种出血。在临床应用中发现其有使皮肤变白的副作用，于是随之被用来治疗黄褐斑和黑色素沉着。氨甲环酸是一种蛋白酶抑制剂，能通过抑制蛋白酶对肽键水解的催化作用，从而抑制酪氨酸酶、酵素酶等酶的活性，进而抑制了黑斑部位表皮细胞功能的混乱，同时抑制了黑色素增强因子群，阻断了由于紫外线照射而形成黑色素的途径，使黑斑不再变浓、扩大及增加，可有效预防和改善皮肤的色素沉积。目前已广泛应用于外用的美白护肤品中。

（二）临床应用

目前市面上有很多美白针的套盒，其成分与浓度均有不同，可按说明书直接使用；但由于其都没有国家的正式批文，安全性和合法性都存在许多问题。因此，建议在临床上直接使用相应的药物进行配制。美白针的配方（单次注射剂量，分 2 组注射，供临床参考）如下。

（1）还原型谷胱甘肽 1.8 g + 左旋维生素 C 5 g + 250 ml 生理盐水或 5% 葡萄糖注射液（快速静脉滴注，30 分钟）。

（2）氨甲环酸 0.2 g + 250 ml 生理盐水或 5% 葡萄糖注射液（缓慢静脉滴注，1 小时）。

美白针注射一般 10～12 针为一个疗程，前 3 天每天注射 1 针，然后每隔 35 天注射 1 针，通常，2～4 周即可见疗效。治疗期间要严禁强烈的紫外线照射。

（三）注意事项

1. 禁忌证

（1）心血管疾病、高血压、糖尿病、肾功能不全、急慢性肝病、自身免疫性疾病（如风湿性关节炎、系统性红斑狼疮等）、血流动力学异常，以及长期使用激素类药物的患者禁用。

（2）与青霉素或尿激酶等溶栓药物有配伍禁忌；与口服避孕药、雌激素和凝血酶原复合物联合使用有增加血栓形成的危险；避免与维生素 B_{12}、甲萘醌（维生素 K）、泛酸钙、乳清酸、抗组胺药、四环素等合用。

（3）处于月经期间的女性不宜注射，以免造成经血排出不良，导致经血局部淤积、细菌感染等风险。

（4）妊娠期及哺乳期女性不宜注射。

（5）过敏性体质者慎用。

2. 常见不良反应

（1）恶心、呕吐，休息后可自行缓解。

（2）视物模糊、头痛、头晕、疲乏等中枢神经系统症状，与氨甲环酸注射速度有关，但较少见。

（3）皮疹，较罕见。

三、干细胞技术

（一）概述

干细胞（stem cell，SC）是能够分化成多系细胞并具有自我更新能力的细胞。根据其来源可分为胚胎干细胞、成体干细胞以及诱导性胚胎干细胞，根据其分化潜力可分为全能干细胞、多能干细胞与限制性多能干细胞。全能干细胞只存在于受精卵发育早期，可分化为一个完整个体。

（1）胚胎干细胞。是从内胚层细胞中提取的，可分化为不同细胞系和细胞类型的各种成体细胞，但不能分化成一个完整的整体，为多能干细胞。

（2）成体干细胞。是成体骨髓、脂肪组织和脐带血中的间充质细胞以及躯体各器官内的驻留干细胞，细胞具有发育成一个胚细胞系（如中胚层）的能力，为限制性多能干细胞。成体干细胞并不需要从胚胎组织中获取，因此也就不存在相应伦理学上的问题。

（3）诱导性胚胎干细胞。是成体干细胞在转录因子作用下重组产生的，与胚胎干细胞有相似的特点，为多能干细胞。

（二）现状

1. 伦理学的矛盾　干细胞的研究，尤其是胚胎干细胞的研究，一直是一个非常具有争议的课题。在伦理上，有许多问题无法得到解决，其中最关键的就是"胚胎与胎儿""细胞与人"之间的界限。

2. 现有技术的不足

（1）目前的技术对干细胞的更新、分化与凋亡仍无法很好地掌控，干细胞具有分化为肿瘤的潜在能力。

（2）干细胞培养得到的组织移植物所引起的免疫反应也尚未得到圆满解决。

3. 科学界与政治界的矛盾　虽然干细胞在再生医学方面有着巨大的应用潜力，但与之相对的是，目前世界各国政府都对干细胞（尤其是人类胚胎干细胞）的研究一直持谨慎甚至是恐惧的态度，很少能有国家出台相关的政策法规给予支持。但是政治家们无法浇灭科学家们对新事物的渴望与热情，科学家们仍如火如荼地进行着研究，并取得了一系列的新成果。

（三）临床应用

目前，成体干细胞中的骨髓造血干细胞已广泛用于多种血液病的治疗，并取得了较好的疗效。脂肪来源的干细胞具有因分化性较差、安全性较高、来源容易、数量庞大、获取痛苦小等优点，国内外专家研究最多，有一些项目已进入早期的临床试验阶段，而其他的干细胞疗法基本都仅仅处于实验室试验阶段，离市场化的临床普及应用相去甚远。

我国相关法律法规严令禁止一切有关干细胞的商业行为，对专家学者关于干细胞的科研项目的审批也严格监管。

（四）展望

在美国威斯康星大学分离出第一个人类胚胎干细胞后大概 10 年，FDA 在 2009 年批准了世界上第一项人类胚胎干细胞的临床试验。这项试验的实施方是总部位于美国加利福尼亚州的生物科技公司，试验目的是在小鼠模型实验成功数据的基础上研究针对人类急性脊髓损伤的治疗。这项试验是人类干细胞研究初期历史上的里程碑，标志着政府对干细胞研究态度的转变。只有当技术、伦理的瓶颈突破之后，一系列已知和潜在的危险被一一规避，干细胞技术才能真正进入临床应用，开辟医学界的新天地。

第五节　面部埋线提升术

一、概述

从古至今，追求面部年轻化一直是爱美人士永恒不变的话题，也是医疗美容界不断研究与探讨的课题。随着社会的发展与进步、物质生活的改善，这种需求呈现空前增长的趋势。面部年轻化技术亦随着人们需求的不断增长而不断创新与提高。纵观面部年轻化手术治疗史，其先后经历了有创手术阶段、微创手术阶段、微创埋线悬吊阶段。本书主要介绍埋线悬吊面部年轻化技术。

面部老化是指由各种原因造成的面部皮肤软组织、韧带松弛，皮肤、脂肪、肌肉受重力影响而导致面部松弛下垂。最主要的表现为面部表浅肌肉腱膜系统和眼周及脂肪垫松弛和下垂，面中部容量减少，鼻唇沟加深，面颊部失饱满而出现皱纹，面部皮肤下垂。因此，将下垂的脂肪垫等组织上提复位及补充丢失的容量是面部年轻化的关键。面部埋线提升术是用特制的导针将各种缝线材料导入体表各层软组织内，使后者发挥提拉和力学平均分配作用，将松垂的面部组织复位拉紧、提升、固定，线体材料还可以促进胶原新生，形成新生的支持韧带，达到提升、抗衰、减轻皱纹和填充凹陷及改善肤质等多重作用。

二、线的材质和结构

1. 线的材质　提拉线发展至今，主要分为可吸收和不可吸收两大类。

（1）可吸收线。现在市面上常用于埋线提升术的可吸收线为聚对二氧环己酮（polydioxanone，PPDO）线及聚己内酯（polycaprolactone，PCL）线。PPDO 是一种可在体内逐渐水解的高分子聚合物，在体内的代谢时间为 6 个月。PPDO 线常被称为蛋白线，但实际并无任何蛋白成分，只因能在体内被吸收降解，所以才被误传为蛋白线。PPDO 线的张力持续时间较长，并且其单丝线的构造可被激光切割，方便制造倒刺。此外，PPDO 线表面光滑，不易留存细菌，因而感染风险更低。与聚丙烯线等不可吸收线相比，PPDO 线质地柔韧，组织反应小，远期并发症少。PCL 线的抗张性及耐磨损性与同规格的金属线相当，且在生物体内可被完全水解，不引起任何炎症反应，降解周期约为 1 年。此外，尚有聚乳酸 - 羟基乙酸共聚物（PLGA）线，PLGA 的降解产物为乳酸和羟基乙酸，两者均为人体三羧酸循环代谢的副产物，可完全代谢。PLGA 线的拉伸强度为 60 MPa 以上，植入 30 天后即刺激周围胶原形成，6 个月时开始局部的吸收。

可吸收线的优势为在体内的存留时间为数月至 2 年不等，之后逐渐被代谢吸收，对担心体内有异物或手术失败的求美者来说，可吸收线在心理上更易被接受。

（2）不可吸收线。目前应用比较多的不可吸收提升线是聚丙烯线。其优势在于与可吸收线相比，不可吸收线维持提升的效果更长久。劣势在于若治疗失败，可吸收线可以自行吸收，但不可吸收线则需要取出线材。置线时仅需经针眼或小切口，但是取线时常需行较大切口，创伤较大，会造成求美者生理和心理上的双重负担。

2. 线的结构　按结构分可为倒刺线（锯齿线）、平滑线、螺旋线。

（1）倒刺线。可细分为单向倒刺、双向倒刺、交叉倒刺、360°双向倒刺、螺旋倒刺等多种型号，主要埋植在皮下表浅肌肉腱膜层。倒刺能够在软组织牢固地支撑住皮肤组织，具有强大的提拉力，使面部松弛的组织立刻得到支撑和悬吊提升，是收紧皮肤、提升下垂皮肤的主要用线。

（2）平滑线。可细分为眼袋线、单股线、多股线等多种型号。平滑线很细，埋线层次较浅，只需表面麻醉即可，主要埋植在真皮层，起到减轻细小皱纹、紧致肌肤的作用。通常一次需要埋几十根甚至几百根，将其埋成网状，线体周围形成纤维包裹，刺激胶原蛋白的增加，从而达到收紧面部组织的效果。平滑线适用于眉、眼、唇、面颊等轮廓位的紧致提升、神态修饰和局部矫正。

（3）螺旋线。也是无齿线，但与平滑线稍不同的是，它是由单股或者多股线组成，呈螺旋状。螺旋线主要埋植在面部皮下真皮组织，遇到体液会迅速打开。人体内的防卫细胞会在其周围迅速聚集，刺激胶原蛋白再生，产生一定的收紧效果。眼周和唇周这两个部位的皮肤下面就是肌肉，没有脂肪，所以这两个位置尽量只选用螺旋线，而不能用倒刺线。

三、操作方法

1. 术前沟通与设计　求美者取坐位或站立位，医患面对面，根据求美者面部皮肤松弛程度及软组织移位和下垂的程度及方向，选择合适的线材以及最佳的布线方案，并模拟提升效果，取得求美者的认可和同意。以 PPDO 18 G、100 mm 线材为例，第 1 进针孔位于颞部发际前缘、眼角水平线上，此处为颧弓韧带的附着区域。第 2 个进针孔位于耳垂下方稍偏后侧的隐蔽部位，此处为颈阔肌 - 耳韧带处。

2. 麻醉方式　区域阻滞联合局部浸润麻醉。局部麻醉配比：2% 利多卡因 10 ml + 肾上腺素 0.2 ml + 生理盐水 10 ml。麻醉方法：先行双侧眶下神经和颏神经的阻滞麻醉，然后再行拟进针点的浸润麻醉，最后用长钝针行埋线隧道的浸润注射。

3. 手术操作　面部常规消毒铺巾，局部麻醉起效后，用 18 G 针头在入针点开口，并适度扩大，取 PPDO 18 G、100 mm 线材垂直穿入针孔后，在进入皮下脂肪深层后斜向内下，沿术前设计方向前进，到达预定位置后拔出针管，将线尾略向内侧推送，旋转拔出针体，确认线体与皮下组织勾挂无松动，再沿原针孔放置第 2 根线，埋置 2 根线后，将埋线尾端向头侧适度提拉，提拉位适当上推，以局部提升或复位 2 cm 以内为宜，而后将 2 根线尾打结，剪去多余线尾后埋置于皮下，打结后近期于针眼远端可能因触及线结而产生异物感，因此如今很多医师会将线尾穿入原钝针向头皮侧穿入并埋藏（图 11-5-1）。埋线完成后，还需调整至坐位以观察对称性及局部提拉效果，必要时补充埋线或用平滑线填充紧致或者用透明质酸填充局部凹陷处。

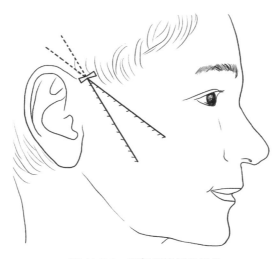

图 11-5-1　面部埋线提升操作

4．术后处理　术后在针孔处涂抹红霉素软膏以预防感染，并贴敷透明硅胶贴；术后 48 小时内埋线部位间断冰敷；佩戴下颌套 1～2 周；1 个月内勿进食硬物，勿做夸张表情，严禁行面部按摩及其他物理治疗。

5．术后并发症及处理

（1）两侧不对称。术前应精细设计，术中应让求美者坐起，以观察两侧对称性并及时调整。

（2）感染。因为开口较小，一旦感染，后果就是灾难性的。要注意无菌操作，应消毒彻底，尤其是发际内。术后给予预防感染治疗，如出现脓肿形成，应及时切开引流。

（3）凹凸不平。表情肌运动时出现线的轮廓。手术时注意线的埋植层次，术后 1 周内可用手法抚平。严重者可用小针刀皮下剥离。

（4）线头外露、脱出。应及时取出。

（5）血管损伤（出血、血肿、血管瘤形成）。术中注意埋线的层次，应避开血管；术后加压包扎，配合冷敷。出血或血肿多数能自行吸收，但较大的血肿可能会出现机化硬化。若有血管瘤形成，则拔除埋植线，必要时结扎血管。

（6）神经损伤。出现支配区域感觉及运动障碍。手术时要注意重要神经的走向。轻度损伤可暂时观察；如为永久性损伤，应切开探查修复。

（7）表情改变。3个月左右会逐渐恢复自然。

（8）提升效果欠佳。必要时增加线材以进一步加强提升效果。

首先要清楚面部解剖结构，其次要熟练掌握手术技巧，精细地进行手术操作，方能预防和减少并发症的发生。

四、埋线提升术在技术上的优势

（1）创口微小，创伤甚轻，手术时间短，局部肿胀轻微，不需要住院，恢复迅速。

（2）材料柔软，组织相容性好，6～12个月后可逐渐吸收并被自体组织替代，且该过程不影响张力，因此安全且效果持久。

（3）线材的螺旋双向倒刺可使组织获得多点接触与均衡的提升，提升效果强而持久，且不会影响面部表情。

（4）不用切开手术，而是采用导针穿入，降低了血管、神经、组织损伤的可能性。

（5）线材可以有效地穿过并提紧颧脂肪垫，甚至可以提紧下垂的颊脂体。颧脂肪垫是由纤维结缔组织和脂肪组织组成的网状结构，结构较为致密，可以承受向上悬吊的牵张力，从而达到有效的面部提升效果。

（6）埋线提升术可以在面部任何部位穿刺，直接到达所有希望提升的部位（如鼻唇沟外侧），从而可对松垂部位进行选择性的有效提升。

（7）线材可以在面部多个组织层次中穿行，除起到提升的作用外，还可以起到填充、增加局部血液循环、促进多种细胞外基质的合成及改善皮肤质地和弹性的作用。

面部埋线提升术对于轻中度面颈部松弛的求美者有着开放手术无法比拟的创伤小、恢复期短的优势，但是对于面部松弛较重的求美者，开放性手术有其改善程度的绝对优势。故应掌握好适应证。总之，埋线提升术可作为单独的面部年轻化治疗方式，同时也可以作为辅助治疗方式与开放性手术以及其他微创治疗手段联合使用，以达到最佳效果。

思考题

（1）阐述肉毒毒素的注射方法、不良反应及预防措施。

（2）描述胶原蛋白、透明质酸以及自体颗粒脂肪等填充剂的注射方法、注意事项、并发症及预防措施。

（3）简述美塑疗法的特点及操作方法。

（4）归纳常用溶脂药物及美白针的主要成分。

（5）简述面部埋线提升术的操作方法。

（6）简述面部埋线提升术的并发症及处理。

练习题

（谢　冰）

第十二章　体表常见外科疾病美容术

学习目标

1. 熟记体表常见损容性疾病的临床表现。

2. 掌握体表常见损容性疾病的治疗方法。

3. 掌握体表常见损容性疾病的手术适应证。

4. 了解体表常见损容性疾病的术后注意事项。

5. 熟记体表常见良性肿瘤的临床表现。

6. 掌握体表常见良性肿瘤的手术适应证。

7. 掌握体表常见良性肿瘤的手术方法。

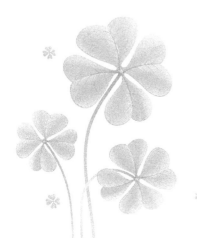

第一节　体表常见损容性疾病美容术

一、色素痣

🌸 **案例导入**

色素痣

梦梦今年 4 岁，出生时在颌部右下方长了一个直径约为 1.5 cm 的色素痣。最近梦梦照镜子的时候，一直问妈妈："为什么我脸上会有一块黑色？别的小朋友都说我丑，怎样才能把它去掉呢？"

思考：

1. 可以采用哪种方法来治疗梦梦的色素痣？

2. 梦梦应该在几岁时进行治疗比较合适？

色素痣，又称痣细胞痣、细胞痣、痣，俗称"痦子"，是由黑色素细胞异常聚集或增生形成。色素痣很常见，几乎每个人都有，仅发生数量及形态不同，可分为先天性和后天性，2 岁后出现较常见。随着年龄增长，其数目增加，往往青春期明显增多。该病为常染色体显性遗传。

（一）临床表现

色素痣可发生于身体任何部位的皮肤和黏膜，多发生于面、颈、背等部位，少数发生在口腔黏膜、阴唇、睑结膜等黏膜部位。多数生长缓慢，或持续多年无变化，很少发生自发退变。

皮损形态多样，如斑疹、丘疹、结节、乳头瘤状、有蒂圆顶形、息肉样等，可大可小，形态各异，可有或无毛发，数目不一，可单个、多个或数十个不等。因痣细胞内色素种类及含量不同，其颜色可呈现为棕色、褐色、蓝黑色、黑色、暗红色等。

根据色素痣在皮肤内的位置不同，可将色素痣分为以下 3 类。

1. **交界痣**　出生时即有，或出生后不久发生，一般直径为 1~6 mm，呈圆形或椭圆形，呈浅褐色、深褐色或黑色的斑点或斑片，边界清晰，平滑或略高于皮肤表面。身体任何部位都可发生，但多见于掌、趾及外阴部位，此类色素痣存在恶变的可能。

2. 混合痣　多见于青年人，外观类似于交界痣，为略高于皮肤表面的、褐色或黑褐色的丘疹或斑丘疹，边界清晰，表面光滑或呈疣状，常有毛发。

3. 皮内痣　多见于成人，直径常小于 1 cm，表现为乳头瘤样、半球状或带蒂的皮损，呈深浅不同的黑色，边界规则。

该病进展缓慢，多无自觉症状。

（二）治疗

色素痣是一种常见的疾病，每个正常成人全身一般有 15～20 个色素痣。除了美容的目的外，大部分的色素痣不需要治疗。如果色素痣长在面颈部等暴露部位，或者因为生长位置醒目、面积过大、颜色过深、表面长有毛发等，影响求美者的日常生活或心理，并且为了减少恶变的可能性，一般可由求美者本人及其家属提出治疗要求。对于儿童长在暴露部位且面积较大的色素痣，应在学龄前治疗，以防影响患儿的心理发育。

1. 非手术疗法

（1）适应证。诊断明确，无恶变表现的较小色素痣（直径小于 3 mm）。

（2）激光治疗。

1）原理。是一种微创皮肤美容治疗方式，利用选择性光热作用，使其穿透皮肤而直达治疗部位，不会对皮肤造成损伤，直接击碎色素颗粒，色素颗粒可随血液循环逐渐被机体代谢吸收。

2）操作。多用 CO_2 激光，局部清洁、消毒、麻醉后，用激光进行扫描，边治疗边用浸润过无菌生理盐水的棉签擦拭，至表面肿物消失、基底呈现正常皮肤组织的颜色即可。

（3）治疗后注意事项。①保持创面干燥和清洁，不要碰水。②创面可外涂抗生素软膏，避免感染。③创面会形成薄痂，嘱求美者或其家属不要自行撕掉，一定要等到痂屑自然脱落。④注意防晒，否则局部易遗留色素沉着。

2. 手术治疗

（1）适应证。

1）影响美观的大面积色素痣，或累及真皮层的色素痣。

2）色素痣出现恶变体征，如体积突然变大，颜色发生变化，表面出现破溃、出血、肿胀、疼痛、瘙痒等症状，色素痣边界不规则，周围出现卫星灶等。

3）色素痣长在易摩擦的部位，如腰周、腋窝、腹股沟等部位。

4）特殊部位的色素痣，如长在鼻前庭、睑缘、泪点等部位。

5）其他治疗方法无效，求美者要求用手术切除者。

（2）手术方法。对于直径大于 3 mm，用激光治疗可能导致明显瘢痕的色素痣，建议做梭形手术切除，或分次切除。对于面积较大或特殊位置的病灶，可根据具体情况选择不同的手术方法，如局部皮瓣或植皮修复皮损。手术切除的色素痣应行病理学检查，以明确诊断。

（3）术后注意事项。保持局部清洁、干燥，可预防性使用抗生素，术后第2天换药或隔3天换药1次，换药时注意观察伤口愈合情况。拆线时间应根据切口的部位及愈合情况而定。

二、睑黄瘤

睑黄瘤又称睑黄疣，是黄瘤病的一种皮肤表现，通常是指真皮内含有脂质的组织细胞积聚而形成的黄色皮疹或结节。因为通常伴有血脂水平增高、脂蛋白血症、动脉粥样硬化，所以认为该病是体内脂质代谢异常的外在皮肤表现。该病为困扰中老年人的常见美容问题之一。但近几年来，在年轻人群中该病的发病率有明显增高的趋势。

（一）临床表现

皮损为圆形、椭圆形或形态不规则的黄色或褐黄色扁平丘疹或斑块，质地柔软，边界较清晰，表面光滑，大小不一，好发于上睑近内眦部的皮肤，常对称发病，严重者可累及内眦或下睑内侧皮肤。求美者常无自觉症状。皮损生长缓慢，逐渐增大，隆起或互相融合。

（二）治疗

1. 激光治疗

（1）CO_2 激光治疗为首选，局部消毒、麻醉，然后用激光烧除睑黄瘤，在操作的过程中要不断用无菌棉签擦除瘤体，直至被清除干净。

（2）治疗后注意事项。遵医嘱按时、按量服用抗生素，预防术后伤口感染。在伤口没有完全结痂之前，不要对伤口进行擦拭和冲洗。如治疗深度比较深，皮肤表面会有浅色痕迹，随着时间的推移，浅色瘢痕会逐渐消失，因此不需要使用祛瘢痕或去色素沉着的药物。不要吃辛辣油腻的食物。

2. 手术治疗

（1）治疗方法及适应证。

1）睑黄瘤切除术。适合病变范围较小而生长迅速的睑黄瘤，或全身疾病彻底治愈之后的睑黄瘤。

2）睑黄瘤切除＋眶脂肪去除术。适合复发性睑黄瘤，或睑黄瘤伴有肿泡眼。

3）睑黄瘤切除＋皮瓣转移修复术。适合皮损范围较大或采用其他方法治疗无效的情况，并排除全身性疾病所致的睑黄瘤。

（2）术后注意事项。

1）术后注意休息，保持术区清洁、干燥。

2）遵医嘱使用抗生素。

3）术后6～8天拆线，拆线后可外用预防瘢痕的软膏。

三、皮脂腺囊肿

皮脂腺囊肿是指皮脂腺导管堵塞后，腺体内的分泌物聚集而形成的皮肤囊肿，又称粉瘤或皮脂囊肿，很常见，多见于皮脂分泌旺盛的青年人。通常所说的粉刺也是一种浅表的皮脂腺囊肿。对于面积较小的皮脂腺囊肿，可以用粉刺针或电离子治疗仪打开一个小口，将皮脂腺连同包膜一起挤出即可。

（一）临床表现

好发于头面部、背部及臀部等皮脂腺丰富的部位，因深浅、内容物的多少不同，其直径从数毫米到数厘米不等。囊肿多为单发、圆形，硬度中等或有弹性，高出皮肤表面，表面光滑，推动时与表皮粘连、与基底无粘连，无波动感。有时在皮面可见脐形开口，为皮肤表面的皮脂腺导管开口，由此可挤出白色内容物。伴发感染后，囊肿发红、变大、疼痛明显。若自行破溃，易形成瘢痕，易复发。

（二）手术治疗

1．适应证　各部位的皮脂腺囊肿，局部无炎症反应。

2．手术方法　局部消毒、浸润麻醉，术中沿皮纹的走向，以囊肿为中心设计梭形切口，见到皮脂腺导管开口时需连同导管开口一同切除，分离时紧贴囊壁浅面进行分离，分离时要仔细轻柔，切勿撕破或残留囊壁。如有残留，则易复发。

3．术后注意事项

（1）按时到医院更换敷料。

（2）保持创面干燥，尽量减少运动出汗的情况。

（3）少吃辛辣、刺激性的食物。

四、表皮样囊肿

表皮样囊肿又称角质囊肿、漏斗部囊肿、表皮包涵囊肿，好发于青年、儿童。求美者一般无自觉症状，囊壁破裂或继发感染时常伴有红肿、疼痛。表皮样囊肿可分为原发性和继发性的。原发性表皮样囊肿的病因尚不明确，继发性表皮样囊肿起源于被破坏的毛囊结构或外伤植入性的上皮。

（一）临床表现

好发于易受摩擦的部位，如手掌、指端、足底、趾底、臀部、背部等部位，可单发或多发，呈圆形或椭圆形肿块，直径从数毫米至数厘米不等，表面光滑，皮肤变薄，肤色无改变，质地坚硬，有囊性感，基底可移动，与周围组织无粘连。求美者通常无自觉症状，但继发感染或破溃时，可出现局部疼痛和炎症反应。

（二）手术治疗

1. 适应证　除患有全身性疾病而不能耐受手术，或局部有感染灶，术后可能感染者，其他出现表皮样囊肿者均可手术。
2. 手术方法　局部消毒、浸润麻醉，沿皮纹方向，以囊肿为中心做梭形切口，切开皮肤达囊肿表面，小心分离囊肿与周围组织，防止囊壁破裂或残留，直至整个囊肿全部暴露，整体切除。妥善处理创口，间断缝合皮肤切口。
3. 术后注意事项　注意休息，保持创面清洁干燥。

五、文身

文身又称刺青，是人为地将色素刺入真皮层而产生的一种永久性色素斑。文身的形态、部位和面积大小则根据文身者自身意愿而有差异。一般根据文身切除后局部皮肤张力的大小来选择手术方法，如直接切除缝合法、切除＋皮片移植或皮瓣移植。

（一）适应证

（1）其他治疗方法（如激光治疗、冷冻治疗、化学剥脱等）无效者。
（2）本人要求手术切除者。

（二）术前准备

（1）术前洗澡，保持皮肤清洁卫生。

（2）术前与求美者充分交流与沟通，告知文身有可能无法完全去除，或术后可能会出现线形瘢痕、皮瓣坏死等情况。

（3）进行相关检查，排除手术禁忌证。

（4）根据文身的部位、形态和面积大小进行手术设计。

（三）手术方法

1. 直接切除缝合法　适用于文身面积较小、皮肤移动程度较大或皮肤松弛的部位。一般选用梭形切口或多个梭形切口相结合的方式，沿着距文身边缘大约 0.5 mm 的位置切开皮肤，直达皮下组织。对于张力较大的部位，适当在皮下潜行剥离。彻底止血后，先在皮下组织缝合数针以减小张力，然后再间断缝合皮肤表面，覆盖敷料，适当加压包扎。

2. 文身切除 + 皮瓣移植术　适用于文身范围较大或文身切除后直接缝会导致后张力较大的部位。一般沿文身边缘切除整个文身后，创面彻底止血，然后用邻近轴型皮瓣或旋转皮瓣修复创面，也可用 Y-V 或 V-Y 推进皮瓣修复创面。

（四）术后注意事项

（1）按时换药、拆线。

（2）适当使用抗生素以预防感染。

（3）对于采用皮瓣转移术者，应密切观察皮瓣色泽，防止皮瓣坏死。

（4）切口愈合后，局部用弹性绷带加压包扎 2 ~ 3 个月，防止瘢痕形成。

六、腋臭

腋臭又称体气，俗称"狐臭"，是由于腋窝部位的顶泌汗腺分泌的有机物被细菌分解，产生不饱和脂肪酸而释放出一种特殊的难闻的气味。腋臭是一种常染色体显性遗传疾病，女性多见。由于顶泌汗腺的发育受性激素的影响，因此多在青春期发病，青壮年时顶泌汗腺分泌旺盛，气味也最明显，到中老年时随着腋窝顶泌汗腺功能减退，分泌物减少，臭味会逐渐减轻或消失。

（一）临床表现

腋下可闻到特殊的刺鼻臭味，天热或运动后臭味明显，可伴有黄色汗液，同时腋毛区毛发较重，亦可见黄色结晶。虽然腋臭对人的健康和美观并不产生影响，但腋臭所产生的难闻气味会严重影响求美者的日常生活和社交，对求美者造成严重的心理负担。

（二）适应证

（1）腋臭经非手术治疗无效者。

（2）同时伴有患侧副乳，要求一并手术者。

（三）手术方法

腋臭是由顶泌汗腺的分泌过度旺盛所致，因此，腋臭手术无论采用哪种手术方法，其目的都是彻底破坏或清除顶泌汗腺组织，阻止汗腺分泌。

1. 梭形小切口汗腺修剪法　求美者平卧，双上肢外展位，首先用甲紫于腋窝腋毛密集处，顺腋皱褶标记一梭形切除区，其中心宽度小于 3 cm，周围沿腋毛边缘标记好皮下剥离区，于设计好的中央区梭形切除皮肤全层，然后沿皮下向周围剥离至标记线处，最后翻转切口两侧皮瓣，用剪刀紧贴皮下浅层剪除皮瓣上的全部脂肪，彻底剪除毛囊与汗腺，创面止血后直接拉拢皮缘，行间断缝合。

2. 横向切口汗腺修剪法　为使瘢痕更加隐蔽，避免腋窝处直线瘢痕挛缩，可选择与腋窝皱襞走行一致的横向切口。切开皮肤后翻转切口两侧皮瓣，剪除腋毛区域内的毛囊、汗腺及脂肪组织，创面止血后直接拉拢皮缘，行间断缝合。该方法具有隐蔽、瘢痕小等优点，不足之处是求美者肩关节制动时间较长，发生切口愈合不良及皮下血肿等并发症的概率较高。

3. 微创搔刮法　在腋毛边缘的区域做一个约 1 cm 左右的小切口，然后使用刮匙刮除腋窝的毛囊与汗腺。该方法的优点是手术切口小，手术范围不受限制，术后几乎不留瘢痕。缺点是无法在直视下清除汗腺和完善止血，易复发。

4. 微创光纤溶脂治疗法　求美者平卧，双上肢外展，用手术标记笔沿腋毛区外侧 1 cm 处标记出治疗范围，在标记范围内做肿胀麻醉，使皮下软组织肿胀扩大，从而减少手术操作对腋下深部组织的损伤。然后用剪刀片沿标记点做 0.5 cm 的切口。通过较小的金属管，将一根光纤导入所需治疗区域，激发激光束，在治疗区域呈扇形往返式操作，通过激光产生的热量烧灼、损毁一定范围的皮下脂肪和汗腺，从而达到治疗目的。如果术后效果不佳，可进行第 2 次治疗，术后仅需要适当加压包扎，不需要长时间避水、制动。

（四）术后注意事项

（1）注意休息，保持局部清洁、干燥。

（2）酌情使用抗生素以预防感染。

（3）定期换药，注意观察切口愈合情况。

知识链接

腋臭的其他治疗方法

病情较轻者一般不需要治疗，平时注意个人卫生，勤洗澡、勤换洗衣物。可剪去腋毛，减少局部细菌的数量。

病情较重者除手术治疗外，还可选择肉毒毒素注射、激光、高频电针、黄金微针等方法治疗腋臭。

肉毒毒素注射治疗：由于腋臭的产生与腋窝顶泌汗腺的异常分泌有关，而汗腺的分泌受胆碱能神经支配，在皮内或皮下注射肉毒毒素，可以阻断局部神经节后胆碱能神经纤维的作用，从而抑制汗腺的分泌。多次注射可以使汗腺的腺体萎缩，汗腺的分泌功能减弱，汗液减少，臭味就会减轻，从而达到治疗腋臭的目的。但是肉毒毒素的作用时间一般为3~6个月，在有些患者中其作用可能会持续8个月甚至1年，所以一般一年要注射1~2次。

激光、高频电针、黄金微针都是采用破坏顶泌汗腺及其导管的方式，来达到治疗目的。但一次治疗效果不佳，需要多次治疗。

第二节　体表常见良性肿瘤美容术

一、脂肪瘤

脂肪瘤是由成熟脂肪细胞构成的一种常见的软组织良性肿瘤，可发生于身体任何有脂肪的部位。根据脂肪瘤的生长部位，脂肪瘤大体分为浅表脂肪瘤和深部脂肪瘤。

（一）临床表现

脂肪瘤好发于躯干，如颈部、肩部、背部、腹部、乳房、臀部等，通常表现为单发或多发的皮下扁平圆形肿块，或呈分叶状、蒂状，质地柔软，边界清楚，表面皮肤正常；肿块大小不一，直径从数毫米至数厘米不等，推之活动度良好。脂肪瘤生长缓慢，到一定体积后则几乎没有明显变化，终身存在，有时偶见自发萎缩现象。脂肪瘤本身不引起自觉症状，但较大的肿块影响美观，可致行动障碍，或引起神经压迫症状。

（二）手术治疗

如果不影响美观与功能，一般可不治疗。出现有碍美观或囊性病变者，需手术治疗。

1. 微创手术　以肿物为中心，在其表面做一小切口，然后插入吸引管进行抽吸，去除较大的脂肪瘤或局部过多的脂肪组织，局部加压包扎。

2. 常规手术　在肿物处沿皮纹的方向做切口，长度略长于肿物的直径。切开皮肤、皮下组织，显露包块，分离肿块及其包膜，整体切除。彻底止血后，缝合皮下组织及皮肤，如创腔较大，可在切口内放置引流条。局部加压包扎。

（三）术后注意事项

（1）定期换药，注意观察伤口愈合情况。
（2）适当应用抗生素以预防感染。
（3）定期复查。

二、血管瘤和血管畸形

血管瘤和血管畸形是一组极为常见的血管性病变，常发生在头、面、颈部，其次为四肢、躯干等部位。血管瘤是由血管内皮细胞的异常增殖而形成的真性肿瘤，血管畸形是由不同类型的血管先天发育异常而形成的畸形。

（一）临床表现

1. 血管瘤　是婴幼儿最常见的良性肿瘤，一般出生后即有或出生2周后出现，女性的发病率高于男性。初起为红色斑点，然后迅速增大，表皮增厚并伴有皱褶，呈微细的分叶状或类似疣状，形如草莓，边界清楚，压之不褪色，1岁以后趋于稳定。多数血管瘤可以自然消退，但消退期长短不一，最长可到12岁左右。

2. 血管畸形　依据血流动力学的差异，分为低流量型血管畸形和高流量型血管畸形。最常见的类型如下。

（1）鲜红斑痣。又称葡萄酒色斑，为先天性毛细血管畸形或微静脉曲张所致，多发于颜面部皮肤，多数病变出生时即有，表现为粉红色、红色或紫红色，边界清楚，压之褪色。随着年龄的增长而逐渐增大，颜色加深。晚期可出现结节状或瘤样增生。不会自行消退。

（2）静脉畸形。又称海绵状血管瘤，是出生时就已经出现的低流量先天性血管畸形。随年龄增长而逐渐增大，不会自行消退，好发于头面部，呈局限性或弥漫性生长，可累及皮肤、皮下组织，甚至深部肌肉、关节囊和骨髓。表现为蓝色或紫色的皮下肿块，质软而有弹性。静脉畸形的窦腔内的血液凝固后可形成血栓，进而钙化为静脉石。大面积的静脉畸形可造成颜面部器官的畸形和功能障碍。

（3）动静脉畸形。又称蔓状血管瘤，是一种高流量的先天性血管畸形，绝大部分出生时就已发现，女性的发病率高于男性，在妊娠期病情有加速发展的倾向。皮肤表面颜色正常或发红，表面温度高于正常皮肤，局部呈现搏动性隆起，边界不清，求美者可自己感觉到搏动，可扪及持续的震颤。病变侵犯皮肤后使皮肤变薄，可能发生皮肤坏死、破溃及大出血。

（二）治疗

1. 非手术治疗　包括激光、光化学疗法、注射疗法、冷冻疗法、放射疗法等。

2. 手术治疗　根据血管瘤和血管畸形的位置、大小和深浅及影像学检查结果选择合适的术式以及创面修复方法，并用标记笔标记出病变范围。根据手术的范围来选择合适的麻醉方法。

一般面积较小的血管瘤和血管畸形，在无张力的情况下可采用直接切除缝合法。对于面积较大的血管瘤和血管畸形，可做不规则切口，创面可用皮瓣转移修复或游离植皮修复。

思考题

（1）色素痣、睑黄瘤、皮脂腺囊肿、表皮样囊肿的临床表现分别是什么？

（2）色素痣、睑黄瘤、皮脂腺囊肿、表皮样囊肿的手术方法分别是什么？

（3）腋臭常用的手术方法有哪些？

（4）脂肪瘤、血管瘤及血管畸形的手术适应证分别是什么？

练习题

（孙珊珊）

第十三章　面部轮廓成形术

学习目标

1. 熟记下颌角肥大成形术的适应证。

2. 掌握下颌角肥大成形术的手术方法。

3. 熟记下颌角肥大成形术的并发症。

4. 掌握颧骨增高术的适应证及手术方法。

5. 掌握颧骨降低术的适应证及手术方法。

6. 了解颞部凹陷填充术的填充方法。

7. 了解隆颏术的适应证。

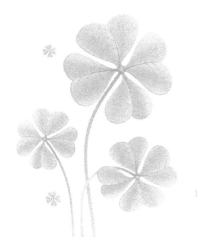

第一节　下颌角肥大成形术

东方人常以小巧的瓜子脸和鹅蛋脸为美，但大多数东方人的面部特征是横向宽而前后窄。在生长发育的过程中，下颌骨横向延伸变宽。因此，一些方形脸和圆形脸的人要求通过手术改善自己的下颌形态。

一、适应证

下颌角肥大的诊断目前没有明确的标准，往往与求美者的主观要求、自身的审美标准、医师的主观因素和地域文化背景等因素有关。下颌角肥大成形术的主要对象一般为下颌角发育过度、咬肌肥大的求美者。

二、手术方法

手术方法分为口内切口和口外切口两种，口外切口手术视野清晰，但常遗留瘢痕，因此多选择口内切口进行下颌角截骨美容术。本节主要介绍口内切口截骨术。

1.切开及剥离　于下颌颊龈沟底部自第二前磨牙牙根处至上颌结节后缘切开黏膜、黏膜下组织及骨膜。使用骨膜剥离器进行骨膜下剥离，在下颌缘处部分剥离咬肌附着处，显露下颌骨升支下份、角区及部分体部。注意勿损伤颏神经，尽量保护骨膜的完整性。

2.设计截骨线　根据术前设计的要求，在下颌曲面断层片或下颌骨侧位片上，分别标出下颌骨升支前缘的垂线和咬合平面的平行线，这两条线分别与下颌骨下缘及下颌骨升支后缘交点处定点，两定点之间的连线即为安全截骨线（图 13-1-1）。

3.截骨　按照术前设计标记的截骨线，用复锯或裂钻截除肥大的下颌角，将截下的下颌角完整取出，将截骨面修至圆润。伴有咬肌肥大者，在咬肌后缘中部用 7 号丝线缝合 3~4 针作为牵引，然后再在组织钳牵引下将咬肌中层分离出，最后用电刀切除咬肌中层。

4.缝合切口　彻底止血后缝合切口，加压包扎，必要时可放置引流条。

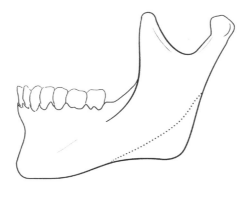

图 13-1-1　截骨线

三、术后并发症及处理

1. 血肿　是最常见的并发症之一。若早期出现并持续加重，则考虑有活动性出血，应再次手术找到出血点，彻底止血后，再次缝合。如在手术 3 天后出现血肿，待触之有波动感时，用针头穿刺抽液，再加压包扎即可。

2. 感染　若切口感染化脓，需拆除部分缝线，每日冲洗、换药，填塞消毒纱条，直至伤口完全愈合。其间应使用足量的抗生素，加强口腔的清洁护理。

3. 下颌缘不整齐　早期可能会扪及轻微不平整，随着骨骼改建会逐渐变得光滑。

4. 下颌骨升支骨折　若出现严重的下颌骨升支骨折，则要扩大切口，按照治疗骨折的方法进行固定处理。

5. 神经损伤　术后可能会出现口唇麻木，一般术后 3 个月左右可完全恢复。

6. 口唇黏膜损伤　若不慎造成黏膜损伤，涂抹软膏即可。

第二节　颧骨成形术

颧骨的形态和突度对容貌的影响很大。颧骨太高会使面部显得粗犷，失去和谐的美感；颧骨太低则使面部缺乏立体感。因此，颧骨成形术分为颧骨增高术和颧骨降低术两类。

一、颧骨增高术

1. 适应证　单纯的颧骨或颧弓发育不良、颧骨后缩或凹陷畸形者。

2. 手术方法

（1）麻醉。采用鼻腔内插管全身麻醉。

（2）切口的选择。口内切口或眶下缘切口。

（3）截骨增高术。通过截骨的方法，将颧骨离断、移位并重新固定，以达到增高颧骨的目的。

（4）充填增高术。将自体骨块（如髂骨、肋骨）或人工假体植入剥离的腔隙内，调整位置，打孔后用螺丝固定，以达到增高颧骨的目的。

二、颧骨降低术

1. 适应证　面上 1/3 凹陷、面中 1/3 突出、面上部与面中部骨性宽度比值小于 0.75 者；两侧眶外缘之间的距离过短，颞部不丰满者。

2. 手术方法

（1）麻醉。采用鼻腔内插管全身麻醉。

（2）经口内入路颧骨、颧弓磨削术。

1）切开剥离。从上颌窦前庭沟顶端做"L"形切口，切口长 4~5 cm，切开黏膜、黏膜下组织及骨膜，用骨膜剥离器行骨膜下剥离，剥离腔隙深达颧骨颊面，直至颧骨需要除去的部位。注意保护眶下神经。

2）磨削去骨。使用颧骨拉钩牵开骨膜瓣与颊部组织，显露颧骨体。根据术前设计，使用打磨球和骨锉均匀地磨除高出的部分颧骨，打磨至外形满意。冲洗干净，彻底止血。

3）缝合切口。利用丝线缝合黏膜切口，可部分采用褥式缝合，防止黏膜内卷，颧面部适度加压包扎，颧骨远端切勿加压，以免造成颧弓塌陷。

（3）经口内、耳前切口颧骨、颧弓截骨术。

1）切开剥离。同经口内入路颧骨、颧弓磨削术。

2）颧骨体部"L"形截骨。斜行截骨线位于颧骨体中部，两条垂直的截骨线位于颧颌缝两侧。切除两条垂直截骨线间的骨块。于颧弓根部在外力按压下造成青枝骨折，向内轻推颧骨颧弓复合体，使垂直截骨间隙闭合，用钛板、钛钉固定。打磨截骨线，使其光滑即可。如颧弓突出明显，则需行耳前切口颧弓截骨降低术，同时将口内切口用纱布填塞以止血。

3）耳前切口颧弓截骨降低术。在耳屏前 2～3 cm 的鬓角里做 1.5～2 cm 的垂直切口，剥离骨膜，显露颧弓，用裂钻或复锯将其锯断，内推至适当距离，用钛板、钛钉分别固定颧骨体及颧弓截骨断端。

4）缝合切口。利用丝线缝合黏膜切口，可部分采用褥式缝合，防止黏膜内卷。缝合耳前切口，适当加压包扎。

第三节　颞部凹陷填充术

一、适应证

适用于：①正常人群中双侧颞部凹陷者；②外伤、疾病等导致左右不对称、颞部凹陷等情况；③年满 18 周岁、头面部发育成熟后，对颞部凹陷不满意者。

二、手术方法及并发症

颞部凹陷填充术常用的填充材料有假体、自体脂肪和透明质酸，术前应与求美者沟通后再选择填充材料。

1. 假体植入颞部填充术　通常选用固体硅橡胶或膨体聚四氟乙烯，本节主要介绍固体硅橡胶填充术。

（1）术前选择合适型号的假体，将医用固体硅橡胶雕刻成内面弧度与凹陷紧贴，且边缘部呈斜坡状。

（2）常规消毒后用亚甲蓝标记凹陷范围，切口一般选在颞部发际以内。切开头皮、颞浅筋膜，显露颞深筋膜，并沿该筋膜表面向前分离，于颞深筋膜表面前约 1 cm 处切开颞深筋膜。在颞肌肌膜表面、颞深筋膜深面、颧弓之上，分离出一个比假体略大的腔隙。

（3）将假体植入剥离腔隙，调整假体位置，满意后分层缝合切口。

（4）并发症　可能出现的并发症有感染、血肿、假体移位、假体排斥、可触及假体边缘、异物感等。

2.自体脂肪填充颞部凹陷

（1）抽取脂肪。通常选择在下腹部或大腿内侧抽取脂肪。

（2）填充。于颞部发际内做注射入口，用钝针针头将脂肪颗粒均匀地注入术前标记的凹陷部位，然后轻柔塑形。

（3）术后包扎。注射针孔处可涂抹红霉素软膏，然后用小块纱布覆盖即可。

（4）并发症。包括脂肪吸收、填充部位凹凸不平、脂肪感染液化、栓塞。

3.透明质酸填充颞部凹陷

（1）一般选用中分子或大分子透明质酸进行注射。

（2）常规消毒，将透明质酸均匀注射于凹陷部位。术者可根据自己的习惯选择使用锐针或钝针，但均应轻柔操作，防止栓塞。

（3）并发症。包括透明质酸被机体吸收、栓塞。

第四节　隆颏术

一、适应证

适用于：①咬合关系正常，但下颏偏小、偏短，三庭比例不协调者；②轻度后缩的小颏畸形。

二、手术方法

1. 雕刻假体　挑选合适的假体，并进行初步的雕刻，同时在拟填充的颏部皮肤表面做出假体轮廓的标记。

2. 麻醉　双侧颏神经阻滞麻醉，辅以切口处和预分离区的骨膜表面浸润麻醉。

3. 切开分离　切开黏膜、肌肉组织至骨膜下，用骨膜剥离器于骨膜下小心剥离，按预先设计的范围分出骨膜下腔隙，显露下颌骨颏部。

4. 放置假体　将雕刻好的假体植入剥离好的腔隙，并认真调整位置，直到满意。

5. 缝合切口　用可吸收缝线将肌肉和黏膜分层缝合，然后适当加压包扎，以防假体移位。

三、并发症

隆颏术常见的并发症有血肿、感染、神经损伤等，其处理方法参见本章第一节。此外，假体隆颏术还有一个特有的并发症需要注意：如果腔隙剥离不彻底，硅胶假体植入后就无法固定好，这很可能会造成日后假体歪斜。随着时间推移，硅胶假体周围可能会形成包膜挛缩，从而造成颏外部形态不佳，这时需取出假体。

思考题

（1）下颌角肥大成形术的适应证有哪些？

（2）颧骨增高术的适应证有哪些？

（3）颧骨降低术的适应证有哪些？

（4）隆颏术的适应证有哪些？

（5）颞部凹陷填充术的手术方法有哪些？

练习题

（孙珊珊）

第十四章　面部除皱美容术

学习目标

1. 熟记面部皮肤老化的原因。

2. 了解面部皮肤老化的临床表现。

3. 熟记面部除皱美容术的适应证。

4. 掌握额部除皱术的手术方法。

5. 掌握颞部除皱术的手术方法。

6. 掌握内镜除皱术的优点。

7. 掌握面部除皱美容术的并发症。

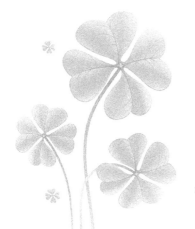

第一节　面部除皱的历史及现状

面部老化是人们从青春美丽走向衰老的最明显的标志之一，为了恢复美丽的容颜，面部除皱美容术成了美容外科广泛开展的手术之一。面部除皱美容术始于 100 多年前，随着面部解剖学的发展和人们对面部老化理论认识的逐渐深入，面部除皱美容术经历了数次重大技术革新，经历了由简到繁、分离平面由浅入深的发展过程，即从皮下分离的第一代技术、皮下分离加浅表肌肉腱膜系统（SMAS）分离的第二代技术，到骨膜下分离的第三代技术。

自 20 世纪初就有了面部除皱手术的记载。1901 年，Hollander 描述了耳前后切口的下面部除皱术。20 世纪 70 年代，产生了皮下分离加 SMAS 分离的第二代除皱技术，从而使面颊下颌区、颈部等的外形得到明显改善。1974 年，Skoog 首创 SMAS 悬吊技术，皮肤和 SMAS 作为一个单位推进，可产生强力、持久的提紧效果。1979 年，Tessier 提出了从前额到颧骨的广泛骨膜下平面分离的观点，也就是第三代骨膜下分离除皱技术。

面部除皱美容术正在朝着创伤更小的方向发展，提升和填充的理念也逐渐深入人心，手术的核心理念转变为"以求美者为中心"，根据求美者的需求和面部老化程度，为其设计综合性的治疗方案。

第二节　面部皮肤老化的原因和临床表现

一、面部皮肤老化的原因

促使面部皮肤老化的因素有很多，面部皮肤老化是体内因素和体外因素共同作用的结果。面部出现皱纹的早晚、多少、深浅等，大多与年龄、遗传、体质、生活环境、工作环境、营养状况、心理因素、全身性疾病等多方面因素有关。主要原因如下。

1. 遗传因素　有些人虽然年龄已大，但和同龄人相比，皮肤的弹性依然很好，面部皱纹也少，而且其亲属也都显得很年轻，这可能与遗传因素有关。

2. 自然老化　随着年龄的增长皮肤会出现以下变化：皮肤角质层的通透性增加，

导致角质层内含水量减少；皮肤附属器的功能减退；皮肤的新陈代谢速度减慢；皮下脂肪减少等导致皮肤出现松弛、皱纹等现象。

3．光老化　紫外线是所有体外因素中，作用最大、累积性最强的，长期紫外线照射会导致皮肤出现色素沉着，皮肤中胶原蛋白和弹性蛋白变性分解，从而出现粗糙、皱纹等现象。

4．健康状况　身心健康的人，皮肤弹性好，出现皮肤松弛、皱纹的时间较晚。否则，结果相反。

5．生活习惯　生活不规律、长期睡眠不足、面部表情过于丰富等都会加速皮肤衰老，导致皱纹的出现。

6．其他因素　长期处于干燥的环境中，或环境的突然改变、化妆品使用不当、皮肤缺乏护理等都会加速皮肤老化。

二、临床表现

面部皮肤老化实质是皮肤、SMAS 和深部组织间的进行性萎缩和松弛，导致组织松弛、下垂和移位，出现老化现象。人们通常在 30 岁左右开始出现上下眼睑皮肤松弛、眼周皮肤皱纹明显、鼻唇沟变深、泪沟变深。40 岁左右皮肤皱纹增加，眼周、额部、眉间皱纹加深，鼻唇沟明显加深。50 岁左右全面部皱纹明显，颈部皱纹出现，下睑袋明显，下颌皮肤下垂，鼻尖变扁。60 岁左右大部分皱纹形成明显的皱襞，颞颊区皮肤明显变薄。皱纹是典型的皮肤老化表现。面部皱纹分为自然性皱纹、动力性皱纹、重力性皱纹、混合型皱纹。

1．自然性皱纹　一般出生时即有，主要位于颈部，多呈横弧形。自然性皱纹与皮下脂肪的堆积有关。随着年龄增长，皱纹逐渐加深。早期的体位性皱纹不表示皮肤老化，只有逐渐加深、加重的皱纹才是皮肤老化的象征。

2．动力性皱纹　是由表情肌长期收缩所致，如额横纹、鱼尾纹、口周细纹、眉间纹等。早期只有表情收缩，皱纹才出现；当皮肤出现病理性改变，即使表情肌不收缩，动力性皱纹也不消失且长期存在。

3．重力性皱纹　是在皮肤及其深面软组织松弛的基础上，再由于重力的作用而形成的皱襞和皱纹，大多分布在颈部、下颌区、眼周、口角外侧。

4．混合型皱纹　由多种原因引起，机制较为复杂，如鼻唇沟。

第三节　面部除皱美容术

一、适应证

面部除皱美容术可使求美者面部变得年轻，获得心理上的满足和欣慰，但在做除皱手术前必须严格地掌握适应证。首先要让求美者知道，目前的除皱术矫治的是面部筋膜、肌肉及面颈部其他深部组织的松垂程度，同时可收紧皮肤。对大多数人来说，手术效果是持久的，但任何手术都不能阻止人体的衰老，随着时间的推移，皮肤仍会松弛、衰老。除皱效果维持的时间通常是 5～10 年。具体的手术适应证还要考虑求美者的面颈部老化状况、年龄、全身状况和心理状况。

1. 面颈部老化状况　面部老化主要表现为松垂和皱纹，这些表现主要有部位、性质和程度的不同。除皱手术对于重力性皱纹的术后效果较持久；对于动力性皱纹如额纹、鱼尾纹的近期效果良好。目前的除皱手术对于鼻唇沟的治疗仍不理想，对于上下唇皱纹的治疗效果仅仅是略有改善。

2. 年龄　除皱手术的适宜年龄一般为 40～60 岁，也有国外报道为 35～75 岁。近年来，30～40 岁要求做除皱手术的人明显增多，但是只能将其作为小范围局部手术的相对适应证。

3. 全身状况　无重要脏器（如心脏、肺、肝脏、肾脏等）病变，无皮肤和血液系统疾病，非瘢痕体质，高血压经内科治疗已得到有效控制。

4. 心理状况　术前应了解求美者的要求和动机，排除存在异常心理状态者。同时应向求美者说明除皱手术的时间、方法、步骤、恢复时间、预期效果、手术的局限性及并发症，这样可使求美者有必要的思想和心理准备。

二、术前准备

1. 询问病史　询问时特别注意以下几点。

（1）是否有出血性疾病、心脏病、高血压、糖尿病、传染性疾病病史。

（2）用药史及过敏史。应询问求美者是否服用过阿司匹林、维生素 E、激素等药物，若正在服用，需停药 10 天后方可手术。

（3）若有吸烟史，嘱求美者术前 2 周戒烟。

（4）手术时间应避开月经期。

2．**体格检查**　检查项目包括血常规、尿常规、出凝血时间、肝肾功能、血糖、心电图、X 线胸片等。

3．**术前准备**

（1）术前照相。包括面颈部正位、侧位和 45° 斜位的静态和动态照片。

（2）术前用药。术前 3 天每天注射止血药；精神紧张者，在术前可酌情服用镇静药。

（3）术前头发准备。术前 3 天每天用 0.1% 苯扎溴铵溶液洗头 2 次，术前 1 天将切口线两侧 2～3 cm 区域的头发剃除。

（4）医师与求美者沟通确定手术方案，签订手术知情同意书。

三、手术方法

面部除皱美容术根据求美者的年龄、皮肤松弛程度、求美者的要求、皱纹发生的部位等分为额部除皱术、颞部除皱术、中面部除皱术、面颈部除皱术，以及组合术式额颞部除皱术、颞面部除皱术、全颜面部除皱等。

1．**额部除皱术**　能消除或减少前额、眉间、鼻根的皱纹和鱼尾纹，以及眉下垂与上睑皮肤松弛。

（1）切口设计。根据发际高低，可分为发际缘切口和发际后切口，一般对前额高（6～7 cm 以上）者采用发际缘切口，对前额低（6 cm 以下）者采用发际后切口。

（2）麻醉。一般采用局部麻醉，精神紧张者可采用全身麻醉。

（3）切开剥离。按照切口线平行于毛根毛囊切开头皮至帽状腱膜下疏松组织，边切开边用头皮夹迅速止血，额区在帽状腱膜下剥离，颞区在颞深筋膜浅层表面锐性剥离，直达眶缘及眉间。

（4）表情肌的处理。先将剥离松解的额部皮瓣向前翻转，显露皱眉肌和降眉肌，将两者切断或部分切除。然后根据皱纹的情况切除部分额肌。如额部仅有较轻的细小皱纹，只切除帽状腱膜和额肌筋膜即可；如额部皱纹较严重，则应切除部分额肌。皱纹越严重，切除的额肌范围应越大。

（5）缝合切口。向上向后拉近皮瓣，先行五点固定皮肤，再分段切除多余的皮肤，在较小的张力下分层间断缝合切口。缝合时针距不能过密，皮肤张力不能过大，防止毛囊缺血、术后脱发。

2. 颞部除皱术 适用于鱼尾纹较严重者。

（1）切口设计。在颞部设计凸向后方的弧形切口。

（2）麻醉。采用局部浸润麻醉。

（3）切开剥离。按照术前设计的切口线平行于毛根的方向切开头皮达颞浅筋膜，根据术者习惯使用锐性或钝性剥离，但要掌握正确的剥离层次。过浅会损伤毛囊，导致术后脱发；过深则会损伤血管，导致出血。同时注意不要损伤颞部的神经。

（4）眼轮匝肌的处理。当剥离到眶外侧缘时，松解眼轮匝肌与皮肤之间的粘连，创面仔细止血后，向后上方提紧皮肤并切除多余部分以达到提升外眼角、消除鱼尾纹的目的。

（5）缝合切口。首先在外眦水平对应处缝合一针固定，然后分段切除多余的皮肤，切口处分层间断缝合。

3. 中面部除皱术 适用于有明显下睑袋、泪沟、颧颊沟、鼻唇沟者。

（1）切开剥离。沿下睑睫毛下约 2 mm 横向切开皮肤，在眼轮匝肌浅面向下分离达眶下缘，切开眶缘骨膜，在上颌骨与部分颧骨体的骨膜下分离。

（2）悬吊缝合。将分离后的骨膜及软组织向上提紧重叠缝合，将眼轮匝肌向外上方提紧缝合在外眦韧带上。切除多余的皮肤和眼轮匝肌，分层缝合切口。

4. 面颈部除皱术 适用于治疗颧颊部、下睑、颈部的松垂与皱纹，以及矫正鼻唇沟和鱼尾纹。

（1）切口设计。自耳轮脚起，向下紧贴耳前皱襞达耳垂，绕过耳垂，沿耳后皱襞向上，在乳突部位转向枕部。

（2）切开剥离。沿切口线切开皮肤。首先在皮下潜行分离，分离的范围：上部不要超过颧骨前方，下部可达鼻唇沟区，如鼻唇沟明显，分离可超过鼻唇沟，以离断表情肌的附着点。颈部分离范围包括两侧颌下区，下界达颈横纹，后部包括整个乳突区。

（3）SMAS- 颈阔肌瓣形成、提紧和固定。沿耳前皮肤切口前 0.5 cm 和颧弓下缘下 1.0 cm 切开 SMAS，形成三角形 SMAS 瓣。将 SMAS- 颈阔肌瓣用力提向后上方，在耳前的颧弓根处，用缝线将 SMAS 瓣后上角固定在颧弓根表面的骨膜上，缝 2 针。将耳垂下方掀起的 SMAS- 颈阔肌瓣拉向后上方，用缝线固定在耳垂后下方的三角形致密区，也可固定在乳突区的筋膜或骨膜上。最后剪除 SMAS- 颈阔肌瓣松弛、多余的部分，两切缘对合缝合。

（4）缝合切口。将面颈部皮瓣向后上方以中等张力提紧，行三点剪开固定。外眦水平相对处，此点决定外眦的高度（注：根据求美者的要求而定）；耳后乳突区，此点张力最大，应保持颈部、耳垂等处的多余皮肤平整；耳垂部位，此点处理的好坏决定了术后新形成的耳垂形态。

5．全颜面部除皱术　是将额、颞、面颈部除皱术联合应用，一次完成。术中操作步骤较多，如 SMAS- 颈阔肌瓣的形成、提紧和固定，皱眉肌、降眉肌、额肌的切断或部分切除等。由于分离平面复杂，再加上分层细致缝合，整个手术时间长达 3～4 小时，其手术创伤大。由于上述原因，不仅要求术者具有较高的技术水平，还要要求求美者具有较好的身体状况，否则宜通过分期手术完成。

6．内镜除皱术　随着医疗技术水平的提高，内镜技术已经被应用到面部除皱手术当中，主要是利用内镜监视系统及内镜专用除皱器械，通过头皮内的小切口，将下垂组织向上牵拉，然后利用新材料，将面部下垂组织重新固定。此除皱术具有切口小、瘢痕少、术后消肿快、恢复快的优点，因此，越来越受到人们的欢迎。

四、术后并发症及处理

1．血肿　是面部除皱美容术后最常见的并发症。往往于术后 8～12 小时出现。临床表现为疼痛加剧、局部肿胀、感觉功能减退或麻木、颊黏膜瘀斑。一旦确诊，应立即拆开数针缝线引流或穿刺抽吸，然后加压包扎。

2．神经损伤　除皱手术过程中一旦损伤神经可能会导致面瘫、额横纹消失、眉下垂、感觉障碍等。一旦确诊，需借助显微外科技术吻合切断的神经。

3．皮肤坏死　除皱术并发较大面积全层皮肤坏死较少见，小面积和表浅坏死却时有发生。一般与血肿、感染、皮瓣分离过薄、缝合张力过大等因素有关。因此，要消除上述因素，才能防止皮肤坏死。

4．脱发　术后脱发的发生率为 1%～3%。脱发的主要原因：头皮瓣分离过薄，损伤毛囊；使用电刀分离时损伤毛囊；张力过大，致毛囊变性；缝合时边距过宽或缝合过密导致缝缘脱发。因此，头皮瓣分离时要掌握正确的剥离平面，不宜使用电刀，应减张缝合，以减少对切口毛发的损伤。

5．增生性瘢痕　术后切口瘢痕增生常发生在耳垂周围和乳突区。如已发生瘢痕增生，可用曲安奈德做瘢痕边缘注射，同时加压包扎，此方法具有减轻瘢痕的作用。

6．色素沉着　发生在血肿、瘀斑的部位，由含铁血黄素沉积造成。多数情况下6～8 个月消退，不需要特殊治疗。

7．感觉异常　术后个别部位出现感觉丧失、感觉迟钝、麻木、瘙痒等异常情况，一般经对症治疗或采用中医针灸治疗多可逐渐缓解。严重者可考虑做神经探查及吻合术。

思考题

（1）面部皮肤老化的原因有哪些？

（2）面部皮肤老化的临床表现有哪些？

（3）面部除皱美容术的适应证有哪些？

（4）面部除皱美容术的并发症有哪些？

（孙珊珊）

第十五章 眉眼部美容手术

学习目标

1. 熟记眉眼部各种疾病的临床表现。

2. 熟记眉眼部各项手术的适应证。

3. 熟记眉眼部各项手术的禁忌证。

4. 掌握眉眼部各项手术的手术方法。

5. 了解眉眼部各项手术的术后注意事项。

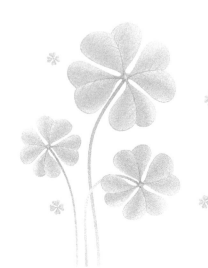

第一节　眉再造术

眉缺损可由外伤或肿瘤手术引起，也可能由疾病引起。标准眉的美学位置：眉头与内眼角保持在同一条垂直直线上；眉头与眉梢处于同一条水平线上；同侧眉梢、外眼角、鼻翼三点成一条直线；当眼睛平视前方时，眉峰应位于黑眼球外边缘的垂直线与眉毛的交汇处，一般在眉梢至眉头的 2/5 处（图 15-1-1）。

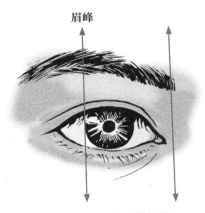

眉峰

图 15-1-1　眉的美学位置

一、适应证

（1）眉的部分或全部缺损。

（2）有足够的毛发供区。

（3）心理状态正常、要求合理、主动要求手术的眉部切除术后患者。

二、禁忌证

（1）无毛发供区或为斑秃求美者。

（2）心理状态不正常、要求不合理的眉部切除术后患者。

（3）家属坚决反对者。

（4）眼周组织有急慢性感染者。

三、手术方法

（一）头皮游离移植法

1. 手术设计　应在术前完成。求美者取坐位，如为双侧眉缺损者，用亚甲蓝绘出两侧对称的眉形；如为单侧眉缺损，则根据健侧眉毛的形态设计；如为眉毛部分缺损，则应以残余的眉毛或对侧正常眉毛作为参照。

2. 术区消毒　面部常规消毒、铺单。

3. 受区处理　按术前设计的切口线切开皮肤或瘢痕，去除多余的瘢痕组织。注意受区的瘢痕应彻底切除，以创造血供良好的受床。

4. 头皮采取　按眉毛缺损的大小裁取布样，在同侧耳后发际边缘，根据头发的方向绘出同样大小的眉形。切开头皮时刀的方向应与毛发的方向一致；对取下的头皮，应在显微镜下剔除多余的脂肪组织，注意保护毛囊。

5. 移植　受床经双极电凝器止血、生理盐水清洗后，将处理好的头皮植入受床，用 5-0 缝线缝合固定。

6. 包扎　头皮表面用小纱布块行包堆法包扎，压力适中；然后外用绷带包扎固定。

7. 拆线　拆线后，外用弹力适中的绷带继续压迫数周。

（二）毛发游离移植法

1. 手术设计　同"头皮游离移植法"。

2. 术区消毒　面部常规消毒铺单。

3. 麻醉　一般采用局部麻醉。

4. 头皮采取　于枕部头皮处绘出所需的头皮范围（比所需面积稍大），切开头皮达枕肌表面后切下头皮，缺损处直接缝合。

5. 头皮毛发移植单位的制作　在放大镜下，根据毛发簇性生长的特性制作毛发移植单位，将其置于生理盐水纱布中待用。

6. 受区处理　在毛发移植区内，每隔数毫米，用刀片斜向形成切口，深度达皮下，对切口出血用压迫止血法止血。注意切口方向应与眉毛的方向一致。将已形成制作的毛发移植单位植入切口内。

7. 包扎　局部用绷带略加压包扎数天。

（三）颞浅动脉岛状头皮瓣移植法

1. 手术设计　同"头皮游离移植法"。

2．皮瓣设计　用多普勒血流检测仪测出颞浅动脉顶支的走行路线，待长度足够后，用布样绘出所需头皮的大小。设计线用 1% 碘酊固定。

3．术区消毒　面部常规消毒、铺单。

4．麻醉　全身麻醉或局部浸润麻醉。

5．形成头皮瓣　沿颞浅动脉顶支走向标记的设计线切开皮肤、皮下组织达颞筋膜浅层，沿此层表面向两侧锐性剥离 2 cm，找到颞浅动脉和颞浅静脉后切开颞筋膜，形成包含颞浅动、静脉的蒂，远端连着岛状头皮。

6．受区处理　沿设计线切除瘢痕，深度达肌肉表面，仔细止血。自受区到耳轮脚连线形成皮下隧道，宽度与蒂的宽度一致。将已仔细止血的岛状头皮瓣经过皮下隧道转移到受区，缝合切口。供区直接缝合。酌情放置引流条。

7．包扎　术毕局部略加压包扎。

8．术后护理　术后第 1～3 天，每日观察皮瓣的血运；引流条于术后 24～48 小时拔除。

四、注意事项

（1）移植头皮的毛发应与眉毛的粗细及硬度一致，仔细选择供区。

（2）受区的瘢痕一定要彻底切除。

（3）供区和受区的止血应彻底。

（4）头皮游离移植时，皮片内的脂肪组织应尽量去除。

（5）形成颞浅岛状头皮瓣时，注意保护主干血管，止血应彻底；术后头皮瓣的回流不良时，可定时放血或加压。

第二节　上睑下垂矫正术

上睑下垂可分为先天性和后天性两种。二者又都可分为单侧或双侧。先天性上睑下垂多由上睑提肌先天性薄弱、乏力所致，亦可由动眼神经先天性发育不良所致；后者常伴有上直肌发育不良的情况。后天性上睑下垂可由神经性疾病、外力损伤、骨折压迫、瘢痕挛缩、水肿、血肿或肿瘤所致。上睑下垂矫正术的术前、术后对比如图 15-2-1 所示。

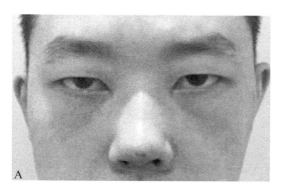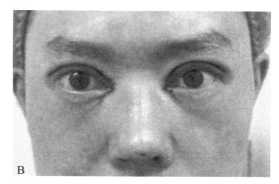

图 15-2-1　上睑下垂矫正术的术前、术后对比

A. 术前；B. 术后

一、适应证

（1）各种上睑下垂，包括先天性、后天获得性或老年性上睑下垂。

（2）心理状态正常、要求合理、主动要求手术者。

二、禁忌证

（1）重症肌无力、霍纳综合征、动眼神经损伤、面神经损伤或颅内病变引起的上睑下垂者。

（2）要求不合理，有明显心理障碍者。

（3）不能理解手术可能出现的并发症者。

（4）有出血倾向或高血压、糖尿病尚未控制者。

（5）家属坚决反对者。

（6）眶周组织有急慢性感染者。

三、术前检查

（1）测定睑裂高度，上睑缘下移 ≤ 2 mm 为轻度下垂，下移 2 ~ 4 mm 为中度下垂；下移 4 mm 以上为重度下垂。

（2）测定上睑提肌功能。

（3）测定上直肌功能。

（4）上睑有无迟滞现象。

（5）测定额肌功能。

四、手术方法

（一）上睑提肌腱膜折叠术

1. 适应证　轻度上睑下垂者。

2. 操作要点

（1）面部常规消毒、铺单。

（2）儿童用气管内插管麻醉，成人用局部浸润麻醉。

（3）手术切口依所需形成的重睑宽度而定，一般为 6~8 mm。沿设计切口线切开皮肤及眼轮匝肌后，找到上睑提肌腱膜并显露 6~8 mm，行水平褥式缝合。

（4）间断缝合皮肤切口。

（5）术后用滴眼液滴眼，术后 24 小时换药并更换敷料，术后 6~7 天拆线。

（二）上睑提肌腱膜缩短和前徙术

1. 适应证　中度或重度上睑下垂，但部分上睑提肌功能尚存者。

2. 操作要点

（1）面部常规消毒、铺单。

（2）儿童一般用气管内插管麻醉，成人一般用局部浸润麻醉。

（3）手术切口以设计的重睑宽度而定，一般宽度为 6~8 mm。沿设计切口线切开皮肤及眼轮匝肌后，找到上睑提肌腱膜，横断，根据每下垂 1 mm 缩短 4~5 mm 肌腱长度分离肌腱后，与睑板上缘固定数针。剪除多余肌腱。

（4）间断缝合皮肤切口。

（5）术后用滴眼液滴眼，术后 24 小时换药并更换敷料，术后 6~7 天拆线。

（三）额部自体阔筋膜悬吊术

1. 适应证　①上睑提肌腱膜缩短和前徙术后复发者；②重度上睑下垂且上睑提肌基本无功能者。

2．操作要点

（1）面部常规消毒、铺单。

（2）儿童一般用气管内插管麻醉，成人一般用局部浸润麻醉。

（3）于大腿外侧切取一条阔筋膜，并形成宽约 0.5 cm 的筋膜条备用。

（4）手术切口按所需形成的重睑宽度而定，一般为 6～8 mm。沿设计切口线切开皮肤及眼轮匝肌达睑板前，在眉毛上缘形成 3 个深达额肌表面的小切口，将筋膜条经此小切口与上睑板相连，形成"W"形悬吊。

（5）间断缝合皮肤切口。

（6）术后用滴眼液滴眼，术后 24 小时换药并更换外敷料，术后 6～7 天拆线。筋膜供区切口术后 14 天拆线。

（四）叉形额肌腱膜（或额肌瓣）悬吊术

1．适应证　①经上睑提肌腱膜缩短和前徙术后复发者；②重度上睑下垂且上睑提肌基本无功能者。

2．操作要点

（1）面部常规消毒、铺单。

（2）儿童一般用气管内插管麻醉，成人一般用局部浸润麻醉。

（3）手术切口按所需形成的重睑宽度而定，一般为 6～8 mm。沿设计切口线切开皮肤及眼轮匝肌至睑板上缘，沿眼轮匝肌下分离至眉部的上皮下，找到额肌腱膜后向下牵引，中央分叉后与睑板上缘固定缝合。局部放置引流条。

（4）间断缝合皮肤切口，加压包扎。

（5）术后用滴眼液滴眼，术后 24 小时换药并更换敷料，术后 6～7 天拆线。

五、注意事项

（1）上睑缘应上提到角膜上缘或其下方 2 mm 以内。

（2）术后患眼应减少运动，眶额部加压包扎。

（3）术后早期注意预防暴露性角膜炎。

第三节　上睑松垂矫正术

面部老化的特征之一就是出现上睑松垂，术前医师应全面了解求美者上睑的老化松弛情况，对于手术可能达到的效果必须正确估计，并向求美者交代清楚。上睑松垂矫正术的术前、术后对比如图 15-3-1 所示。

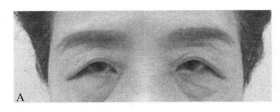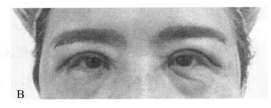

图 15-3-1　上睑松垂矫正术的术前、术后对比

A. 术前；B. 术后

一、适应证

（1）心理状态正常、主动要求眼睑美容者。

（2）上睑皮肤松垂、臃肿，睫毛平垂或内翻。

（3）双侧上睑因皮肤松弛而不对称。

二、禁忌证

（1）有心理障碍者或要求不切合实际者。

（2）眼周组织有急慢性感染者，或高血压、糖尿病尚未控制者。

（3）面瘫所致的睑裂闭合不全者。

（4）各种原因所致的眼球前突或退缩者或伴有上睑下垂者。

三、手术方法

（1）面部常规消毒、铺单。

（2）局部浸润麻醉。

（3）按正常重睑宽度设计切口线，判断多余皮肤，绘出拟去除皮肤的量，在外眦处设计延长切口。切除多余皮肤和眼轮匝肌。

（4）将皮肤切口缘与深面的睑板前组织间断缝合在一起。

（5）术后 24 小时换药，术后 5 天拆线。

四、注意事项

（1）术中准确判断应切除的松弛皮肤的量，争取使两侧对称。根据皮肤松弛情况，切口可向两侧延伸。

（2）必要时可切除部分眶脂肪。

（3）局部应彻底止血。

（4）切口和深面的睑板前组织固定时位置应适中，以避免睑外翻。

第四节 重睑成形术

案例导入

刘某，女，23 岁，大学毕业后得到了一个酒店前台收银的工作机会。考虑到职业对个人形象气质的要求，刘某决定对自己的外貌进行轻微的调整。考虑到自己是典型的单眼皮，同时由于眼轮匝肌较为肥厚而更显得"双眼无神"，于是在好友的陪同下，刘某来到了当地有名的整形美容医院。

思考：

刘某适合采用哪种重睑成形手术方法？该手术方法的优点是什么？

重睑俗称双眼皮，为睁眼时在上睑出现的一条皮肤皱襞，它的出现为平坦的上睑增添了一条靓丽的分割线。与单睑相比，重睑的皮肤和眼轮匝肌较薄，对上睑提肌的阻力较小，使上睑的运动更灵活。在静态下，重睑增大了上睑的皮肤折叠面积，一方面增加了睑裂高度，使眼睛的大小和外形与周围器官更协调，另一方面减轻了上睑皮肤在睑缘的堆积，避免给人以臃肿的感觉。与西方人相比，东方人多无上睑皱襞，单睑占50%以上，以眼窝丰满、睑裂较小、眦角较小、内眦赘皮多见。因此，重睑成形术是东方人最常选择的美容手术。

一、重睑形成的解剖因素

与单睑相比，重睑的上睑提肌腱膜除了附着于睑板上缘外，还有一部分肌纤维穿过眶隔和眼轮匝肌而附着于上睑皮下，在睁眼时牵拉上睑皮肤及其睑板而出现重睑。而单睑的上睑提肌腱膜仅附着于睑板，无肌纤维附着于上睑皮肤，所以在睁眼时呈现"单眼皮"。

二、重睑成形术的原理

重睑成形术又称双眼皮成形术，是美容外科最常见的手术之一。针对不同的重睑成形术病例，手术方法也不尽相同。一般分为切开法和埋线法两大类。每一类又派生出很多种术式，加起来不下百种。但不论采取何种术式，基本的原理和方法都是一致的。即让眼睑皮肤与上睑提肌腱膜建立起联系，使睁眼时上睑皮肤能凹陷形成重睑沟。

三、重睑的分型

重睑有以下3种分型：①开扇型，重睑线内窄外宽，给人以妩媚、清秀之感，适合于大多数人；②平行型，重睑线内外等宽，给人以庄重、大眼睛的感觉，适合于圆形脸、方形脸；③新月型，重睑皱襞在内眦和外眦处较窄，而在中间部较宽，此型临床应用较少。

四、术前设计

重睑线的宽度一般为6～7 mm，但也要告知求美者，如果只做5～6 mm宽，虽然术后1个月内显得很自然，但术后2～3个月或更久以后，重睑线就会不明显，而呈现所谓的"隐双"。有的求美者希望自己的眼皮宽一些，那么也可以选择宽度为8 mm；有一些求美者喜欢所谓的"欧式双眼皮"，宽度甚至达到9～10 mm。术前医师应认真听取求美者的要求，然后再根据其眼部条件施行手术。重睑成形术的术前、术后对比如图 15-4-1 所示。

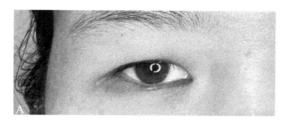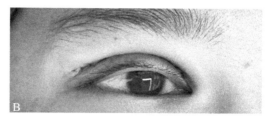

图 15-4-1　重睑成形术的术前、术后对比

A. 术前；B. 术后

五、手术方法

（一）切开法

1．适应证

（1）心理状态正常、主动要求眼睑美容的求美者。

（2）上睑皮肤无重睑皱褶，或伴有皮肤轻微松垂而遮盖睑缘。

（3）上睑臃肿，睫毛平垂或内翻。

（4）双侧上睑重睑不对称或仅有单侧重睑。

2．禁忌证

（1）有心理障碍者或要求不切合实际者。

（2）眼周组织有急慢性感染者，或高血压、糖尿病尚未控制者。

（3）面瘫所致的睑裂闭合不全。

（4）各种原因所致的眼球前突或退缩者或伴有上睑下垂者。

3．操作方法及程序（图 15-4-2）

（1）面部常规消毒、铺单。

（2）局部浸润麻醉。

（3）按正常重睑宽度设计切口线，切开皮肤、眼轮匝肌，按设计量切除松弛的皮肤。

（4）将皮肤切口缘与深面的睑板前组织间断缝合在一起。

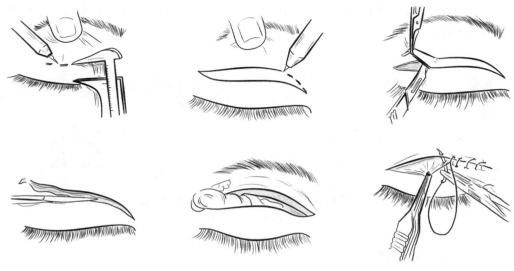

图 15-4-2　切开法的手术操作程序

4．注意事项

（1）术中准确判断应切除的松弛皮肤的量，争取使两侧对称。

（2）必要时可切除部分眶脂肪。

（3）局部应彻底止血。

（4）切口和深面的睑板前组织固定时位置应适中，不要形成人为的睑外翻。

5．优缺点

（1）优点。切开法手术视野内的解剖结构清晰，故而操作准确，止血彻底，可一并切除松弛的上睑皮肤或过多的眶脂肪；手术形成的重睑可长久保持。

（2）缺点。手术创伤大，操作复杂，术后肿胀严重，恢复时间长，切口留有线形瘢痕。

（二）埋线法

1．适应证　适用于上睑皮肤较薄、无松弛下垂和脂肪不多的单睑求美者。

2．禁忌证　上睑呈"肿泡眼"外观或上睑皮肤明显松弛下垂者。

3．操作方法及程序

（1）面部常规消毒、铺单。

（2）局部浸润麻醉。

（3）按照预定的重睑线将缝线埋置于皮内，使眼睑下层皮肤与上睑提肌腱膜充分粘连。

（4）术后用金霉素或红霉素眼膏外涂，或者使用纱布加压包扎，次日打开，清洁消毒。

4．优缺点

（1）优点。操作简便易行，术后效果不佳时可改用切开法修正。

（2）缺点。术后组织水肿明显，部分求美者形成的重睑可能随着时间的推移而逐渐变浅或消失。

六、术后常见并发症及其处理

1．感染　一般由无菌操作不严、手术操作粗暴等因素造成。一旦发生感染，应予以抗生素控制感染，同时拆除切口部分缝线，做引流、换药处理。

2．血肿　多数由术中止血不彻底导致。轻者于手术72小时后进行热敷以促进其吸收；重者须及时拆除部分缝线，清除血肿，彻底止血后适当加压包扎。

3．重睑线消失　多见于埋线法时缝线未挂住睑板或上睑提肌腱膜，也可见于切开法时睑板前组织去除不够而使重睑沟消失。遇到这种情况只能再次手术。

4．上睑凹陷　主要是眶脂肪切除过多所致，其次是眶隔膜与前面的组织粘连所致。对于此并发症，关键在于预防，一旦发生，轻者可不用处理，重者可用自体真皮或脂肪移植来矫正。

5．睑裂闭合不全　主要是由上睑皮肤切除过多、眼轮匝肌切除过多或损伤严重以及上睑瘢痕增生等造成。轻者不必处理，重者于术后3个月酌情通过手术矫正。

知识链接

美容手术效果能长久保持吗？

人造的美和天然的美一样，都要经历自然老化的过程。每个年龄段的人的皮肤和体型都会产生很大的变化，这是一种正常的生理现象，任何人都没办法避免。有的人天生就有重睑，年轻时眼部周围的皮肤紧致，看起来很好看；但过了30岁，皮肤变得松弛，眼睑下垂，就没那么好看了。因此，30岁时做的美容手术，在50岁时不一定仍然好看。

第五节　下睑袋矫正术

下睑老化主要表现在下睑皮肤松弛、眼轮匝肌肥厚并松弛、眶脂肪突出，三种情况可能单独存在或其中某两种合并存在，也有的三者并存，常称为下睑袋（图 15-5-1）。

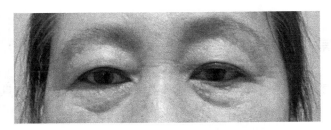

图 15-5-1　下睑老化而出现下睑袋

一、经皮肤入路下睑袋切除术

（一）适应证

（1）心理状态正常、主动要求眼睑美容的求美者。

（2）下睑皮肤松弛、眶脂肪明显外突或同时有眼轮匝肌松弛或睫毛内翻者。

（二）禁忌证

（1）有心理障碍者或要求不切合实际者。

（2）眶周组织有急慢性感染者，或高血压、糖尿病尚未控制者。

（3）面瘫所致的睑裂闭合不全。

（4）各种原因所致的眼球前突或退缩者。

（5）要求保留下睑眼轮匝肌者。

（三）操作方法及程序

（1）面部常规消毒、铺单。

（2）一般用局部浸润麻醉。

（3）距下睑睫毛外侧 1～2 mm 处绘出切口线，至外眦处向外下适当延长切口。切开皮肤、眼轮匝肌至眶隔前，打开眶隔，切除内、中和外脂肪球。注意结扎止血。嘱求美者张口并向上看，将下睑眼轮匝肌肌皮瓣舒展平抚后切除多余的皮肤肌肉组织。

（4）间断缝合皮肤切口。

（四）注意事项

（1）术中准确判断应切除的松弛皮肤和眼轮匝肌的量，争取使两侧对称。

（2）术中可根据局部组织的松弛情况行眼轮匝肌或眶隔腱膜悬吊术。

（3）局部应彻底止血。

（4）切除组织要适量。

二、经结膜入路下睑袋眶脂肪切除术

（一）适应证

（1）心理状态正常、主动要求眼睑美容的求美者。

（2）下睑眶脂肪明显外突但皮肤和眼轮匝肌不松弛者。

（二）禁忌证

（1）有心理障碍者或要求不切合实际者。

（2）眼周组织有急慢性感染者，或高血压、糖尿病尚未控制者。

（3）面瘫所致的睑裂闭合不全。

（4）各种原因所致的眼球前突或退缩者。

（三）操作方法及程序

（1）面部常规消毒、铺单。

（2）一般用局部浸润麻醉。

（3）于下睑板近穹隆侧切开睑结膜，用眼科剪锐性剥离眶隔膜，切除疝出的脂肪组织，注意止血。可视情况决定是否缝合切口。

（四）注意事项

（1）术前应确定多余眶脂肪的位置，切除量应两侧对称。

（2）局部应彻底止血。

（3）切除组织时，不要损伤其他组织。

第六节　睑外翻矫正术

睑外翻是下睑结膜向外翻转，致眼睑与眼球不能密切接触、睑裂闭合不全。

一、V-Y 成形术和 Z 成形术

（一）适应证

（1）适用于轻度睑外翻（如垂直于睑缘的线形瘢痕所致的睑外翻）不伴有局部组织缺损者。

（2）心理状态正常、主动要求手术者。

（二）禁忌证

（1）有心理障碍者或要求不切合实际者。

（2）眼周组织有急慢性感染者，或高血压、糖尿病尚未控制者。

（三）操作方法及程序

（1）面部常规消毒、铺单。

（2）儿童一般用气管内插管麻醉，成人一般用局部浸润麻醉。

（3）根据瘢痕的方向设计"V-Y"形切口线或"Z"字形切口线。切开皮肤，松解皮下瘢痕粘连后，仔细止血，缝合切口。

（四）注意事项

（1）必须彻底松解皮下瘢痕。

（2）应适当修整局部多余的皮肤组织。

二、下睑眼轮匝肌条悬吊术

（一）适应证

（1）下睑袋切除术所致的轻度下睑外翻且局部眼轮匝肌较丰富者。

（2）心理状态正常、主动要求手术者。

（二）禁忌证

（1）有心理障碍者或要求不切合实际者。

（2）局部眼轮匝肌已不够者。

（3）眼周组织有急慢性感染者，或高血压、糖尿病尚未控制者。

（三）操作方法及程序

（1）面部常规消毒、铺单。

（2）一般用局部浸润麻醉。

（3）沿原下睑袋切除术的切口线切开皮肤和眼轮匝肌，形成眼轮匝肌肌皮瓣，并将外眦处的眼轮匝肌从皮肤上剥离约 1 cm，形成局部肌瓣。在外眦韧带下方将肌瓣分离到眶外侧缘骨膜，并将肌瓣固定到骨膜上。直接缝合皮肤切口。

（四）注意事项

（1）可根据情况决定是否切除原切口瘢痕。

（2）固定肌瓣时应注意悬吊的张力是否合适。

（3）可适当修整局部多余的皮肤组织。

三、下睑筋膜条悬吊术

（一）适应证

（1）面神经麻痹所致的下睑外翻者。

（2）心理状态正常、主动要求手术者。

（二）禁忌证

（1）有心理障碍者或要求不切合实际者。

（2）眼周组织有急慢性感染者，或高血压、糖尿病尚未控制者。

（三）操作方法及程序

（1）面部、大腿常规消毒、铺单。

（2）儿童一般用气管内插管麻醉，成人一般用局部浸润麻醉。

（3）在大腿外侧用筋膜采取器采取一条 15 cm × 1 cm 的筋膜条备用。

（4）分别在颞部发际、外眦、内眦和眉间区设计小切口，用筋膜导引器形成皮下隧道。将筋膜条经此隧道导入皮下，形成"U"形悬吊。缝合颞部和眉间皮肤切口时注意固定筋膜条，使其保持一定的张力。

（5）术后 24 小时换药，术后 5~7 天拆线。

（四）注意事项

悬吊时注意下睑的上提高度。

四、下睑紧缩术

（一）适应证

（1）麻痹性睑外翻和老年性睑外翻。

（2）心理状态正常、主动要求手术者。

（二）禁忌证

（1）有心理障碍者或要求不切合实际者。

（2）眼周组织有急慢性感染者，或高血压、糖尿病尚未控制者。

（三）操作方法及程序

（1）面部常规消毒、铺单。

（2）儿童一般用气管内插管麻醉，成人一般用局部浸润麻醉。

（3）按睑缘切口切开皮肤、眼轮匝肌，形成皮肤－眼轮匝肌瓣和睑板－结膜两层组织瓣。内层组织瓣靠近外眦处，根据下睑的松弛程度，楔形切除部分睑板－结膜组织，缝合。必要时可在皮肤－眼轮匝肌瓣的外侧做一纵向切口，同样切除楔形组织，以加大局部的张力。直接缝合睑缘切口。

（4）术后 24 小时换药，术后 5～7 天拆线。

（四）注意事项

（1）皮肤－眼轮匝肌瓣和睑板－结膜两层组织瓣的纵向切口线一般不在同一位置。

（2）切除的量要适中。

五、局部皮瓣转移术

（一）适应证

（1）轻度睑外翻（如局限性片状瘢痕所致的睑外翻）且伴有局部组织缺损者。

（2）心理状态正常、主动要求手术者。

（二）禁忌证

（1）有心理障碍者或要求不切合实际者。

（2）眼周组织有急慢性感染者，或高血压、糖尿病尚未控制者。

（三）操作方法及程序

（1）面部常规消毒、铺单。

（2）儿童一般用气管内插管麻醉，成人一般用局部浸润麻醉。

（3）沿着睑缘切开瘢痕，彻底松解使眼睑复位；根据缺损的大小设计皮瓣并修复缺损；供区直接缝合。

（4）术后 24 小时换药，术后 5～7 天拆线。

（四）注意事项

（1）松解切口线时应贯穿瘢痕的全程。

（2）必须彻底松解皮下瘢痕。

（3）应适当修整局部多余的皮肤组织。

六、皮片游离移植术

（一）适应证

（1）较严重的睑外翻者。

（2）已影响眼球功能者。

（3）心理状态正常、主动要求手术者。

（二）禁忌证

（1）有心理障碍者或要求不切合实际者。

（2）眼周组织有急慢性感染者，或高血压、糖尿病尚未控制者。

（三）操作方法及程序

（1）面部常规消毒、铺单。

（2）儿童一般用气管内插管麻醉，成人一般用局部浸润麻醉。

（3）距睑缘 2 mm 处切开皮肤或瘢痕，松解瘢痕粘连，使眼睑复位。裁取布样。在耳后或其他供区取下同样大小的中厚或全厚皮片。供区直接缝合。受区仔细止血后，植入皮片，局部打包包扎。

（四）注意事项

（1）瘢痕下松解要彻底。

（2）松解切口时应达两侧的内眦和外眦。

（3）皮片移植应适当矫枉过正。

（4）必要时行上下睑粘连术。

第七节　眼睑缺损修复术

眼睑的全层缺失及部分缺失称为眼睑缺损。缺损可大可小，小者如切迹状，大者包括整个眼睑。缺损分为先天性和后天性两种。后天性眼睑缺损常由外伤所致，也有眼部肿瘤切除所致者。有的求美者同时伴有眼球的损伤。

一、眼睑缺损直接缝合

（一）适应证

眼睑缺损比例小于 1/4。

（二）禁忌证

（1）缺损比例大于 1/3，或实际操作中无法缝合者；或虽然能直接缝合，但会影响眼睑功能和外观者。

（2）有心理障碍者或要求不切合实际者。

（3）眼周组织有急慢性感染者，或高血压、糖尿病尚未控制者。

（三）操作方法及程序

（1）面部常规消毒、铺单。

（2）儿童一般用气管内插管麻醉，成人一般用局部浸润麻醉。

（3）将瘢痕以及肿物切除后，将缺损区形成三角形，逐层缝合。

（四）注意事项

睑缘应对合准确。

二、眼睑皮肤及睑板结膜推进法

（一）适应证

适用于靠近睑缘，横径长、纵径短的缺损。

（二）禁忌证

（1）缺损的纵径长。

（2）有心理障碍者或要求不切合实际者。

（3）眼周组织有急慢性感染者，或高血压、糖尿病尚未控制者。

（三）操作方法及程序

（1）面部常规消毒、铺单。

（2）儿童一般用气管内插管麻醉，成人一般用局部浸润麻醉。

（3）将瘢痕以及肿物切除后，根据情况沿睑缘形成皮肤 – 眼轮匝肌瓣和睑板结膜瓣，分别推进缝合。如仅为皮肤缺损，也应形成皮肤 – 眼轮匝肌瓣后推进缝合。

（四）注意事项

（1）睑板缝合线和皮肤 – 眼轮匝肌瓣的缝合线不应在同一位置。

（2）修复区的睑缘无睫毛。

三、对侧眼睑组织带蒂修复眼睑缺损

（一）适应证

眼睑缺损范围较大，而对侧可提供适当量的眼睑组织者。

（二）禁忌证

（1）对侧眼睑同时缺损者。

（2）有心理障碍者或要求不切合实际者。

（3）眼周组织有急慢性感染者，或高血压、糖尿病尚未控制者。

（三）操作方法及程序

（1）面部常规消毒、铺单。

（2）儿童一般用气管内插管麻醉，成人一般用局部浸润麻醉。

（3）妥善处理缺损后，根据缺损情况在对侧眼睑形成适当大小的睑板结膜瓣或眼睑全层组织瓣，推进或旋转到缺损处，缝合。

（4）如需断蒂，可在 3 周后进行。

（四）注意事项

（1）应避免供瓣区形成新的明显畸形。

（2）断蒂时间可适当延长，特别是睑板结膜瓣。

四、眼睑全缺损的修复

（一）适应证

上睑或下睑的全缺损，局部炎症已控制，全身状况良好者。

（二）禁忌证

（1）有心理障碍者或要求不切合实际者。

（2）眶周组织有急慢性感染者，或高血压、糖尿病尚未控制者。

（三）操作方法及程序

（1）面部常规消毒、铺单。

（2）儿童一般用气管内插管麻醉，成人一般用局部浸润麻醉。

（3）处理缺损缘。

（4）可采用鼻中隔黏膜－软骨复合组织游离移植作为衬里；耳郭皮肤－软骨复合组织游离移植或同种异体巩膜移植等，如仅为结膜缺损，可利用残余的结膜转移或口腔黏膜游离移植，也可采用羊膜移植再造结膜。

（5）根据情况选择颊部扇形旋转皮瓣、颞部旋转皮瓣，颞浅动脉岛状皮瓣或前额扩张皮瓣带蒂转移等方法修复缺损皮肤。前额扩张皮瓣带蒂转移需 3 周后断蒂。

（四）注意事项

（1）上睑重建时，再造组织应尽量薄，同时应考虑动力的再造或修复。

（2）局部皮瓣转移的切口一般设计为弧形，其最高点一般应高于外眦水平。

（3）术后修复区的睑缘无睫毛，故术后应考虑行睫毛再造术。

第八节　内眦赘皮矫正术

内眦赘皮是指在内眦角前方的一片垂直的皮肤皱襞。其掩盖着眦角，使内眦角角度较小，还遮挡了部分视野，使有重睑的人只能形成"半双"，从而影响眼的美观。

一、单"Z"字改形术

（一）适应证

（1）适用于轻度内眦赘皮或瘢痕性内眦赘皮。

（2）心理状态正常，要求合理，能正确理解手术后可能形成皮肤瘢痕者。

（二）禁忌证

（1）有心理障碍者或要求不切合实际者。

（2）眼周组织有急慢性感染者，或高血压、糖尿病尚未控制者。

（三）操作方法及程序

（1）面部常规消毒、铺单。

（2）儿童一般用气管内插管麻醉，成人一般用局部浸润麻醉。

（3）根据内眦赘皮的方向设计"Z"字改形切口线，切开皮肤，形成两瓣，松解皮下的眼轮匝肌束，交叉缝合皮瓣。

二、双"Z"字改形术

（一）适应证

（1）弧形内眦赘皮。

（2）心理状态正常，要求合理，能正确理解手术后可能形成皮肤瘢痕者。

（二）禁忌证

（1）有心理障碍者或要求不切合实际者。

（2）眼周组织有急慢性感染者，或高血压、糖尿病尚未控制者。

（三）操作方法及程序

（1）面部常规消毒、铺单。

（2）儿童一般用气管内插管麻醉，成人一般用局部浸润麻醉。

（3）根据内眦赘皮的方向，于上睑和下睑分别设计"Z"字改形切口线，切开皮肤，形成皮瓣，松解皮下的眼轮匝肌束，交叉缝合皮瓣。

三、四瓣法矫正内眦赘皮

（一）适应证

（1）严重的内眦赘皮或瘢痕性内眦赘皮。

（2）心理状态正常，要求合理，能正确理解手术后可能形成皮肤瘢痕者。

（二）禁忌证

（1）有心理障碍者或要求不切合实际者。

（2）眼周组织有急慢性感染者，或高血压、糖尿病尚未控制者。

（三）操作方法及程序

（1）面部常规消毒、铺单。

（2）儿童一般用气管内插管麻醉；成人一般用局部浸润麻醉。

（3）根据墨氏手术的设计原则，绘出切口线，切开皮肤，形成四瓣，松解皮下的眼轮匝肌束，交叉缝合皮瓣。

第九节　睑裂开大术

睑裂狭小是指睑裂宽度较正常者为小，临床常见的是先天性小眼症。睑裂宽度较正常人缩小的另一个原因是外伤或感染引起的眦角睑缘粘连。

一、外眦松解术

（一）适应证

（1）眼睑痉挛所致的睑裂变形，或行眼睑缺损修复术后。

（2）心理状态正常，要求合理，能正确理解手术后可能形成皮肤瘢痕者。

（二）禁忌证

（1）有心理障碍者或要求不切合实际者。

（2）眼周组织有急慢性感染者，或高血压、糖尿病尚未控制者。

（三）操作方法及程序

（1）面部常规消毒、铺单。

（2）儿童一般用气管内插管麻醉，成人一般用局部浸润麻醉。

（3）于外眦联合处剪开皮肤和眼轮匝肌，根据情况可剪断外眦韧带上支或下支，甚至可全部剪断，必要时可在外眦韧带的上、下方彻底分离，止血后缝合皮肤。

（四）注意事项

（1）本术式可松解外眦 5 mm 左右。

（2）不切开结膜。

二、眦角开大术

（一）适应证

（1）睑裂狭小、外伤所致的睑缘粘连等。

（2）心理状态正常，要求合理，能正确理解手术后可能形成皮肤瘢痕者。

（二）禁忌证

（1）有心理障碍者或要求不切合实际者。

（2）眼周组织有急慢性感染者，或高血压、糖尿病尚未控制者。

（三）操作方法及程序

（1）面部常规消毒、铺单。

（2）儿童一般用气管内插管麻醉，成人一般用局部浸润麻醉。

（3）于外眦联合处全层切开，在结膜下行锐性分离，使结膜充分游离后，在切口的顶部缝合结膜和皮肤。

（四）注意事项

（1）如上睑较短，可采用延长上睑的 Blaskovics 手术。

（2）应充分游离切口周围的结膜，以减少缝合时的张力。

（3）必要时应修整新形成的睑缘。

（4）如新形成的睑缘过长，可考虑行睫毛再造术。

思考题

（1）重睑成形术的原理是什么？

（2）内眦赘皮矫正术的手术方法有哪些？

（3）重睑成形术的手术方法有哪些？

（4）上睑下垂与上睑松垂有什么区别？

练习题

（高培培）

第十六章　鼻部美容手术

学习目标

1. 熟记鼻部手术的手术切口。
2. 熟记隆鼻术的适应证与禁忌证。
3. 掌握隆鼻术的术后常规处理方法。
4. 熟记隆鼻术的并发症。
5. 了解驼峰鼻的手术要点。

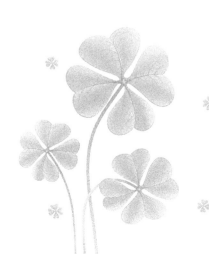

第一节　鼻部的形态美学及手术入路

一、外鼻的结构特点

鼻锥体包括外被组织、支架结构和支撑系统，从浅到深分别为表皮、真皮、皮下脂肪、肌肉筋膜层、覆盖软骨或骨的软骨膜或骨膜，以及鼻腔黏膜等。

（一）皮肤

鼻上 2/3 部分的皮肤较薄，活动性较大；下 1/3 部分，尤其是鼻尖腹部（小叶）部位，皮肤变厚，皮脂腺丰富，与下方结构附着得更紧密。

（二）鼻的支持结构

1. 鼻骨　鼻骨为成对的长方形骨板，两骨在中线处相互连接，上厚下薄，上窄下宽；鼻骨向上与额骨鼻部相连接，两侧由上颌骨额突支撑，鼻骨下端在眶下缘水平向下与侧鼻软骨相连。侧面观，鼻骨从解剖学鼻根点起向后略凹陷，在鼻根部最凹处向下前走行，中线处连于鼻中隔软骨。鼻的骨性支架由鼻骨、上颌骨额突和额骨鼻部形成。上颌骨额突支撑于鼻骨两侧，在鼻骨的下方与侧鼻软骨相连。

2. 侧鼻软骨（侧翼软骨）　侧鼻软骨为成对的 2 块，均呈三角形，在中线处与中隔软骨结合为一体：上方与鼻骨相连时，多移行于鼻骨下方，两侧与上颌骨额突紧密结合；下方为游离缘，与鼻翼软骨通过软组织连接。有时侧鼻软骨与鼻翼软骨间有小籽骨存在。侧鼻软骨与鼻骨共同构成鼻上部的锥形形态。侧鼻软骨的外侧面附有相应的肌肉，呼吸运动时，侧鼻软骨有一定的活动度；内侧面被鼻黏膜覆盖，形成鼻腔的一部分；后方以致密组织和梨状孔韧带相连。侧鼻软骨向下逐渐增厚，其游离缘与鼻翼软骨的相邻处借结缔组织相连，在行鼻尖整形术时常被切断。

3. 鼻翼软骨（大翼软骨）　鼻翼软骨为成对的 2 块，共同构成鼻尖和鼻小柱上半部分的支撑结构，包括外侧脚、中脚和内侧脚三部分。两侧外侧脚构成鼻尖的上小叶，两侧中脚构成鼻尖的下小叶，两侧内侧脚则为鼻小柱的支架。内侧脚的转折处为鼻小柱的起点，称为鼻翼软骨穹隆部，是构成鼻尖的支柱。两侧鼻翼软骨在鼻小柱起始处借结缔组织相连，在与鼻软骨相邻处亦借结缔组织相连。鼻尖整形术时，此间的连接均被切断。在内侧脚的上缘，鼻翼软骨与鼻中隔间也存在结缔组织形成的韧带。内侧脚的下方则相互分离，构成鼻小柱基底部分。

4. 鼻中隔软骨　鼻中隔将鼻腔分为左、右两个部分，由骨性部分和软骨组成。骨性部分由筛骨的垂直板和犁骨组成。鼻中隔软骨可作为鼻整形的软骨供区，借此以鼻延长及强化鼻小柱支撑力等作用。鼻中隔轻度偏曲属于正常，如有显著偏曲，并致鼻外形异常甚至引发通气障碍，需行手术矫正。籽骨存在于侧鼻软骨、鼻翼软骨、鼻中隔软骨之间或者周围，是由连续的软骨膜连接的星点状软骨。其中，鼻翼软骨外侧脚与连接梨状孔的籽骨形成鼻锥体基部的 3/4 软骨环。

（三）肌肉

鼻部肌肉由鼻内肌群（都起于和止于鼻内区域）及鼻外肌群（由 3 对肌肉组成）构成。

1. 鼻部的肌肉　与鼻部解剖相关的肌肉包括皱眉肌、降眉肌和鼻肌。

（1）皱眉肌。位于眼轮匝肌眶部及额肌的深面、两侧眉弓之间，起自额骨鼻部，肌纤维斜向外上，止于眉部皮肤。此肌收缩时牵拉眉部向内下运动，鼻根部皮肤产生纵沟，出现皱眉的表情（疼痛时的表情）。皱眉肌受面神经颞支支配。

（2）降眉肌。又称鼻根肌，为额肌的延续部分，起自鼻骨下部的鼻背筋膜和鼻背板的上部，于中线两侧向上，其肌纤维与额肌内侧部的肌纤维相延续，止于眉间部皮肤。此肌收缩时牵拉眉间部皮肤向下，使鼻根部产生横纹，还可上提鼻背、缩短外鼻长度和张大鼻孔。

（3）鼻肌。分为横部和翼部。横部位于外鼻下部的两侧皮下，起自尖牙根部上方，在上唇提肌深面，止于鼻背。此肌收缩使鼻孔缩小，同时也牵动鼻前庭缩小，故又称鼻孔缩小肌或压鼻孔肌。翼部又称鼻孔开大肌，较弱小，位于横部的下方，起自外侧切牙上方，经鼻翼外侧行向内上，止于鼻孔缘或者鼻翼软骨的外侧面。此肌收缩牵动鼻翼向外下方扇动，并能使鼻孔扩大。

2. 降鼻中隔肌　降鼻中隔肌分为深、浅两部：浅部起自口轮匝肌；深部起自上颌中切牙的牙槽骨，止于鼻中隔软骨下面，作用为使前鼻中隔下降。此肌在行鹰钩鼻整形时应适当切除。降鼻中隔肌可加重鼻尖下垂和上唇短缩。

二、鼻部的美学参数

鼻锥体的美学分析是认识、评价以及拟订鼻部整形方案的重要过程。外鼻是一个三角形锥体，位于面中 1/3 处。

（一）鼻锥体和面部角度

1. 鼻唇角　鼻小柱前端至鼻底与鼻底至上唇红间的夹角，亚洲人为 90°～105°。

2. 鼻面角　鼻根垂线与鼻背线的夹角，亚洲人为 29°～33°。

3. 鼻额角　鼻背与前额至鼻根间斜面交角，亚洲人为 120°～135°。

（二）鼻锥体平面长度测量评定

1. 鼻长　理想鼻长为面长的 1/3。亚洲人鼻长男性约为 51.5 mm，女性约为 47.1 mm。

2. 鼻宽　亚洲人鼻宽男性约为 38 mm，女性约为 34.1 mm。

3. 鼻高　以鼻根在两眼内眦连线上的垂直高度作为测定指标，理想高度男性为 12 mm，女性为 11 mm。有时也以鼻根和上睑连线之间的差值作为测定指标，并根据鼻根高度确定鞍鼻的诊断。

（1）鞍鼻畸形。面部正侧位时，鼻根部低于双上睑缘的水平连线，鼻梁低平，鼻面角小于 25°。

（2）严重鞍鼻。面部正侧位时，鼻根部低于双上睑缘水平连线的 5 mm 以上。

（3）平鼻。面部正侧位时，鼻根部和双上睑缘的水平连线持平。

（4）常鼻。面部正侧位时，鼻根部高于双上睑缘的水平连线。

三、鼻部手术切口

鼻整形的手术切口很多，分鼻内切口、鼻外切口及鼻内外联合切口。

（一）鼻内切口

1. 鼻中隔贯通切口　鼻前庭入路，于中隔前做纵向切口，常用于鼻中隔整形手术。

2. 软骨间切口　鼻腔入路，于侧鼻软骨与鼻翼软骨之间做横向切口，常用于鼻尖及鼻翼整形等。

3. 软骨内切口　鼻腔入路，于鼻翼软骨中央做横向切口，常用于鼻尖及鼻翼整形等。

4. 软骨下切口　于鼻翼软骨下缘做横向切口，常用于鼻尖、鼻翼及鼻背整形等。

5. 鼻翼边缘切口　于鼻翼边缘稍内面做边缘切口，常用于鼻尖、鼻翼、鼻骨及鼻小柱整形。

（二）鼻外切口

1. 蝶形或飞鸟切口　即位于鼻翼缘外面、鼻尖及鼻小柱表面的切口。
2. 小柱边缘切口　即位于鼻小柱边缘的纵向切口。
3. 小柱中线切口　即位于鼻小柱中线的纵向切口。
4. 鼻底"人"字形切口　即位于鼻基底部的"人"字形切口。
5. 鼻底牛角形切口　即位于鼻基底部的牛角形切口。
6. 眉间水平切口　即位于鼻梁根部的横向切口。

（三）鼻内外联合切口

1. 经鼻尖下叶切口　即位于双鼻翼缘内面鼻尖下叶的联合切口。
2. 经鼻前庭及鼻小柱切口　即位于双侧鼻翼软骨下经小柱中部的联合切口。
3. 鼻翼、鼻小柱边缘切口　即自双鼻翼延续至鼻小柱两侧、终于鼻小柱根部的联合切口。
4. 经鼻小柱中部横切口　即经鼻小柱中部延伸至双侧鼻前庭处的横向切口。

第二节　隆鼻术

隆鼻术是指为增加鼻部立体感而施行的美容手术，也是临床上常见的美容手术之一，主要目的是矫正鼻根部低平、鼻梁低矮或凹陷、鼻尖不够上翘。

一、适应证与禁忌证

（一）适应证

（1）解剖结构正常，鼻部无生理功能障碍者。
（2）身体健康、有正确的求美动机者。
（3）鼻尖低平、鼻小柱短小者。
（4）典型鞍鼻畸形者。

（5）鼻背软组织量充足，可包覆植入物。

（二）禁忌证

（1）求美者处于青春期（年龄小于 16 岁）。
（2）患有全身性疾病，如全身骨软骨疾病、垂体疾病、出血性疾病等。
（3）鼻局部有炎症（如鼻部皮肤有疖、痈）或上呼吸道感染者。
（4）患有严重心理障碍，对手术效果要求不切实际者。

二、隆鼻材料

1. 医用硅橡胶　隆鼻假体是一种高分子化合物，是在高温下硫化的固态硅酮。早在 20 世纪 70 年代，国内已有医用型硅橡胶问世，固态硅橡胶的硬度如软骨，植入人体后稳定，组织相容性较好，可在机体内长期存在。20 世纪 80 年代初期，上海交通大学医学院附属第九人民医院整形外科和上海市卢湾区残疾人工厂合作，制成了"L"形和柳叶形等多种形态的硅橡胶隆鼻假体，这是我国最早用于隆鼻的医用硅橡胶隆鼻假体。当今，已有多种国产硅橡胶隆鼻假体产品进入市场。在美容外科领域，硅橡胶隆鼻假体常规包括"L"形假体和柳叶形假体两类。"L"形隆鼻假体常用于鞍鼻鼻梁和鼻尖的整形，柳叶形假体仅用于鞍鼻鼻梁的扩大整形。

2. 膨体聚四氟乙烯　其稳定的分子结构及理化性质使之具有疏水性、不黏性和耐热性，且具有较好的生物相容性，在医学其他领域，甚至可以作为制作心脏人工瓣膜、腹壁疝补片的材料，可见其安全性很高。但其多孔状的微观结构为致病菌引发慢性炎症提供了可能。

3. 自体移植物的应用　在 20 世纪 60 年代的鼻整形中，经常选用肋软骨移植，但早期主要应用在鼻再造、严重鞍鼻修复等手术中。随着医疗美容技术的发展，隆鼻整形的材料不仅只有人造材料可供选择，自体移植物如自体骨、自体软骨、自体真皮、自体筋膜等也被广泛应用。自体软骨移植如自体鼻中隔软骨移植、自体耳郭软骨移植、自体肋软骨移植等。鼻中隔、耳郭、肋软骨等部位都是鼻整形良好的软骨移植供区。国外医师倾向于在鼻骨过度发达的鼻整形人群中，选用鼻中隔软骨移植。而大多数亚洲人的鼻中隔软骨薄而小，可供移植的软骨量有限。自体耳郭软骨移植在鼻整形手术中也是一个良好的选择，特别是用于唇裂引发的鼻畸形的修复中，但可供移植的软骨量有限。自体肋软骨移植是美学鼻整形软骨移植的良好方法，可供移植的软骨量丰富，易于塑形，供区常常选择第 7 肋软骨，也可选择第 8、第 9 肋软骨。但是肋软骨移植后，远期可能发生弯曲、变形。

4. 异体或异种软骨移植的应用　在 20 世纪 60—70 年代，我国也曾选用经过处理的异体或异种软骨进行移植。近些年来，异体肋软骨移植在医美市场也崭露头角，临床应用的远期效果还有待观察。

各种隆鼻假体应用于临床已有多年，究竟哪种材料更为优良，至今尚无定论。

三、术前准备

（1）避开月经期，避免和停止应用"活血药物"。

（2）完善术前检查，排除手术禁忌。如果为局部麻醉手术，需行血常规、凝血功能、心电图等检查，视情况可以考虑行面部 CT 平扫及三维重建以确认鼻中隔的位置及鼻骨形状。如果为全身麻醉手术，需增加肝、肾功能，及胸部 X 线平片等检查。

（3）手术前半小时，可以应用抗生素预防感染。如行肋软骨取出或行截骨手术，应建立静脉通路。

（4）手术应在标准的手术室实施，严格执行常规消毒，包括鼻面部、颏颈部、鼻腔等部位的消毒；推行标准铺巾操作；取标记笔在鼻背中部描绘出鼻背中线，并在中线两侧设计鼻背安放假体的范围；在手术切口侧鼻腔填塞纱条，准备手术。

四、手术方法

1. 切口的选择　单纯性隆鼻可采取鼻前庭鼻翼软骨下边缘切口，左右侧均可；同时需要做鼻尖整形者，可选择鼻小柱开放鼻整形切口，如鼻小柱横切口；多次隆鼻者，也可选择鼻小柱开放鼻整形切口。

皮肤切口完成后，用弯头组织剪刀深入皮肤切口，在鼻尖处鼻翼软骨表面、鼻尖脂肪垫深层进行钝性和锐性分离，然后在鼻尖和鼻梁下部继续分离。到达鼻骨下缘时，取锐性骨膜剥离子，在骨膜下分离腔隙，从鼻尖直达鼻根部；在鼻小柱和鼻尖之间的皮下分离腔隙，以安放假体尾部。如果是再次隆鼻或重复多次隆鼻手术，可取低浓度抗生素溶液冲洗假体腔隙，以预防局部感染。

2. 假体的选择与植入　鼻假体的选择和雕刻不仅仅是通过外观上的鼻部重塑带来美感，也是使隆鼻效果持久和减少并发症所必需的。虽然目前市场上供应的隆鼻假体（特别是硅橡胶假体和国产膨体聚四氟乙烯假体）均已塑造成形，并且规格众多，但是医师仍应针对每一隆鼻案例雕刻假体，根据求美者原有的鼻基础来雕刻不同外形的假体。如用肋软骨作为支撑，则需更高阶的雕刻技巧。雕刻主要包括长度、宽度、厚度、上面和下面的弧度、鼻梁鼻根部角度、鼻尖球形曲度等，以便让假体与求美者原有鼻支架有较好的"相容性"，没有明显的边界及异物感。鼻尖处是隆鼻的难点及重点，可利用软骨形成盾牌、帽子或架子，以形成鼻尖的支撑结构并同时调整鼻尖的宽度，或利用自体耳软骨配合鼻假体移植来形成与上述类似的支撑作用；根据个体情况，考虑是否移植真皮或筋膜来包裹假体，以达到避免透光和缓解鼻尖压力的目的。

3．切口缝合　皮肤缝合需确保将移植物深深埋藏，这是减少手术并发症的重要环节。应用隆鼻假体等组织代用品移植时，注意假体距体表应至少有 2mm 软组织覆盖；此外，对于具备多孔结构的膨体聚四氟乙烯类假体，更应注意不可低于此深度。此类假体如植入过浅，皮肤附属器炎症（如毛囊炎）可能会引起深层组织感染，并诱发细菌侵入假体孔隙内，将最终造成假体植入失败。

4．检查　手术结束前检查鼻梁假体是否歪斜、鼻尖是否因假体埋藏呈现苍白征象。对于前者应给予矫正，或在鼻梁皮肤和假体之间缝合加以制动。

五、手术操作注意事项

（1）若假体两侧边缘突出，与鼻侧壁过渡欠佳，则会出现台阶感，导致鼻假体轮廓影明显。正面观鼻背段有明显异物感。因此，不仅要关注假体中间的厚度，其边缘也应逐渐过渡。

（2）若假体的鼻根、鼻背宽大，术后鼻梁会显得臃肿、外观粗笨。如果求美者鼻背软组织增厚明显，术者可以通过将鼻假体雕刻精致，以使鼻显现出精致感。

（3）假体的鼻小柱过高，会对鼻前庭皮肤产生持久的压力，从而导致鼻尖苍白并显露假体"突出点"；皮肤不堪重压时假体会顶破皮肤。因此，不要为了让鼻尖抬高，而放入过高的鼻小柱假体。而通过将鼻背广泛分离，以为鼻的加长、加高提供更广泛、可"活动"的皮肤，也可以在鼻小柱基底方向做分离，使人中上缘软组织形成活动度明显的推进皮瓣，以缓解鼻小柱乃至鼻尖皮肤的张力，还可以矫正比较锐的鼻唇角。鼻尖也不可过尖，应使用耳软骨或软组织做"帽子"，以缓解张力，并使鼻尖更真实、自然。

（4）在早期实施隆鼻手术时，医师和求美者都有倾向于延长鼻部。假体过长以及鼻尖部分粗大导致假体在皮下偏斜，甚至无法完全闭合切口，即使行缝合后，也会出现鼻尖向前下突出的"鹦鹉嘴"外观，同时导致局部的皮肤血液循环障碍；当假体对鼻尖皮肤的压力超出皮肤可承受的负荷时，鼻尖部的皮肤就会被顶破。

（5）假体过于平直，没有雕刻出鼻额角部分。隆鼻后鼻根部分过于平直，形成"通天鼻"外观。

（6）在分离鼻中隔软骨时，应使用专用黏膜刀进行操作；万一有黏膜破损，也不要慌乱，将破损处用6-0可吸收线做内翻缝合，然后在鼻腔内填充裹有油纱的硅胶管，可以有效避免感染的发生。

（7）膨体塑形制备时间不宜过长，因为假体在空气中暴露时间过长会增加感染风险。在膨体塑形结束后，可以用抗生素生理盐水浸泡假体及冲洗剥离好的鼻背皮下腔隙，并留置负压引流管，以此进一步降低膨体感染发生率。

六、术后常规处理

（1）除了外科手术后的一些常规处理外，鼻整形手术后非常重要的一点就是局部固定。正确的固定可以保持手术预期的效果，否则将影响手术效果或出现继发性畸形。单纯鼻部软组织的整形手术可以仅在术侧鼻孔内填塞无菌纱布，以吸收切口的少量渗血；也可根据具体情况做适当的外鼻固定，如使用纱布卷、硅胶片、胶布、热缩板、石膏绷带等固定。对于涉及鼻部骨性结构的复杂手术，术后固定尤为重要，原则是鼻内、鼻外均匀加压，以保持其设计的良好外形，防止继发性畸形的产生。中隔部手术后应在两侧鼻腔内均匀填塞加压。术后应用碘仿纱布条缠裹胶皮管来填塞鼻腔，使分泌物引流通畅，防止蓄积感染。一般在术后3天无血性渗出物时抽出填塞物。鼻背部加压包扎2周，以防鼻骨因外力或组织肿胀重新移动而偏离鼻正中线。在术后1周，肿胀明显减轻，可更换外固定并重新塑形，再次固定。尽早去除鼻腔填塞物，清洁鼻腔。术后5～7天拆除鼻外切口缝线，鼻外固定物可同时去除。建议求美者3周内避免剧烈活动，4周内避免佩戴任何框架眼镜，6周内避免身体接触性运动。

（2）术后在鼻孔缘切口处涂抗生素眼膏，在鼻腔内填入纱布条，一般24小时后取出。术后最好能用冰袋或纱布按压鼻部两侧30分钟，或留置负压引流管，以防术后发生血肿。术后嘱求美者尽量保持头高位。可酌情注射或口服抗生素3天，以预防感染。术后2～3天，渗血、肿胀可波及两侧上睑，3天后迅速消退，一般6～7天拆线时肿胀已基本消退。术后1～2个月内鼻部会有触痛或感觉麻木感，之后会自然消失。

（3）最后用碘仿纱布条在鼻腔内填塞，为截断的骨架做内固定，再用热塑夹板或石膏绷带在鼻外部制成夹板做外固定。术后7天抽出鼻腔内填塞的纱布条并拆除缝线，2周后去除外固定。为了减少术后不适，可在向鼻腔内填塞碘仿纱布条时将一导尿管裹在纱布条内，以便通气。另外，对于截骨范围不大的求美者，可考虑在手术后48小时即取出填塞物。

（4）外鼻血供丰富，一般手术不易引起感染，应用口服抗生素即可。但鼻腔是一个污染的部位，如果鼻整形手术涉及人工植入体、自体组织移植、皮瓣等，则容易发生感染，术后必须肌内注射或静脉滴注抗生素，以防感染。

七、术后并发症及其处理

1. 水肿　是最常见的并发症，可以在医师的指导下适当冰敷，同时采取上身抬高的半卧位。术后 1 周内，禁食海鲜及刺激性食物，否则可能加重肿胀。

2. 血肿　术后 24 ~ 48 小时尽可能减少活动，以卧床及静养为主，以防止剧烈活动造成血肿形成。留置负压引流管，随时观察引流液情况，如引流液鲜红、量大，则有持续活动性出血的可能，应及时手术探查止血。

3. 感染　术后应预防性应用抗生素 3 天，同时留置负压引流管。此外，一旦有发热及抵抗力下降等表现，应适当延长输液时间，或对症更换抗生素。

4. 假体偏斜　常规鼻部整形手术后，会使用胶布、石膏、鼻夹板等进行外固定，如仍有不可抗拒的外力而造成偏斜，应及时复诊，向医师说明情况。术后 3 周内，仍可能通过皮肤手法复位，并再次固定。如复位效果不理想，只能再次手术，打开切口，重新剥离并固定假体于正常位置。此外，重力性水肿造成的鼻尖或鼻梁偏斜一般于术后 2 ~ 3 个月逐渐完全消退。

5. 排斥反应及外露　如假体植入后，肿胀症状不缓解或伴有组织持续渗液，经培养无明确细菌浸润，且常规抗炎对症治疗无缓解，则考虑为假体排斥现象，部分病例逐渐出现皮肤变薄及假体外露倾向。如出现上述症状，建议尽早行假体取出手术。

6. 瘢痕增生　因假体植入而剥离的鼻背筋膜下腔隙，与体表瘢痕一样，术后也会有瘢痕增生期。此时，植入区域的皮肤会变厚、发硬，鼻的形态也不如术后早期精致。此类症状严重程度因人而异，一般术后 3 ~ 6 个月逐渐好转，不排除部分病例的持续时间会更长。

第三节　鞍鼻畸形矫正术

鞍鼻（saddle nose）是最常见的鼻部畸形，表现为鼻梁的骨性和软骨部分向内凹陷，形如马鞍，鼻尖上翘，鼻孔朝前。其病因包括先天性、家族性及后天性因素，也包括梅毒感染、外伤或医源性因素。在西方国家，医源性鞍鼻较为多见，其中大多是由于广泛的中隔切除手术造成鼻中隔软骨支架塌陷而产生鞍鼻畸形。国内较多见的是先天性鞍鼻。

单纯性鞍鼻仅表现为鼻梁平坦或凹陷，鼻尖支撑尚可或鼻尖表现为圆钝、低平，鼻腔多无生理功能障碍。只需填高鼻梁或抬高鼻尖，即可获得良好的外形。

复杂性鞍鼻除鼻梁塌陷明显外，往往伴有鼻中隔穿孔、上颌骨发育不良、鼻腔功能障碍等。对于此类畸形，简单的隆鼻手术非但不能奏效，有时因皮肤过紧，反而会导致假体穿出。因此，治疗前应无区别单纯性鞍鼻和复杂性鞍鼻。

值得一提的是，正常人的鼻梁可分为高、中、低鼻梁。低鼻梁表现为从鼻根部至鼻尖的整个鼻梁都较低平，是先天发育不良所致。国内隆鼻的对象中除鞍鼻外，还有相当部分的低鼻梁和中鼻梁者，因为隆鼻能改善其容貌，增加美感。鞍鼻与低鼻梁者是隆鼻的绝对适应证，而中鼻梁者则是隆鼻的相对适应证，这一点在临床治疗中应予以重视，予以区分。

一、术前准备

在治疗鞍鼻前，首先需要明确两点：一是鞍鼻的严重程度，二是用何种材料填充。从理论上讲，自体骨或自体软骨是首选，然而多年的临床经验已证实医用硅橡胶具有性能稳定、刺激性小、质地适中、便于塑形、能长期保存在组织内、不会变形等特点，以及手术操作方便、求美者痛苦少、术后并发症容易处理等优点，是目前比较理想的填充材料。对鼻尖支撑良好的鞍鼻畸形，国内多采用医用硅橡胶。而聚四氟乙烯具有易塑形、填充后与周围组织愈合良好、外观形态自然等优点，亦是良好的充填材料。对硅橡胶充填数次失败者或形态不良者，可选用自体阔筋膜移植，手术后效果非常好。

对那些伴有鼻尖圆钝低平或复杂性鞍鼻的求美者来说，如果用"L"形硅橡胶充填鼻部皮肤软组织张力较大者，宜选用自体软骨或自体骨移植，因为医用硅橡胶在有张力的情况下，易出现皮肤穿孔、破溃等并发症。

二、手术方法及术后并发症

（一）单纯性鞍鼻矫正术

1．切口设计

（1）鼻内切口。切口隐蔽，无明显瘢痕，术中出血少。

（2）鼻外切口。手术操作方便，可抬高鼻尖皮肤，远期瘢痕不明显。

2．植入体定位　画出眉间至鼻尖的纵轴线、眉头与内眦连线中点的水平线，两线相交处即为植入体的上缘。植入体的宽度应根据求美者鼻的长度、宽度及脸型而定。

3．分离　经切口用细长剪刀沿鼻背软骨表面潜行分离，用骨膜剥离器将鼻骨骨膜分离，以保证植入体位于鼻背筋膜的深层。分离范围上达鼻根部，下至鼻尖，两侧根据植入体宽度而定，应稍大于植入体宽度，以植入后软组织无过大张力为度。若植入体为"L"形，则需将鼻翼软骨内侧脚后方分离直至前鼻棘，分离完毕即可植入。

4．术后固定　单纯性鞍鼻术后可不固定。

（二）复杂性鞍鼻矫正术

这里所指的复杂性鞍鼻实际上是指面中 1/3 发育不良且伴有鞍鼻，俗称"蝶形面孔"。术前应充分评估鞍鼻的严重程度，尤其应仔细检查鼻腔衬里是否缺少甚至缺如。对于鼻腔衬里黏膜完全缺如者，可采用赝复体撑入鼻腔内以抬高鼻尖、鼻梁。

对鼻腔衬里黏膜缺少或紧张的病例，采用梨状窝植骨及鼻背植骨。手术采用鼻尖鸟形切口和鼻唇沟联合入路，取 1 块髂骨备用。行鼻尖鸟形切口，沿鼻翼软骨、鼻中隔软骨条分离，显露鼻骨和上颌骨鼻突；在鼻骨边缘上 1～1.5 cm 处弧形切开鼻骨膜，并向下掀起以延长鼻衬里黏膜，待鼻衬里和鼻内层软组织位置下降，达到设计的位置。鼻唇沟入路：将塑成"L"形的髂骨植入，上端固定于鼻骨，下端固定于鼻棘。鼻部皮肤复位缝合，鼻背部打钉固定，并在梨状窝植入"山"形骨片，钢丝固定，缝合唇眼沟黏膜。

第四节　驼峰鼻畸形矫正术

中国人驼峰鼻畸形的发生率远低于白种人，多由先天性鼻骨发育过度造成，少数畸形为后天外伤后鼻骨错位愈合或骨质增生所致。

一、临床表现

驼峰鼻轻者多表现为鼻梁部棘状突起，主要位于鼻骨下端与侧鼻软骨交界处；重者表现为鼻梁部宽大，有成角突起，常伴有鼻尖过长及向下弯曲，似"鹰嘴"样畸形。若同时伴有鼻额角过大，则驼峰感会明显加重。

二、术前准备

除必要的常规检查外，医师术前估算可去除的骨质范围，即在鼻根至鼻头顶部下方 2 mm 处画连线，连线以上即为手术需切除的骨性及软骨组织；对于鼻小柱侧的鹰钩，可推动鼻尖使鼻唇角达到 90°～100°，将其与静止时之差，即为要切除的鼻中隔软骨下端的量。

三、手术要点

（一）切开

多用鼻内切口，手术在盲视下操作。也可以联合鼻小柱外切口操作，使术野暴露充分、操作方便，但会遗留瘢痕。

（二）潜行分离

将小弯剪自切口插入，将鼻背所有的可动部分与固定部分潜行分离，即将鼻翼软骨、侧鼻软骨、鼻中隔软骨上端与其表面的皮肤分离，然后用骨膜剥离器将鼻骨与其表面的骨膜、肌肉、皮肤分离，并与其深面的黏膜分离。浅面分离范围：上端分离至鼻根部，两侧分离至上颌骨额突。

（三）截除驼峰

用骨凿将术前标记的突起的鼻骨、侧鼻软骨截除，然后用骨锉将截面锉平，并清除干净组织碎片。如果是很轻度的驼峰，可直接用骨锉锉平，或用骨剪、骨凿去除驼峰即可。

（四）缩窄鼻背

先用骨膜剥离器将上颌骨额突与其表面的骨膜等软组织分离，然后用骨凿在鼻面交界处将上颌骨额突凿出骨折线，以横向截断鼻骨上方的骨组织。最后用双拇指将上颌骨额突推向中线，使鼻背宽度缩窄。

（五）修整鼻下部畸形

如果同时伴有鼻下部过长，可解剖出侧鼻软骨的下端，适当地切除一部分。若有鼻尖下垂，可在鼻翼软骨内侧脚的后面将鼻中隔软骨的前端适当地切除一部分，然后缝合切缘两侧的鼻小柱与鼻中隔。合并鼻翼过宽大者，可将鼻翼软骨的上缘、外侧缘切除一部分。若鼻尖过低，可用被截除的鼻骨或软骨充填支撑。

（六）术后固定

术后固定在驼峰鼻治疗过程中非常重要。正确固定可以保持手术预期的效果，相反将影响效果或出现继发性畸形。因此，固定的原则是鼻内、鼻外均匀加压，以保持其设计的良好外形，防止继发性畸形的产生。

第五节　歪鼻畸形矫正术

歪鼻可以是先天性的，亦有后天外伤引起的。根据其不同的歪斜方向可分为"C"型、"S"型和侧斜型歪鼻。"C"型歪鼻主要是鼻骨及鼻中1/3的侧向歪斜，鼻尖基本位于中线；"S"型歪鼻主要是鼻骨及鼻中1/3呈相反方向歪斜，而鼻尖仍位于中线上；侧斜型歪鼻则整个鼻部均歪斜、偏离中线。手术前应判断造成歪斜的原因，"C"型及侧斜型歪鼻常常仅是鼻骨错位愈合所致，而"S"型歪鼻多伴有鼻中隔软骨歪斜。手术要点如下。

一、正中或旁正中鼻骨截骨

首先画出面部的中线及鼻背连线，截除畸形严重侧的部分骨组织或软骨组织。然后通过鼻中隔整形，将两侧鼻侧壁矫治对称，使鼻背中线位于面部中线上。

二、鼻侧及鼻中隔截骨

在两侧鼻骨与上颌骨交界处截断上颌骨额突，同时行鼻中隔截骨修整，最后将游离的上颌骨额突推向中线，重新塑形。

三、鼻中隔塑形

在歪鼻整复中若不同时矫正鼻中隔，则很难达到预期效果。做鼻中隔前缘切口，剥离和暴露鼻中隔、侧鼻软骨下部及鼻翼软骨上部，分开鼻中隔与鼻骨背侧和侧鼻软骨间的纤维连接部分。分离一侧鼻中隔的黏软骨膜，切断中隔与筛骨垂直板、犁骨的连接部，以使鼻中隔软骨整块松动。剪除过多的侧鼻软骨，使中隔复位后两侧鼻软骨的张力相等，切除过长的鼻中隔尾部，使双侧鼻前庭对称。

四、术后固定

双侧鼻腔内填塞碘仿纱布条，使鼻中隔固定于正中位，外用胶布或印模膏固定。

第六节 其他鼻畸形矫正术

一、阔鼻畸形矫正术

阔鼻的病因包括家族性（如眶距增宽症）、外伤性和医源性（即不妥的鼻整形术后的继发性畸形）。后两者造成的阔鼻，其特点是具有较大的上颌骨额突，且两侧鼻外侧壁的位置相距过远。外观鼻梁宽阔，形似蛙鼻。手术要点如下。

（一）旁正中截骨

于鼻梁中线两侧骨定点，其两点间距为将阔鼻的鼻梁部分修整为理想鼻梁所需缩窄的量。将两点向鼻底垂直画线，沿两垂线行鼻旁正中截骨，并去除其中部分骨组织或纤维结缔组织，必要时可去除过多的鼻背皮肤软组织。

（二）鼻侧截骨

在两侧鼻面交界处，用骨凿截断上颌骨额突，尽可能避免损伤鼻腔黏膜，并使两侧截断基部的上颌骨额突大小对称。如触及较为明显的不对称骨性"突出点"，可用骨锉修整。

（三）横向截骨

鼻骨上方基部横向截骨后，过宽的鼻骨块方可完全游离，这样才能将鼻骨推向中线。若鼻梁高度不够，可用术中截除的骨块、其他部位的自体骨或硅胶鼻模填充，以纠正鞍鼻畸形。

（四）术后固定

术后可用贯通缝合固定。由于截骨线处的骨组织在术后可能被外侧瘢痕组织牵拉，从而造成阔鼻畸形复发，因此，固定时应适当矫枉过正，且固定时间不少于 10 天。

二、短鼻畸形矫正术

短鼻的病因有先天性的，也包括外伤、感染等。轻度短鼻仅表现为鼻长度过短；重度短鼻可伴有鞍鼻畸形，亦有人将其归于复杂性鞍鼻。

在延长整个鼻长度的过程中，人们发现外鼻皮肤的可动度明显大于鼻内黏膜及前庭皮肤的可动度，因此，在短鼻治疗中设法增加内鼻软组织的可动度非常重要。如果合并上颌骨发育不良、面中部凹陷畸形，则需将上颌骨前移，或行脂肪填充以改善凹陷外观；如果外鼻皮肤不够，可考虑利用皮肤软组织扩张器及额部皮瓣来补充皮源。笔者认为，随着皮肤填充剂的广泛使用，对于轻度短鼻畸形，也可以通过少量多次注射透明质酸来达到扩充皮肤及软组织的目的，皮量充裕后再行鼻支架植入。手术要点如下。

（一）鼻中隔软骨前移

鼻中隔软骨前移适用于轻度短鼻。做鼻外切口，或在鼻前庭中隔软骨下缘做纵向皮肤切口，贯通至对侧鼻前庭，潜行分离中隔黏软骨膜，取鼻中隔上缘软骨片1条，其宽度为3~4 mm。切记不能取得太宽，以免供区出现鞍鼻畸形。切开鼻两侧软骨与鼻中隔软骨相连处，使其下移，将切取的鼻中隔软骨块植入鼻中隔软骨下端，褥式缝合固定。

（二）鼻中隔复合瓣转移

鼻中隔复合瓣转移适用于鼻尖上翘的短鼻。设计1个蒂在鼻前庭上方的复合瓣，向上转移以增加鼻尖长度。

（三）唇颊沟黏膜瓣转移

唇颊沟黏膜瓣转移适用于鼻内软组织张力大的短鼻。设计唇颊沟黏膜皮瓣，其组织蒂为皮下血运丰富的筋膜组织，向上经软组织隧道转移以增加鼻中隔软组织的量。此法亦可治疗鼻中隔穿孔。

（四）"L"形自体骨移植，同时行黏膜松弛切口

适用于重度短鼻。取"L"形自体肋软骨或髂骨备用，广泛分离鼻背的可动部分，上至鼻根，下至唇龈沟，两侧至眶下。于两侧鼻骨背侧骨膜处做与鼻纵轴垂直的切口，松解鼻骨骨膜，同时在鼻骨深面黏骨膜上做垂直切口，以松解鼻内软组织。鼻内松弛切口位置应尽量向上后，以便暴露的创面位于狭窄的三角沟内，不会出现中隔穿孔或瘢痕璞而影响外形。

（五）术后固定

用贯通褥式缝合法固定"L"形植入体，固定时间为 10 天。

第七节 鼻局部美容术

一、鼻尖整形

（一）低鼻尖矫正术

1. 软骨移植法 在鼻孔内做鼻缘切口或软骨内切口，显露鼻翼软骨和侧鼻软骨，视情况切除鼻翼软骨的头侧部分或侧鼻软骨的尾侧部分。切取下来的软骨切削成形后，缝在穹隆的顶部，以抬高鼻尖，也可切取耳甲软骨作移植用。

2. 双侧鼻翼软骨内侧脚靠拢法 做双侧鼻小柱侧面切口，显露鼻翼软骨内侧脚和穹隆部，切除两内侧脚之间的软组织，然后在其近上、下端处各褥式缝合 1 针，即将两内侧脚靠拢。此法可抬高鼻尖 2~3 mm。

3. 鼻翼基底楔形切除法 当鼻尖形态较好，仅是略低时，可在双侧鼻翼基底切除一块模型的全厚组织，使鼻孔内收，鼻穹隆部将轻度上突，此法有一定的抬高鼻尖的作用。

（二）高鼻尖矫正术

采用开放性鼻整形切口，逆行向尾侧分离鼻翼软骨穹隆部，将穹隆部的最突出部分对称全层切除一段，并行断端缝接。切除的部分也可位于鼻翼软骨内侧脚的基底部，但其效果不如在穹隆部切除。

（三）钝平鼻尖矫正术

采取鼻孔内鼻翼缘切口，完全显露双侧鼻翼软骨穹隆部，然后在其表面做 3~6 条切口，但不可切透。将鼻翼软骨内侧脚间的软组织切除，褥式缝合拉拢两内侧脚及穹隆软骨。如鼻尖较低，可移植耳软骨做"帽子"以抬高鼻尖，或切取鼻中隔软骨，缝于内侧脚及穹隆间，以加高鼻小柱，加强鼻小柱区域"支撑杆"的作用。

（四）肥厚鼻尖矫正术

多采用开放性鼻整形切口，适度去除真皮下及软骨间的软组织。通过均匀剪除各个部位的纤维脂肪组织，达到矫正鼻尖肥厚的目的。操作前，为方便分离，鼻部皮下组织适度注射肿胀麻醉液。做真皮下分离以便充分暴露并去除增生组织。操作中注意保护鼻小柱及鼻尖皮肤的血运，避免鼻部皮肤坏死。需要注意的是，在鼻翼软骨穹隆部间断划开软骨，不可切断。加固鼻孔，若横鼻孔仍不能变成纵向，则在鼻翼基部做楔形切除；如鼻尖欠高，可将切下的软骨垫在穹隆表面，以抬高鼻尖。

二、鼻小柱整形

（一）塌陷鼻小柱矫正术

鼻小柱的凹陷大多是先天性塌陷或鼻中隔手术时鼻中隔切除过多、鼻中隔脓疡或未知原因的鼻中隔损伤引起的。可在鼻中隔前端与鼻小柱之间，通过自身软骨移植进行矫正。对于不太严重的凹陷，可在鼻小柱与皮肤之间放入移植物以达到支撑效果。

（二）下垂鼻小柱矫正术

对下垂的鼻小柱，一般可通过鼻中隔前端切除、膜性鼻中隔切除、内侧脚前端切除等3种方法的恰当结合进行矫正。即使不对膜性鼻中隔进行切除，也可以像切除后缝合一样，把厚的膜性鼻中隔重叠缝合以进行矫正。

思考题

（1）自体肋软骨移植隆鼻术为什么有远期变形的可能？

（2）鼻假体植入需于什么层次下进行，为什么？

（3）鹰钩鼻和驼峰鼻的异同点有哪些？

（4）复杂性鞍鼻可否通过简单隆鼻术恢复正常功能，为什么？

练习题

（谭佳男）

第十七章　唇颊部美容手术

学习目标

1. 熟悉唇部的解剖。

2. 熟悉重唇、厚唇的手术方法及术后护理。

3. 掌握唇裂术后继发性畸形的整复时机和常见畸形的整复方法。

4. 了解笑靥的形成机制和标准美学位置。

5. 熟悉笑靥成形术的术后处理及注意事项。

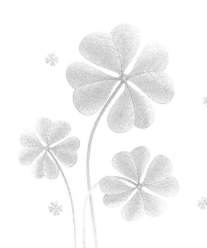

第一节　口唇部美容手术

　　唇颊部位于面部"三庭"的下庭，对于人体容貌美的作用和影响非常重要。口唇位于此区域的中心，其美学地位可与眉眼媲美，任何微小的畸形都容易引人注意，并影响面部整体的美观。同时，口唇也是人面部最大的动态器官，主导着面部的表情活动及语言、进食等重要的生理功能活动。近年来，唇颊部美容手术在面部美容手术中所占的比重越来越高。

一、唇部的解剖

　　唇分为上、下两部分，上唇的上界为鼻底，下唇的下界为颏唇沟，两侧为鼻唇沟，上、下唇之间为口裂。按唇部的颜色，又可将唇部分为红唇和白唇，前者为皮肤和黏膜的移行部，后者是周围的皮肤部分。红唇与白唇的交界处为唇红嵴，在上唇呈弓形，称为唇弓。唇弓中间的低谷称为人中切迹，其下方的唇红正中部前凸呈珠状，称为唇珠，唇珠对维持唇部的生动感尤为重要。人中切迹两侧唇弓的最高点处称为唇峰。下唇下方略凹陷的横向的颏唇沟为唇与颏部的分界，但有的人的颏唇沟并不明显。

　　唇部皮肤较厚，含有大量毛囊、皮脂腺、汗腺；浅筋膜层疏松，外伤或炎症时易发生水肿；口轮匝肌是唇部主要的肌肉，呈环形结构围绕口周，具有括约作用，对维持唇的动态功能至关重要，并参与面部复杂的表情活动。唇部的血管和淋巴管丰富，唇部手术时可用唇夹暂时止血；唇颊部的感觉神经来自上、下颌神经的分支，运动神经为面神经支配。

二、重唇的整复

　　重唇是一类较为少见的先天性畸形，又称双唇或双上唇，多发生于上唇，一般在恒牙萌出后出现，在青春期表现最为明显。这种畸形在闭口时并不明显，当开口或微笑时，红唇中间出现横沟分界，形成明显的重唇，有损容貌。求美者的红唇和口轮匝肌正常，口轮匝肌深层的外周部直接与红唇粘连紧密。红唇内侧的口腔湿性黏膜发育过度、肥厚松垂，从而二者之间形成一重叠的沟状分界。重唇多发生在唇部两侧，唇正中部多无畸形。重唇修复手术的原则是切除重唇多余的黏膜及黏膜下组织，使红唇恢复正常外形。

手术方法：①沿重唇周缘在两侧唇黏膜上设计梭形切口或连续"Z"字形切口，切口外侧向颊部延伸，范围应根据上唇静态及动态时的外形确定；②楔形切除多余的黏膜和增生的黏液腺组织；③肌层和黏膜分层间断缝合；④术毕在切口处涂以抗生素软膏，适当加压包扎，5~7天后拆线。

术后护理：使用抗生素以预防感染；保持口腔清洁，餐后用漱口液漱口；局部伤口可用3%过氧化氢溶液涂擦。

三、厚唇的整复

唇的厚度与遗传及种族关系密切，相对而言，黑种人的唇最厚，白种人的唇较薄。唇的厚薄的美学标准首先应以面部的整体和谐为基础，并应充分体现出个性化的特点。具体审美标准还因不同的时代和文化背景而有较大差异。

单纯性厚唇仅影响美观，对健康无害；部分病理原因也可导致唇部组织增生，如慢性唇炎、黏液腺高度增生、某些细菌感染、克罗恩病以及脉管瘤等均可导致口唇肥大，应注意鉴别。

手术方法：测量并描记出增生过多的部分，于唇红黏膜与口腔黏膜交界处设计与上唇唇弓缘平行的弧形切口线。为维持术后上唇的唇珠形态、增加美感，宽度一般为4~6 mm，深度不超过6 mm。切口的纵切面应成70°~90°角，切口两端可适当延长至颊侧，以免口角出现"猫耳朵"，并保持口角形态自然。为避免浸润麻醉后组织变形，一般采用阻滞麻醉，切除适量的黏膜，并尽量将增生的黏液腺切除，对位缝合使闭口时缝线位于口内，避免缝合过紧，即完成厚唇整复术。

术后护理：同重唇的整复术后护理。

四、唇裂术后继发性畸形的整复

先天性唇裂是口腔颌面部最常见的先天性畸形，俗称"兔唇"。唇裂经过整复手术后，部分病例未能达到满意的效果，有的遗留一定的缺陷，称为唇裂术后继发性畸形。继发性畸形的成因比较复杂，可大致归纳为以下几个方面：①手术当时畸形尚不明显，但随着唇、鼻、上颌骨等区域的不断生长，出现新的畸形；②患儿年龄过小，唇部细微结构和畸形尚不明显，以致术中未能将畸形全部整复；③缝合张力过大或感染造成创口部分裂开；④畸形较严重，一次手术不能将其彻底修复；⑤术者缺乏经验，未能掌握手术要点，以致手术操作不合适；⑥手术方法本身有缺点，手术方法选择不当。

为了提高治疗效果，需要一系列的序列治疗来矫正畸形，施行二期或更多期的手术是必要的。在求美者面部发育基本完成后即可择期进行唇裂继发性畸形的整复。唇裂继发性畸形整复的方法属于不定式手术，灵活多变。常见的唇裂术后继发性畸形及其整复方法有以下几种。

（一）鼻小柱过短

鼻小柱过短和鼻尖扁平是双侧唇裂整复术后常见的继发性畸形。可用 V-Y 成形术矫正。沿鼻小柱两侧的前缘切开，使其蒂位于鼻尖部，其尖端达上唇中部，以"V"形切开，"Y"形缝合，上推加长鼻小柱。

（二）鼻小柱歪斜

鼻小柱歪斜向健侧为单侧唇裂的特征之一，如在手术时未能矫正此缺陷，则术后的鼻小柱仍为歪斜。若两侧鼻孔大小不等，可用对偶三角形瓣转移术整复。

（三）鼻尖不正和鼻翼塌陷

鼻尖不正和鼻翼塌陷为唇裂的特征，而在一期整复术中又不能得到整复。对其矫正的原则是使鼻翼软骨恢复至正常位置。在鼻尖和鼻翼边缘做互相连接的弧形切口，通过切口分离显露两侧的大翼软骨，将患侧软骨弓背部分离，然后将分离的两侧大翼软骨在中线贯穿相互缝合，如此将患侧软骨上提，即可矫正此类畸形。

（四）鼻孔异常

鼻孔异常可能是鼻孔过大或鼻孔过小。鼻孔过大的特征是鼻孔过宽、过扁，与健侧不对称，常为唇裂整复术时，鼻底裂隙两侧的定点过于接近裂隙边缘所致。其整复方法为在鼻孔底部重新选两点，并切除一小块菱形组织，然后缝合。鼻孔过小的常见症状是鼻孔在横的方向过窄，在纵的方向上过长，或者整个鼻孔孔径的缩小。整复方法为健侧设计蒂在鼻小柱下的皮瓣，将皮瓣向患侧旋转，插入到充分松解后的患侧鼻孔基底以扩大鼻孔。

（五）红唇缘不整齐

常为唇裂整复术中红唇缘定点不恰当，或缝合时两侧创缘对合不准确所致。一般采用对偶三角形瓣转移术进行矫正。

第二节　颊部美容手术

一、颊脂垫摘除术

颊脂垫是指位于咬肌、笑肌和颧大肌之间的面颊部脂肪组织。颊脂垫贴于颊肌表面，外被包膜，由体部和颊突组成，体部为呈长而扁的脂肪组织，颊突呈单叶形或双叶形。颊脂垫较正常肥大是引起面颊部臃肿的重要原因，临床上为了改善中下面部轮廓，可将其去除。

手术方法：术区利多卡因浸润麻醉，在口腔黏膜颊侧设计水平切口，避开腮腺导管，在肌层间纵向钝性分离，找到颊脂垫包膜后剪开，去除适量颊脂垫。创面止血后用可吸收缝线缝合切口。术中注意辨别组织结构，避免损伤面神经和腮腺导管。

术后护理：①常规给予口腔雾化吸入，预防呼吸道感染；②观察口腔及咽部是否有分泌物，并及时吸出；③注意观察是否有感染、出血、血肿形成等术后并发症，并及时告知医师处理；④注意观察压迫止血是否可靠，应用头套包扎塑形；⑤进食全流质饮食，口腔护理每天2次；⑥对术后疼痛剧烈者，可遵医嘱给予镇痛药；⑦术后求美者会出现不同程度的面部肿胀、疼痛等，应耐心解释以消除求美者的恐惧心理，对症状较重者可给予对症治疗。

二、笑靥成形术

笑靥俗称酒窝，是位于口角外侧面颊皮肤上的凹窝，随笑容出现或变得更加明显。笑靥并非每个人都有，而有笑靥的人其笑靥也会有不同形状、高度、深浅之分。其形成机制为表情肌纤维直接与真皮深层相连，当表情肌运动时会牵拉这些纤维，使局部皮肤出现凹陷。

临床上，可利用手术方式在拟形成笑靥的位置人为造成真皮与表情肌的粘连，从而形成凹陷（人造笑靥）。

（一）定点

笑靥的标准美学位置应位于外眦垂直线与口角水平延长线的交点。也有学者认为，在此标准上稍向内上方偏移一点更为理想。

（二）手术方法

1. 皮下结扎法　用标记笔在笑靥定点处描画 3 ~ 5 mm 长的纵向短线，用尖刀在线的上、下端各刺一孔；在口内颊黏膜与定点相对应处，做长约 3 mm 的纵向小切口；用穿有 5-0 丝线的圆针（或直针）自口内黏膜小切口的上端刺入，穿透颊部组织全层，从面颊部皮肤定点线上端的皮肤刀孔穿出。缝针从皮肤穿出点原位刺入，在真皮皮下层走行约 3 mm，然后再从皮肤定点线下端的刀孔穿出皮肤；此后缝针从第二穿出点再刺入皮肤并从颊黏膜切口的下端穿出。将两线端打结。此时可见到笑靥的外观。用可吸收线缝合口内颊黏膜的切口。

对于颊部脂肪较多的人，使用皮下结扎法时手术效果欠佳，应选用口内切开法。

2. 口内切开法　在面部定点相对应处的口内颊黏膜上做一长度约 5 mm 的横向切口。钝性分离显露颊肌纤维后，用组织钳夹住切口内的颊肌纤维，用小弯剪剪除夹住的肌纤维。将口内颊黏膜与面颊部定点处的皮下及真皮层用可吸收缝线缝挂一针。止血后缝合口内颊黏膜切口。手术操作过程中应注意防范面神经或腮腺导管的损伤。

（三）术后处理及注意事项

注意口腔卫生，保持面部及口腔清洁，术后 10 天内避免进食坚硬、刺激性食物。进食后应用 2% 复方硼酸液含漱。注意观察是否发生腮腺导管损伤、神经损伤、感染等并发症。术后早期应用抗生素预防感染，一旦有感染征兆，应尽早拆除缝线或做相应处理。术后避免口腔大幅度运动，以免缝线开裂。在缝合处可能出现硬结，一般 3 ~ 6 个月后可逐渐消失。

思考题

（1）唇裂术后继发性畸形的原因有哪些？

（2）试述唇裂术后继发性畸形的整复时机和常见畸形的整复方法。

（3）简述笑靥的标准美学位置和笑靥成形术的手术方法。

练习题

（王燕亭）

第十八章　耳部美容手术

学习目标

1. 熟记招风耳与杯状耳的区别。
2. 熟记招风耳的手术方法。
3. 了解杯状耳的主要特征。
4. 掌握隐耳的手术方法。

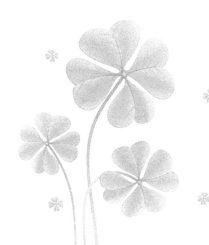

第一节　耳郭的生理结构

耳郭位于头颅两侧，左右对称，其上端与眉上的水平线齐平，下端位于经过鼻底的水平线上，与颅侧壁约构成30°角。

耳郭分为前外侧面与后内侧面，两侧面皮肤中间夹以薄而具有弹性的软骨支架。耳郭前外侧面的皮肤很薄，皮下组织少，与软骨膜紧密粘连；后内侧面的皮肤稍厚，与软骨间有少量较疏松的皮下组织相隔，因此较为松动。耳郭软骨由黄色弹性纤维软骨板组成，其表面不平，形状与耳郭外形相似，仅耳垂处无软骨。

耳轮为耳郭卷曲的游离缘，其上方稍突起的小结节为耳轮结节，又称达尔文结节。耳轮向前终止于耳轮脚，耳轮脚几乎呈水平方向，位于外耳道口的上方。耳轮前方有一与其大致平行的隆起，称对耳轮。对耳轮逐渐向上、向前分成两叉，分别称为对耳轮上脚和下脚，两脚之间的凹陷称三角窝。耳舟为耳轮与对耳轮之间的一长沟。对耳轮前方较大的凹陷部称耳甲，耳甲被耳轮脚分为上、下两部分，上部称耳甲艇，下部称耳甲腔。耳甲腔前面为外耳道口，其前外方有一小的三角形突起，称耳屏。在对耳轮的前下端，与耳屏相对处有一隆起，称对耳屏。耳屏与对耳屏间的凹陷称耳屏间切迹。耳垂在耳郭的最下端，无软骨组织，仅由皮肤及皮下脂肪组织构成。

耳郭软骨借韧带固定于颞骨上，这些韧带主要有耳前韧带和耳后韧带。耳前韧带起自颞骨弓根部，止于耳轮和耳屏软骨板；耳后韧带起自乳突，止于耳郭后面的耳甲隆起。

耳郭的肌肉可分为耳外肌和耳内肌。耳内肌为细小的横纹肌，一般有6块，耳轮大肌、耳轮小肌、耳屏肌和对耳屏肌位于耳郭的前外侧面；耳横肌和耳斜肌位于耳郭的后面。耳外肌有3块，即耳上肌、耳前肌和耳后肌。耳上肌始于帽状腱膜，连接于耳郭后上面，它可提拉耳郭向上，耳前肌亦始于帽状腱膜，止于耳轮脚的前下部，它可牵拉耳郭向前；耳后肌始于乳突，连接耳郭后的耳甲腔隆起，它可牵拉耳郭向后。耳肌的运动受面神经支配。一般认为人类的耳外肌属于退化性肌，活动甚微，功能几乎完全丧失。但目前这种看法正在改变，作为器官的一个组成要素，它们在维持耳郭的位置及预防其下垂方面均起着一定的作用。

耳郭的血液供应十分丰富，来自颈外动脉的颞浅动脉、耳后动脉和枕动脉。颞浅动脉分出3～4个耳前支，供给耳郭前面、耳和外耳道一部分血液。耳后动脉沿耳郭根部上行，发出的数个耳后支分布于耳郭后内侧面；另外亦发出数条分支，分别穿过耳轮、三角窝、耳甲艇等处的软骨至耳郭的外侧面。枕动脉也常发出分支分布于耳郭后内侧面。

耳郭的静脉较细小，位于动脉浅面，在三角窝等处形成静脉网，最后汇集成数条耳前静脉，注入颞浅静脉。耳郭后内侧面的静脉汇成 3～5 条耳后支，注入耳后静脉。

耳郭后内侧面上部分的皮肤则有枕小神经的分支分布。面神经的耳支和迷走神经的耳支亦分布于耳甲和三角窝等处。总之，耳郭的神经分布很复杂，迷走神经、面神经、耳颞神经、耳大神经等在耳甲艇、耳甲腔和三角窝等处形成稠密的网；神经纤维在真皮、皮下、毛囊、软骨膜等处形成多种感觉末梢，即游离神经末梢、毛囊神经冠、梭形神经末梢和环层小体。

第二节　先天性耳郭畸形矫正术

一、招风耳矫正术

招风耳又称隆突耳畸形，是一种较常见的先天性耳郭畸形，一般认为是由胚胎期耳轮形成不全或耳甲软骨过度发育所致。这两部分畸形可能单独存在，也可能同时发生。招风耳以双侧性较多见，但两侧畸形的程度常有差异，通常在其父母兄妹中亦能发现同样的畸形。

正常耳郭的耳甲与耳舟成 90° 角，招风耳求美者的耳甲与耳舟间的角度大于 90°，通常在 150° 以上。对耳轮上脚扁平较严重者，其耳甲与耳舟间的角度完全消失（成 180° 角），对耳轮及其上、下脚亦完全消失，整个耳郭与头颅面成 90° 角。极其严重者，其耳轮缘亦不卷曲，整个耳郭无卷曲回旋部分，形成"茶碟样"结构。因此，亦常将这种极严重的招风耳称为贝壳耳。

为了不影响儿童正常的心理发育，一般可在 5～6 岁时进行手术，此时耳郭仅与成人耳郭相差数毫米，手术对其发育的影响不大。双侧耳郭整形宜在一次手术中完成。

矫正招风耳的原则是设法重新形成对耳轮及其上脚，减小耳甲壁的宽度，使耳轮至乳突的距离小于 2 cm，还常常需要矫正过分前倾的耳垂。切口部位要隐蔽，形成的对耳轮要平滑，对严重的无对耳轮下脚者还需形成对耳轮下脚及三角窝。

招风耳的矫正方法很多，其中以变更耳甲壁的手术方法较为简单。其方法不外乎两类：一类是在耳颅沟处切除一条棱形的皮肤和软骨，再将耳甲软骨缝合于乳突骨膜；另一类是直接在对耳轮下方切除一椭圆形耳甲软骨。另外，在招风耳的矫正治疗中，以形成对耳轮折叠隆起的手术方法较多，原理主要是改变耳郭软骨前外侧表面或改变耳郭软骨后内侧表面，使其折叠成形。具体如下。

（一）Mustarde 法

此法是将缝线穿过软骨，在耳后内侧面应用褥式缝合形成对耳轮折叠。此法对耳郭软骨薄的儿童较适用，因为软骨薄，容易弯曲成形，对软骨厚的求美者则不适用。它的优点是由于软骨未被切开，如果手术不理想，可以再行修整；缺点是易复发。

（二）Stentrom 法

此法又称软骨前外侧面划痕法。软骨膜对维持软骨的形状起着重要作用，如果切除软骨膜和部分表面软骨，软骨表面的自然张力会释放，使软骨向着未切开骨膜的一面弯曲。根据这一原理，Stenstrom 通过耳后内侧面耳轮尾部的小切口插入类似锉刀的短齿器械，在耳前外侧面相当于对耳轮的部位制作划痕，使其自然弯曲形成对耳轮。本法产生的对耳轮平滑，因为软骨未全层切开，如效果不理想也很容易再次手术。

（三）Converse 法

此法是当前普遍选用的术式，即在耳后内侧面软骨按照对耳轮长度纵向切开，然后将其卷曲缝合形成对耳轮。此法效果可靠，缺点是术后如外形不佳，则难以再次手术矫正。

二、杯状耳矫正术

杯状耳又称垂耳，是一种介于招风耳和小耳畸形综合征之间的先天性畸形，约占各种先天性耳畸形的10%。双侧性较多见，但左、右杯状耳不一定对称，有一定的遗传倾向。杯状耳有以下4个主要特征。

（1）耳郭卷曲。轻者只是耳轮的自身折叠，重者则整个耳郭上部下垂，盖住耳道口。

（2）耳郭前倾，亦即招风耳，但与单纯的招风耳畸形有所不同，耳舟、三角窝多变窄而并不消失。

（3）耳郭变小，主要是耳郭长度变短。耳郭上部分位置前移，使耳轮脚位于耳屏垂线的前面。严重者整个软骨支架和皮肤均减少，因此，局部整形不能使其恢复正常大小。

（4）耳郭位置低，严重者更明显，且常常伴有颌面部畸形。

杯状耳畸形对容貌的影响较大，还会影响戴眼镜，因此一般均应手术整形。耳郭下垂遮盖住外耳道口者宜及早手术以免影响听力。一般6岁后即可手术，双侧畸形可在一次手术中矫正。对于伴有严重颌面部畸形者，应从整体考虑，制订全面的治疗方案。

为彻底矫正杯状耳畸形，应修复耳郭各个部分的解剖学缺损。首先应矫正卷曲或下垂的耳郭上部分，矫正后即可见到耳郭上部分软组织的量不足，耳舟、三角窝狭小，有时还可见到整个耳轮长度不足。此时如有需要，可将耳轮延长，否则整形后的耳郭会明显比正常者小。然后再形成对耳轮和矫正耳甲畸形。

三、隐耳矫正术

隐耳又称埋没耳、袋状耳，为耳郭的一种先天性发育畸形。其主要表现为耳郭上半部埋入颞部头皮的皮下，无明显的耳后沟。如用手指向外牵拉耳郭上部，则能显露出耳郭的全貌，但松开后，皮肤的紧张度和软骨的弹性又使其恢复原状。轻度隐耳畸形者，仅耳郭上部皮肤短缺，耳软骨的发育基本上不受影响；重度畸形者，除皮肤严重短缺外，耳郭上部的软骨也明显发育不良，表现为耳轮部向前卷曲、舟状窝变形、对耳轮屈曲变形等。

隐耳除对容貌产生一定的影响外，由于耳郭上部埋入皮下，无耳颅沟，因此求美者无法戴眼镜，淋浴时水亦容易流入耳道内，给求美者的生活带来诸多不便，故应及早治疗。1岁以内的婴儿可试行非手术疗法，即按患儿耳郭上部的形状制作特殊的矫正装置，然后将其固定于耳郭上部，使其保持持续牵拉状态，使得该处紧张的皮肤逐渐松弛，从而显露出耳郭外形。1岁以后则宜手术治疗。成人要求矫正者一般均可手术。儿童须在全身麻醉下手术，双侧隐耳宜在一次手术中矫正。成人则可在局部麻醉下进行手术。具体手术方法如下。

（一）植皮法

该法较简单，即在耳郭上部沿耳软骨边缘切开，将软骨翻开直至耳甲软骨根部，然后在耳郭后面及颅侧壁的创面上应用游离皮片移植覆盖。由于此法术后皮片易收缩而影响手术效果，因此应用者不多。

（二）皮瓣旋转移植法

本法适用于轻、中度的隐耳畸形且耳上发际较高的求美者，该方法简单、易行。

应用三角形推进皮瓣的方法，设计一个以耳郭上部为基底的三角形皮瓣，皮瓣尖端伸入发际内。掀起此三角形皮瓣（对于皮瓣尖端的毛发部分，可用剪刀将其毛囊剪除），剥离并翻开耳郭的粘连面，制造耳后耳颅沟，然后将三角形皮瓣向下后方折放于耳后所形成的创面上。供瓣区的创面则在两侧潜行分离后直接拉拢缝合。

四、耳垂畸形矫正术

耳垂的形态变异较大，其形状大致可以分为圆形、扁形和三角形。其附着于面部皮肤的程度亦不同，大致可分为完全游离、部分粘连和完全粘连。此外，其与面部所成角度的变异亦很大。耳垂为扎耳眼的部位，一般只要不影响佩戴耳饰，即可认为是正常的。

先天性耳垂畸形主要有耳垂过大、耳垂过长、耳垂尖角、耳垂粘连、耳垂裂、耳垂缺失等；而后天获得性耳垂畸形则主要有耳垂缺损及由戴耳饰不当引起的耳垂裂、耳垂瘢痕疙瘩等。

耳垂畸形或缺损虽无任何功能障碍，但因影响美观，且耳垂为女士佩戴耳饰的部位，因此，对要求耳垂整形或再造的求美者，除瘢痕增生倾向者外均可手术。

第三节 副耳及耳前瘘管

一、副耳

副耳俗称"小耳朵"，为位于耳屏前方的赘生组织，常出现于耳屏至口角的连线上，是由第一鳃弓发育异常引起的。副耳的形状、大小多种多样，多数还含有软骨组织。有的副耳与耳软骨相连，有的则伸入到面颊部皮下组织，或深及腮腺筋膜上方。

治疗方法是将副耳切除，并切除其含有的软骨组织，然后适当调整创口缝合。副耳求美者常伴有同侧面部发育不良，因此在切除软骨时可仅将其隆起部分切除，面部皮下部分则保留，以免加重面部畸形。对位于耳屏前方，并与耳屏融合在一起的副耳，则可以在切除时利用其再造耳屏。

二、耳前瘘管

耳前瘘管是一种较常见的耳部先天性疾病，由形成耳郭的第一和第二鳃弓的小丘状结节融合不全，或其间的第一腮裂封闭不全所致。此病常有家族史，可一侧或双侧同时存在。瘘管口很小，可位于耳前或耳周的各个不同部位，但以耳屏前方接近耳轮脚的部位最常见。一般不发生于耳后内侧面。

瘘管经皮下向内下方迂曲延伸，或有长短不一的分支。瘘管多属盲管，止于耳郭软骨或外耳道软骨，有时深及腮腺筋膜，少数甚至与鼓室或咽腔相通。瘘管壁内衬复层鳞状上皮，管腔内有鳞屑和断毛。瘘管内经常有少许乳酪样且有异臭味的分泌物溢出，或用手指可以挤出。因瘘管口狭小，管道走行曲折，分泌物常排流不畅，从而导致慢性化脓性感染，并时有急性发作，局部发作红肿、疼痛，最后形成脓肿而破溃。急性发作的间隔时间长短不一，有的甚至经数年才会发作一次。经常发作者，其瘘管口附近组织带有瘢痕。

耳前瘘管的治疗方法是完整、彻底地手术切除，手术应在炎症完全消退的静止期内进行。儿童的手术宜在全身麻醉下进行，成人则宜在局部麻醉下进行。对深在的耳前瘘管进行切除时，应防止损伤面神经。

手术时先用无尖注射针头将亚甲蓝溶液经瘘管口缓缓注入，使管壁着色，围绕瘘管口做梭形切口，分离瘘管周围残留组织。术毕须加压包扎，以防止发生血肿或感染。一般术后伤口可一期愈合，少数情况下局部瘢痕严重，手术切除后创面较大而不能直接无张力缝合时，可考虑行游离皮片移植术，其皮片可取自对侧耳后，以求色泽一致。

第四节　耳垂缺损整形美容术

耳垂缺损的修复再造方法很多，但均要在耳后乳突区与颈上部遗留瘢痕。主要的修复与再造方法有以下几种。

一、耳后乳突区皮瓣折叠法

在耳后乳突区设计一双叶皮瓣，为防止术后收缩，每叶均要比健侧耳垂稍大，后叶要更大些。掀起此皮瓣，将其折叠形成耳垂，再切除耳郭下部缺损缘处的瘢痕组织，将创缘与新形成的耳垂上缘缝合。乳突供瓣区创面可直接拉拢缝合或移植全厚皮片。

二、Converse 法耳垂再造

在耳后乳突区设计一个皮瓣，皮瓣应比健侧耳垂大 1/3。掀起皮瓣后，将其后上部分与耳轮缘创面缝合，然后在皮瓣背面及乳突区创面进行全厚皮片移植。术后由于皮片收缩，皮瓣边缘会卷向耳后内侧面，从而形成较自然的耳垂形态。

三、Brent 法耳垂再造

按健侧耳垂的大小、形态，在耳后乳突区设计一个"尾"状分叉皮瓣，皮瓣可稍大。将皮瓣向前上方掀起，相互折叠缝合形成耳垂。乳突供瓣区创面可直接拉拢缝合，耳后部分创面可行全厚皮片移植。

思考题

（1）招风耳和杯状耳的异同点是什么？

（2）对于耳垂缺损，有哪些术式可供选择？

（3）耳部的感觉神经支配有哪些？

（4）杯状耳的主要特征有哪些？

练习题

（谭佳男）

第十九章　乳房美容手术

学习目标

1. 熟记隆乳术、巨乳缩小成形术的适应证与禁忌证。

2. 熟记假体隆乳术的切口入路及各自的优缺点。

3. 熟记乳房假体植入的位置。

4. 掌握假体隆乳术的手术方法、术后并发症及其处理。

5. 掌握乳房下垂的定义、分度。

6. 掌握乳头内陷的定义、分类和手术方法。

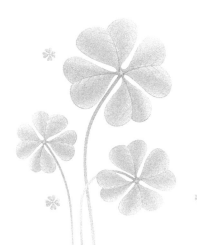

第一节　乳房美学

乳房对女性来说非常重要，既是哺乳器官，也是第二性征器官和审美器官，代表着生命、爱情和青春的力量。关于女性乳房的美学标准，受地域、种族、宗教思想、传统文化和饮食习惯的影响，在不同种族的不同时期是不断变化的。罗马时代的后期，人们对女性乳房的美学要求是性感，并追求乳房的丰满和肉感；中世纪的西方则偏好小而高挺的乳房；文艺复兴时期，意大利人偏好胸部宽阔的女性。在东亚，受儒家文化和封建意识的影响，对乳房的关注一直处于禁锢的状态。而到了现代，受西方文化的影响，人们逐渐开始追求形体美，尤其是胸部的外形美。

一、乳房形态美学的标准

从美学角度看，理想的乳房应符合以下标准：①匀称、丰满、挺拔、柔软并富有弹性；②乳房位于第 2～6 肋间，以及胸骨旁线和腋前线之间；③乳房基底的直径为 10～12 cm，乳房的高度为 5～6 cm；④腋前皱襞与乳房相称，富有量感；⑤乳头位于第 4 肋间，略偏外于乳房正中线，距前正中线 10～10.5 cm，稍指向外上方；未育女性的乳头直径为 0.6～0.8 cm，高于乳晕 0.3～0.5 cm；乳晕呈圆形，直径为 2.5～3.5 cm；⑥随身体姿势的改变和上臂的运动，乳房发生相应的移动，产生动态美。

二、乳房美学与性学之间的关系

一般认为乳房是女性第二性征的标志，人类女性的乳房具有两方面的功能：母性功能和性功能。母性功能是指哺乳功能和母子间的情感交流与情感传递。乳房也是重要的性器官，其重要性可与生殖器官相媲美。人类进化的结果使人类的性行为不只局限于生殖的目的，因此也就有了与性快乐相关的广义的性器官的定义。女性的乳房因此毫无疑问地被列入性器官的范畴。青壮年女性通常都希望自己拥有健康、丰满的乳房，其是女性性成熟的重要标志。

第二节　隆乳术

让自己的乳房挺拔隆起是很多爱美女性的追求。于是各种丰乳霜、丰乳膏、丰乳食品相继问世，坊间也不乏各种按摩手法，还有通过健身增加胸肌以提高胸部饱满度的方法，但这些方法大多收效甚微。实践证明，唯有通过整形手术的方法，方能起到立竿见影的效果。

隆乳术所用的植入材料经过了多年的发展，目前大致包括 2 类：注射材料和假体。注射材料先后经历了液体石蜡、蜡和蜂蜜的混合物、硅橡胶液、聚丙烯酰胺水凝胶等，但是使用这些注射材料后，注射部位会发生不同程度的红肿、疼痛、硬块、化脓等炎症反应，部分材料还会在体内分解为对人体有害的毒素，故已先后停用。近年来，由于对自体脂肪颗粒抽吸和注射技术研究的增多，自体脂肪隆乳术在整形美容机构得到广泛开展。21 世纪以来，随着透明质酸在微整形领域的大量应用，也有部分医师选择大分子的透明质酸进行注射隆乳术。

硅胶乳房假体的诞生使隆乳术取得了比较持久而满意的效果，特别是后来硅胶囊袋的改进、硅胶液配比的改进及手术操作技术的改进，使植入硅胶乳房假体的不良反应越来越小。本节将重点介绍硅胶假体植入隆乳和自体脂肪颗粒注射隆乳。

一、假体隆乳术

国外从 20 世纪 60 年代中期开始应用硅胶乳房假体植入隆乳术，在我国从 20 世纪 80 年代末开始应用。随着病例的增加，临床医师发现部分病例会出现轻度硅胶渗漏，并可产生纤维包膜囊挛缩，导致乳房硬化等并发症。1992 年，FDA 宣布禁止应用硅胶乳房假体来行隆乳手术，在美国只允许使用生理盐水袋假体，而其他国家仍在正常使用硅胶假体。到了 2006 年，FDA 发布公告，宣布取消硅胶乳房假体的植入禁令。几十年的临床实践经验证实硅胶乳房假体组织相容性好，几乎不引发排斥反应，副作用小，术后形态好，手感逼真，安全性高，为目前最理想的乳房植入材料。

硅胶乳房假体按照囊内容物可分为硅胶充填型和生理盐水充填型，目前国内通常使用的是硅胶充填型；根据硅胶囊表面的物理特性可分为光面型、磨砂面型、绒毛面型等；按照硅胶假体外形可分为圆盘型和水滴型，水滴型更接近解剖形态，因此常被称为解剖型。

（一）切口入路

乳房假体植入最常用的切口有 3 个，即乳房下皱襞切口、乳晕切口以及腋窝切口。

1.乳房下皱襞切口　位于新的乳房下皱襞，恰好位于乳房下的皮肤反褶处，在乳房较大时可被乳房下极遮掩。经乳房下皱襞切口入路最短，可在直视下操作，腔隙剥离精确，组织损伤小，止血彻底，术后疼痛少，恢复快，并发症少，但该切口入路位于胸部正面，部分女性不能接受。

2.乳晕切口　位于乳晕边缘，形成的切口瘢痕通常不明显。经乳晕切口入路可实现直视下剥离和止血，腔隙剥离精确，术后疼痛较少，恢复较快。但该入路对乳腺组织有一定的损伤，发生乳晕感觉异常的风险较其他切口略大。

3.腋窝切口　位于腋窝顶部，方向与皮肤皱褶一致，只要没有瘢痕增生，相对比较稳定。但经腋窝切口时隧道较长，只能在盲视下进行钝性操作，剥离腔隙不准确，创伤较大，术后疼痛较重，需包扎固定、限制上肢活动，术后恢复时间较长，假体移位、不对称等并发症的发生率较高，且一旦需要二次手术，多需要变更切口。应用内镜辅助下的腋窝切口入路，可将盲视变为直视，并可用电刀进行锐性分离，从而大大减少了组织创伤，提高了对剥离精度和出血的控制程度，并且可以经腋窝切口实现双平面操作，从而提高了手术效果，减少了并发症。

（二）假体植入间隙的分类

在进行隆乳术时常采用的假体植入间隙包括乳腺后植入间隙、胸大肌后植入间隙及双平面植入间隙（图 19-2-1）。

1. 乳腺后植入间隙　即将假体植入乳房腺体组织的后方，即胸大肌及其筋膜的前方。

2. 胸大肌后植入间隙　即将假体植入乳房实质组织和胸大肌及其筋膜的后方，并在乳房下皱襞区域保留整个胸大肌起点。假体位于胸大肌后、胸小肌前（相当于肋骨和肋间肌表面）。

3. 双平面植入间隙　即将乳房假体上半部植入胸大肌及其筋膜的后方，下半部植入乳房腺体组织后方。这种植入就需要离断胸大肌下部的起点，但应保留沿胸骨缘走行的胸大肌起点及其上部的附着处，并于乳腺和胸大肌之间适度分离，尤其适用于腺体活动度大、腺体下垂及下极短缩的求美者。

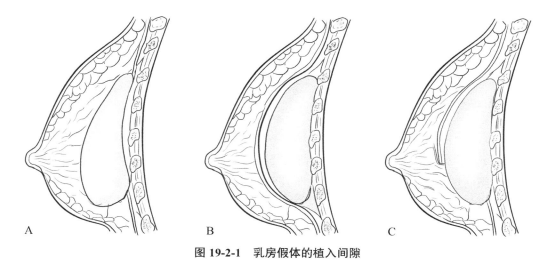

图 19-2-1　乳房假体的植入间隙

A. 乳腺后植入间隙；B. 胸大肌后植入间隙；C. 双平面植入间隙

（三）手术适应证

（1）减肥后体形消瘦、乳房萎缩者。

（2）乳腺先天发育不良或妊娠、哺乳后乳房萎缩者。

（3）乳房轻度下垂，要求改善并增大乳房体积者。

（4）因病行乳腺切除术后。

（5）易性癖患者。

（四）手术禁忌证

（1）未满 16 周岁，胸部乳腺组织尚未发育者。

（2）乳腺癌术后经检查有复发或转移倾向者。

（3）全身性疾病未彻底治愈，或心、肝、肺、肾功能不良者。

（4）乳腺组织有急慢性炎症或手术切口附近有皮肤炎症者。

（5）乳房中、重度下垂者。

（6）免疫系统或造血系统疾病患者。

（7）妊娠期或哺乳期女性。

（8）有精神疾病或心理状态不正常，或要求不符合实际情况者。

（五）麻醉

常选择气管插管全身麻醉、静脉麻醉。由于全脊髓麻醉的风险较大，现已少用高位硬膜外麻醉，个别学者采用肋间神经阻滞亦可完成手术。

（六）手术方法

1. 腋窝切口隆乳术　术前在腋窝顶部设计切口，切口线平行于腋窝皮肤的皮纹，长 3~5 cm。根据假体的大小设计胸部剥离范围并标记。沿切口线切开皮肤及皮下组织，先在皮下脂肪层向胸壁方向剥离至胸大肌外侧缘，再用手指紧贴胸大肌后方剥离进入胸大肌下间隙。此时可用 U 型剥离子进行胸大肌下间隙的剥离，根据术前设计的剥离范围进行盲视下剥离，剥离的范围上至第 2 肋，下至第 6 肋，外侧至腋前线，内侧至胸骨旁线。所剥离的腔隙直径应该比乳房假体的直径大 1.5 cm。如术前设计为双平面植入假体，则可在进入胸大肌后间隙后，置入内镜，在内镜下进行胸大肌后间隙的剥离及乳房下皱襞处胸大肌起点的离断。按照预定的剥离范围在胸大肌后间隙精准分离出一大小适宜的腔隙，边分离边止血。检查间隙满意后植入乳房假体。缝合切口，胸部塑形并加压包扎。经腋窝入路在内镜辅助下手术有很多优点，如操作可视、分离间隙精准、止血彻底、可离断乳房下皱襞胸大肌起点而行双平面植入等，因此，近几年很多医院都在采用此种方法进行隆乳（图 19-2-2）。

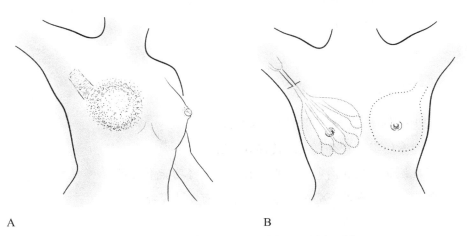

A

B

图 19-2-2　腋窝切口隆乳术的切口设计与剥离

A. 设计切口；B. 剥离

2. 乳晕切口隆乳术　术前在乳晕下边缘与皮肤交界处设计切口，切口呈弧形，长 3~4 cm，相当于乳晕周径的 1/3。标记剥离范围（参照腋窝切口）。沿乳晕下切口线切开皮肤、皮下组织达乳腺表面。于腺体表面适度剥离后，放射状切开乳腺腺体组织达胸大肌筋膜表面。也可以在乳腺表面剥离至乳腺下缘，向上方牵开乳腺，显露胸大肌筋膜。此时，如果假体植入乳腺后间隙，则在胸大肌筋膜表面按术前设计剥离腔隙，彻底止血后植入假体。如果假体植入胸大肌后间隙，则切开胸大肌筋膜，钝性分离胸大肌，进入胸大肌后间隙。如需要行双平面植入，可以用光导拉钩显露乳房下皱襞处的胸大肌起点并离断，形成胸大肌后和乳腺腺体后双平面间隙。用拉钩将切口尽量上提使腔隙扩大，以利于植入假体。植入假体后，逐层缝合乳腺腺体、皮下组织及皮肤，胸部塑形并加压包扎（图 19-2-3 ）。

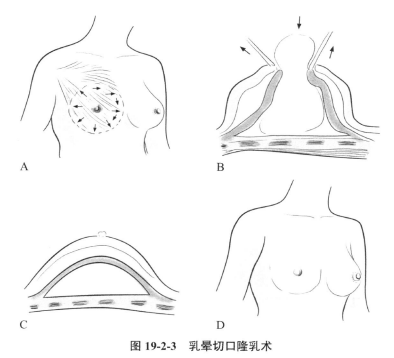

图 19-2-3　乳晕切口隆乳术

A.剥离范围及方向；B.胸大肌下植入假体；C.逐层关闭；D.缝合皮肤

3. 乳房下皱襞切口隆乳术　该切口较隐蔽，与皮肤纹理基本一致。在乳房下皱襞中央，于皮肤的折返处设计弧形切口，长 3～4 cm。切开皮肤、皮下组织。此时，如果选择乳腺后间隙植入，则在皮下组织深层、胸大肌筋膜表面剥离进入乳腺后间隙。如果选择双平面植入，则将胸大肌在肋骨起点上方 1 cm 处离断，进入胸大肌后间隙剥离腔隙，形成双平面。因该部位受力最大，使用此方法关闭切口时应注意深层组织的缝合固定，防止假体下移、外漏及边缘显形。术后胸壁用弹性绷带加压包扎，可降低切口的张力，防止假体下移（图 19-2-4 ）。

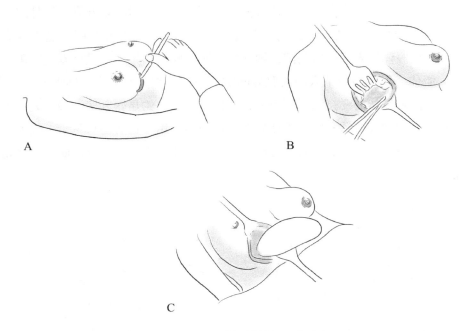

图 19-2-4　乳房下皱襞切口隆乳术

A.切口设计与切开；B.分离皮下组织及筋膜，暴露胸大肌；C.剥离胸大肌后间隙，植入假体

（七）术后并发症及其处理

1. 血肿　术后血肿的发生率不足 5%，随着技术的提高，出血的概率已越来越低。创面止血不彻底、结扎线脱落、术后过早活动上肢或进行乳房按摩均可引起创面出血，形成血肿。小的血肿可自行吸收，无须特殊处理。出现大的血肿时，应即刻取出假体，清除凝血块后彻底止血，酌情植入假体，创面放置引流管，加压包扎，术后应用止血药的同时应用抗生素预防感染。

2. 感染　感染是假体隆乳术灾难性的并发症，可能导致假体取出，常需 2 次甚至多次手术，增加求美者的痛苦及手术费用，因此重在预防。

3. 乳房假体移位或形态不美　手术前设计存在偏差，术中剥离腔隙的范围不足，假体植入的位置不当，术后加压包扎的位置、方向和力度不正确等均可造成假体移位或形态不美。通常需要再次手术处理。

4. 包膜挛缩　是目前较难预防也是最常见的术后并发症。包膜挛缩的真正原因尚未清楚，根据临床经验，其可能与感染、假体表面性状、血肿、求美者体质等有关。目前并没有理想的治疗方法，而且治疗后很可能复发，所以还是重在预防。一旦发生包膜挛缩，轻者不需要手术处理，严重者则需取出假体。

5. 假体渗漏或破裂　由于现在技术很成熟，无论是国产还是进口假体，很少有因假体质量问题而发生的破裂或渗漏，主要原因为：①术中假体被锐器刺伤；②在假体植入时，因隧道或者腔隙剥离不充分而暴力植入；③假体皱褶处受胸壁运动的反复摩擦而发生假体外膜撕裂。一旦发生，必须取出假体，更换假体或终止隆乳。

二、注射隆乳术

自体组织注射隆乳的材料主要为自体脂肪。自体脂肪移植隆乳术发展至今已有几十年的历史，随着脂肪抽吸和注射技术的不断成熟，现已得到广泛开展。其优点在于来源广泛，无异体组织排斥反应，抽脂、塑身、隆胸同时完成，但脂肪细胞有一定的吸收率，所以常常需要 2 次以上的填充才能达到满意的效果。

（一）手术方法

可以采用注射器吸脂、吸脂机吸脂、水动力吸脂等方法进行脂肪抽吸。无论采取哪一种方法，都是在注射肿胀麻醉液后，采用低负压抽吸，以对脂肪细胞起到保护作用，提高其存活率。经脂肪抽吸术获取的脂肪组织主要包括完整的脂肪颗粒、液化的脂肪、纤维组织、细胞碎片和含血液成分的肿胀麻醉液。经过洗涤或静置、低速离心、过滤等处理，就可提取黄色的脂肪颗粒。用粗长钝针头将脂肪颗粒多层次、多隧道地注射到乳房腺体表面、腺体与胸大肌筋膜之间以及胸大肌后腔隙，每个隧道一个往复动作注射不超过 5 ml，通常每侧注射脂肪的量为 100~300 ml。注射技术要点为缓慢、微量、均匀地推注。自体脂肪移植术后 6~12 个月吸收率为 30%~60%，术后 3 个月可再次注射，可反复注射 3~4 次，以达到满意的效果为止。

（二）术后并发症及其处理

术后 1 个月内禁止按摩乳房，保持平躺睡姿。供区吸脂部位穿弹力衣加压 1 个月。常见的术后并发症如下。

1. 吸收　移植物吸收是脂肪移植最常见的并发症。在脂肪抽吸、处理及注射的各个环节均应仔细、规范地操作，以增加脂肪细胞的成活力。

2. 硬结　乳房内硬结是脂肪坏死后的纤维化所致。硬结外层为成活的脂肪组织，中间为纤维囊壁包裹的囊肿。术后短期内出现的小硬结，可挤压使其破裂、吸收；较长时间后形成的硬结，需要通过手术切除。

3. 脂肪液化　其发生率与脂肪颗粒的注射量成正比，可能会继发感染或无菌性炎症，可行抽液和给予抗菌药物处理。

4. 囊肿　多数由移植的脂肪细胞坏死后积聚而成。较小的囊肿具有自限性，可以自行吸收；较大的囊肿在术后早期可以通过抽吸的方式促进其自行吸收。

5. 栓塞　较少发生，为脂肪误入大血管内所致。注射时应边退针边进行脂肪注射，在乳房上极锁骨下区域操作时要谨慎，尤其是锁骨下血管位置比正常解剖位置低时。

6. 其他　自体脂肪注射隆乳术后还可能会出现感染、脂肪坏死甚至气胸等少见并发症，术者应严格遵循无菌原则，动作轻柔细腻，一次填充不要追求过量、过度。

第三节　巨乳缩小成形术

乳房组织的过度增长发育称为乳房肥大或巨乳症。其发病的确切原因目前尚不十分清楚。乳房肥大同时伴有乳房下垂，使女性失去了良好的乳房形态和优美的身体曲线，同时伴有形体臃肿、肩背部酸痛、乳房组织覆盖区域湿疹等现象，影响日常生活。巨乳缩小成形术的目的是切除过度发育的腺体组织、缩小乳房体积和提升乳房的位置，从而恢复乳房的正常外形。

一、乳房肥大的分类

1. 青春型乳房肥大　青春发育期乳房渐进性增大并过度发育，乳腺组织增生、肥大，乳房表现为匀称性肥大，下垂不明显，这类求美者常有家族史。

2. 乳腺过度增生性乳房肥大　表现为乳腺组织过度增生，增生的乳房坚实、小叶明显，常有压痛。经期时，会有自发性胀痛，并伴有乳房下垂，多发生于已婚已育女性。严重者由于过大乳房的牵拉及经久的胀痛，心理健康受到严重影响，甚至会要求医师对其实施全乳房切除。

3. 肥胖型乳房肥大　整个乳房匀称肥大，组织结构上以乳房中的脂肪均匀增生和脂肪细胞肥大为主，这类求美者常伴有全身性肥胖以及不同程度的乳房下垂。

二、乳房肥大的分度

轻度肥大者容积为 400 ~ 600 ml，中度肥大者容积为 600 ~ 800 ml，重度肥大者容积为 800 ml 以上。容积大于 1500 ml 者为乳房过大（又称巨乳症）。

三、手术原则

（1）术后乳房大小合适、位置良好。

（2）术后乳房为半球形，形态良好，两侧对称。

（3）皮肤切口隐蔽、瘢痕少，无"猫耳"畸形，无凹陷性畸形或乳房扭曲畸形。

（4）乳头、乳晕感觉良好。

（5）尽可能保持乳房的泌乳功能。

（6）乳房质感良好，并具有正常乳房组织的弹性。

四、手术适应证

（1）多次生产后继发的巨乳症。

（2）先天性巨乳症，因此行动不便及影响体形美观者。

（3）乳房肥大下垂，乳房下皱襞皮肤经常发生湿疹、糜烂者。

（4）乳房肥大并出现驼背等形体改变者。

五、手术禁忌证

（1）乳腺存在炎症或肿瘤者，或者局部湿疹、糜烂尚未愈合者。

（2）全身性疾病尚未彻底治愈者，或凝血功能不良者。

（3）精神不正常或心理准备不充分者。

六、麻醉

巨乳缩小成形术通常选择全身麻醉。手术范围小者可用局部肿胀麻醉。

七、手术方法

首先确定新乳头乳晕的位置，有以下几种方法：①新乳头的位置约在第4肋间隙或第5肋水平；②新乳头的水平位置相当于求美者上臂中点的位置；③新乳头距胸骨中线（前正中线）10~12 cm；④新乳头为乳房下皱襞在乳房表面投影上2~3 cm并与锁骨中点至乳头连线的相交点。

（一）水平双蒂法

（1）切口设计。采用Wise模板（图19-3-1）设计切口，将模板两臂的长度定为5 cm。

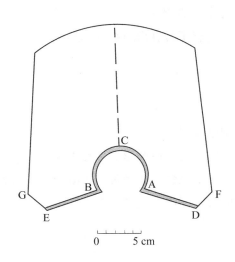

图 19-3-1　Wise 模板

（2）沿设计线切开新乳头乳晕部位的皮肤、皮下组织和腺体。

（3）将设计线下至原乳头乳晕间的皮肤表皮切除，保留真皮，保留原乳头乳晕处的皮肤。

（4）切除去表皮以下至乳房下皱襞间的全部皮肤、皮下组织和腺体。保留直径为4~4.5 cm的乳晕。

（5）将所形成的水平双向真皮腺体蒂携带乳头乳晕向上转移至新乳头乳晕的位置。

（6）缝合切口，缝合后的切口呈倒"T"形。

（7）切口放置负压引流管引流，然后加压包扎（图 19-3-2）。

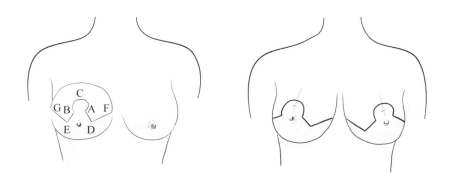

图 19-3-2　水平双蒂法

依 Wise 模板 ABC，画出乳晕周径；板 AD、BE、ED 之间的距离及角度，依皮肤松弛程度而定，一般 ECD 角度在 60°～135°之间调整

（二）垂直双蒂法

（1）新乳头乳晕的定位与切口设计同"水平双蒂法"。

（2）从新乳头乳晕两侧垂直向下至乳房下皱襞画 2 条线，作为垂直双向蒂瓣的边界。要保证蒂的宽度不得少于 5 cm。

（3）将垂直双蒂部位去表皮，保留真皮；保留直径为 4.5 cm 的乳头乳晕皮肤。

（4）将垂直双蒂瓣两侧的乳房组织全部切除，包括皮肤、皮下组织和腺体。

（5）将垂直双向真皮腺体瓣与胸大肌分离，携带乳头乳晕向上转移至新乳头乳晕的位置，缝合固定，其腺体瓣呈折叠状缝合固定。

（6）缝合切口，缝合后的切口呈倒"T"形（图 19-3-3）。

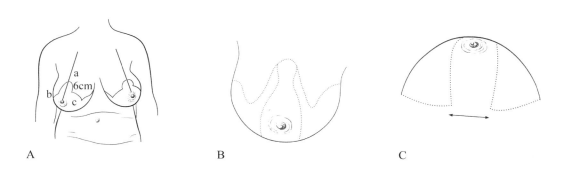

A　　　　　　　　　　　　B　　　　　　　　　　　　C

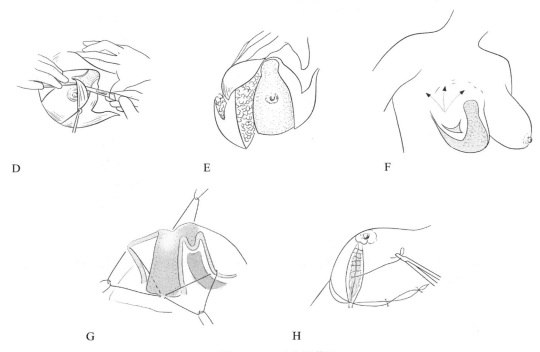

D   E   F

G   H

图 19-3-3　垂直双蒂法

A. 按新乳头定位方法，适当地标出"钥匙孔"形新乳头的位置；B. 根据具体情况设计钥匙孔的宽度和内外侧乳房皮瓣的宽度；C. 标记出垂直的双蒂；D. 剥离表皮；E. 楔形切除内外侧的乳房组织；F. 箭头方向表示修薄的方向；G. 向上折叠垂直真皮乳腺瓣，固定乳头、乳晕于新位置；H. 缝合内外侧的乳腺组织及皮瓣

（三）上方垂直单蒂法

1. 术前设计　Pitanguy 主张术前大致标记，术中视具体情况随机处理。①求美者取平卧位，标记出乳房下皱襞线。②术者左手示指从下皱襞中点（f 点）向上推乳房至顶，示指在乳房体表的投影 a 点，即为新乳头的大致位置。③术者右手示指和拇指紧捏巨乳的下半部，相互靠拢，确定 b 点和 c 点，以缝合后无张力为度。此两点必须位于乳晕缘下 2 cm。④ ab、ac 的长度为 6～7 cm；再在下皱襞的两端定点 d 点和 e 点，连接 abdfec（图 19-3-4）。

2. 手术方法　①用乳晕模型画出乳晕直径。②环乳晕切开达真皮层，在乳晕外剥去 bac 范围内的表皮。去表皮的范围必须低于乳晕下 1～2 cm。③切除组织，包括巨乳的下极腺体，bdfec 范围内的部分皮肤、皮下组织和腺体，以及乳晕下缘的部分腺体。④用可吸收线缝合 b、c 和 f 点，缝合时下垂的乳头乳晕自然向上方移动。⑤修整塑形，彻底止血，放置引流装置，关闭切口。

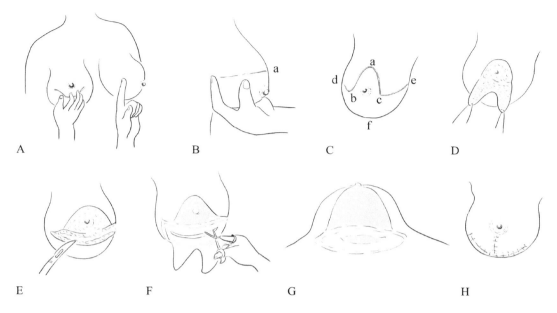

图 19-3-4　上方垂直单蒂法

A 和 B. 术者用左手示指从乳房下皱襞的 f 点插入，上推乳房至顶，示指在乳房的体表投影为 a 点，即新乳头的大致位置。右手示指和拇指捏紧巨乳的下半部，相互靠拢，确定 b 点和 c 点，ab 和 ac 的长度为 6~7 cm。在乳房下皱襞的两端定 d 点和 e 点，最后连接 abdfec 各点。C. 以乳头为中心，画出乳晕直径，后按新乳晕的大小切开表皮达真皮层。在 bac 范围内、乳晕范围外去表皮（去表皮需低于乳晕下缘 1~2 cm）。D、E 和 F. 切除巨乳下极的皮肤、皮下组织和腺体，并修剪乳晕下部的部分腺体，以利于上移乳头乳晕复合体。G. 缝合 b、c 和 f 点。H. 放置引流装置，关闭皮肤切口

（四）双环法

　　此方法最早由北京协和医院乔群教授提出，之后出现了多种改良术式，对于不同程度的乳房肥大的治疗均具有较好的临床效果，是目前临床上较为常用的手术方法。

　　1. 手术设计　在乳晕周围设计 2 个环形切口，即内环和外环。内环以乳头为中心，直径为 3~4 cm。外环直径为 10 cm，外环上端即为新乳头乳晕上缘。内、外环之间可根据乳房肥大程度和皮肤松弛程度而确定去除量，切口也可设计成椭圆形等不同的形状。

　　2. 手术方法

　　（1）沿双环切口线切开皮肤，去除双环间的表皮，形成真皮环。

　　（2）沿外环皮下组织与乳腺间向四周剥离至腺体外缘。

　　（3）切除乳腺下方 5~7 点之间的三角形腺体组织。

（4）拉拢缝合切除后乳腺组织两端切缘，使剩余腺体成形为圆锥形并上提至正常乳房位置，用4号丝线固定于胸大肌筋膜。

（5）外环予以4-0尼龙线荷包缝合，将其收紧至内环，采用5-0尼龙线间断缝合皮肤切口（图19-3-5）。

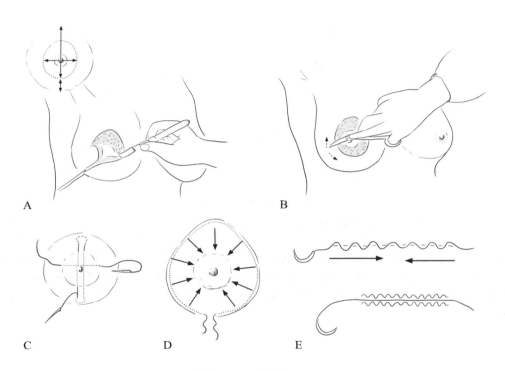

图 19-3-5　双环法

A. 沿内、外环之间切开切口皮肤；B. 去除内、外环之间的表皮，并在外环切口皮下分离至乳房四周边缘；C. 交叉立体缝合腺体；D. 荷包收紧外环皮瓣，准确对接内、外环切口；E. 缝线在皮缘内的走行及皮肤收紧情况

（五）吸脂法

病理组织学观察发现，随着年龄增长及体质量指数增加，乳房脂肪含量逐渐增加。吸脂法多用于轻度肥胖型乳房肥大以及男性乳房肥大无腺体者，因其对乳房结构、哺乳功能影响较小，所以适用于术后有生育要求的女性。手术通常使用传统的负压吸脂法，通过乳房下皱襞小切口均匀吸出多余的脂肪。术后乳房无感觉障碍，瘢痕微小、隐蔽。术后皮肤回缩在3个月时基本稳定。

八、术后并发症及其处理

1．血肿　为术后常见的并发症，血肿可在 24 小时以内出现，但也可在术后数天发生。多由术中止血不完善或结扎线脱落所致。在引流通畅的情况下，如果没有进行性出血增加，可暂时观察。无引流的情况下，小的血肿可自行吸收，无须特殊处理；大血肿表现为乳房增大、皮肤张力增加、疼痛，应及时打开切口止血，防止皮瓣及乳头乳晕坏死。

2．血清肿　术后 10 天左右发现的血清肿，经引流和加压包扎多能治愈；晚期发现的血清肿，除引流外须除去包膜方能治愈。

3．乳头乳晕坏死　多在术后 10 天左右发生，常由手术操作粗暴破坏了乳头乳晕的血供所致。完全坏死少见，多为局灶性坏死。表现为乳头、乳晕皮肤发绀、水疱形成，散在局灶性坏死。手术中应正确、细心操作，仔细止血，同时在乳头乳晕周缘及基底部避免电刀过度烧灼。术后注意观察乳头乳晕颜色的变化。如完全坏死，需二期再造。

4．形态不佳　包括乳房过大或过小、乳房失去半球形形态、乳房位置不良、双侧乳房形态不对称、双侧乳头位置不对称及乳头凹陷等。多为术前设计失误或术中切除腺体或脂肪组织的量不一致所致，应尽力避免。矫正方法为再次手术。

5．脂肪液化　手术操作粗暴、切除范围过大、缝合张力过大、局部使用电刀过频等均可导致脂肪坏死、液化。脂肪液化重在预防。小范围的脂肪坏死液化可通过冲洗引流后重新缝合或换药使其自愈，大面积者则需手术清除。

6．切口裂开　多发生于新乳房垂直切口的缝合处，主要是由局部皮肤张力过大、血运不佳、愈合不良等因素造成。处理方法是二期缝合。

7．皮肤坏死　主要是皮下分离过于广泛、皮肤血运破坏较大所致。可给予对症治疗和换药处理，必要时切除坏死组织并植皮。

8．乳头感觉异常　主要是损伤或切断了乳头乳晕的感觉神经所致。损伤后可给予神经营养药物，有的求美者在术后 3~6 个月可恢复部分感觉。

9．其他　其他并发症还包括瘢痕增生、泌乳功能丧失及表皮样囊肿形成等，比较少见。

第四节　乳房下垂矫正术

一、定义

乳房下垂是指乳房组织整体下移，包括乳头、乳晕、乳房皮肤、乳房腺体同时出现下垂，低于正常位置，严重者下垂至脐或脐以下，严重影响乳房的外观甚至功能。乳房下垂有家族遗传倾向，常见的后天性原因有哺乳、年龄增长、减肥。

二、分度

根据乳房乳头与乳晕下皱襞的关系分度（图 19-4-1）。

1．Ⅰ度。下垂的乳头位置与乳房下皱襞平行。

2．Ⅱ度。下垂的乳头位置介于乳房下皱襞和乳房最低点之间。

3．Ⅲ度。乳头位于乳房的最低位置。

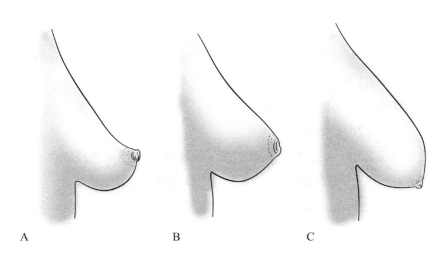

A　　　　　　　　　B　　　　　　　　　C

图 19-4-1　乳房下垂分度

A. Ⅰ度乳房下垂；B. Ⅱ度乳房下垂；C. Ⅲ度乳房下垂

三、手术方法

常用下垂乳房上提术。当乳头到乳房下皱襞的最大拉伸距离小于 10 cm 时，可以通过双平面隆乳术来矫正轻度的乳房下垂。当乳头到乳房下皱襞的最大拉伸距离大于 10 cm 时，则需要通过乳房上提术来矫正乳房下垂。在巨乳缩小成形术的常用手术方法中，双环法适用于轻、中、重度乳房下垂的整形。如果求美者要求在矫正中、重度乳房下垂的同时，还想让乳房看起来更丰满，可以通过双环法手术加假体隆乳术来矫正乳房下垂。

第五节　乳头乳晕整形美容术

乳头乳晕复合体在乳房的结构中起着画龙点睛的作用，乳头和乳晕的美观是乳房整体美观的重要组成部分，二者相辅相成，缺一不可。本节在简述乳头乳晕复合体解剖的基础上，重点介绍乳头内陷矫正术、乳头肥大缩小术、乳晕缩小术和乳头乳晕再造术等。在此首先介绍乳头和乳晕的解剖。

（1）乳头表面皮肤凹凸不平，外观可见多个裂隙状的凹陷，为输乳管的开口。乳头基底部的直径为 0.8 ~ 1.2 cm，高 0.6 ~ 1.5 cm。

（2）乳头根部四周有一色泽较深的环形区称为乳晕，直径为 3.5 ~ 4.5 cm，颜色在少女期为粉色，随着年龄增长逐渐呈深褐色或黑褐色。

（3）乳头乳晕的血供来源于胸廓内动脉及胸外侧动脉的双重供血，深层血供主要来自胸廓内动脉的乳头乳晕深动脉。

（4）乳头乳晕复合体的主要支配神经为第 4 肋间神经外侧皮支，该神经比较粗大且恒定。

一、乳头内陷矫正术

（一）概述

乳头内陷是指乳头凹陷于乳晕平面之下。轻者乳头失去凸起，部分乳头凹陷于乳晕之中；重者乳头外观缺失，完全陷于乳晕平面以下，呈"火山口"样畸形或"肚脐"样改变。

（二）病因

乳头内陷多为先天性畸形，主要是因乳腺导管和乳头乳晕平滑肌发育不良，导致乳头勃起乏力。后天性乳头内陷多为炎症、外伤、肿瘤以及手术损伤所导致，如巨乳缩小成形术易导致乳头内陷。乳头陷于乳晕之中，妨碍哺乳，易存污垢，常继发感染、引起疼痛不适，还会影响美观，给求美者带来心理负担。

（三）分类

1. 原发性乳头内陷　乳头凹陷下方结缔组织不断增殖，使凹陷消失、乳头外突；若凹陷消失不全，出生后即出现先天性乳头凹陷。

2. 继发性乳头内陷　乳腺癌、乳腺炎症、外伤或乳房手术等原因引起的乳头凹陷称为继发性乳头内陷。

（四）分度

1. Ⅰ度　轻度乳头内陷，乳头颈尚在，容易用手挤出且不易回缩，乳头大小与常人相似。

2. Ⅱ度　中度乳头内陷，乳头完全凹陷于乳晕之中，可用手挤出但有回缩倾向，乳头较正常人小，乳头颈不明显。

3. Ⅲ度　重度乳头内陷，乳头完全凹陷于乳晕之中，无法用手挤出。

（五）手术方法

1. 乳晕多"V"形切口乳头内陷矫正术（图 19-5-1）

（1）设计。沿乳晕边缘线分成 8 份，设计多个"V"形切口线。

（2）切开与分离。按设计线切开皮肤全层，分离形成多个小皮瓣，贯穿乳头做一牵引线并牵出乳头，松解挛缩的平滑肌纤维。

（3）缝合。修剪各皮瓣，交错推进缝合形成乳头。

2. 乳晕四角星形切口乳头内陷矫正术（图 19-5-2）

（1）设计。在乳晕部以乳头为中心画出 4 个等边三角形。

（2）切开与分离。切开皮肤、皮下组织，乳头下放置牵引线；边牵引乳头边分离三角瓣下有张力的平滑肌，但勿损伤乳管。

（3）V-Y 推进缝合。"V"形切开，推进，呈"Y"形缝合。

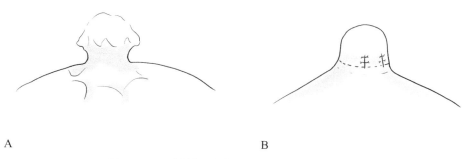

A   B

图 19-5-1　乳晕多"V"形切口乳头内陷矫正术

A.切口设计，缝合前；B.缝合后

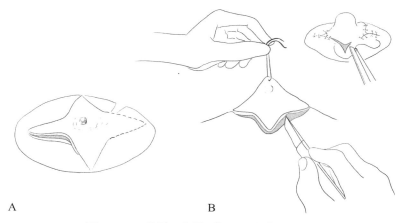

A   B

图 19-5-2　乳晕四角星形切口乳头内陷矫正术

A.切口设计，缝合前；B.缝合后

3．乳晕菱形切口乳头内陷矫正术（图 19-5-3）

（1）设计。在乳晕部以乳头为中心，设计 4 个对称的菱形瓣。

（2）切开与分离。依设计线切开菱形瓣的皮肤及皮下组织，切除各个菱形瓣之间的 4 个三角形。

（3）推进与缝合。上提乳头，推进，缝合成形。

4．Broadbent 法乳头内陷矫正术（图 19-5-4）

（1）设计。以凹陷的乳头或以乳晕为中心设计一横向切口线。

（2）切开与分离。依切口线切开皮肤、皮下组织，深达乳腺；利用乳头及乳腺组织做 2 对蒂在上的组织瓣。

（3）翻转与缝合。将各瓣向上翻转 180°，相对缝合，形成乳头。

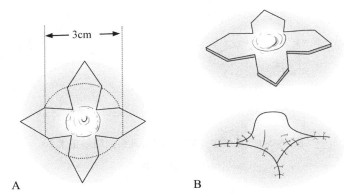

图 19-5-3　乳晕菱形切口乳头内陷矫正术

A.切口设计，缝合前；B.缝合后

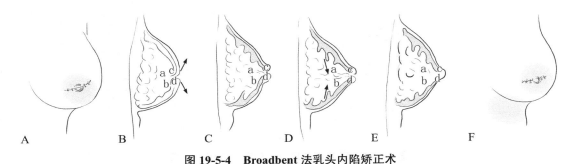

图 19-5-4　Broadbent 法乳头内陷矫正术

A.横向切开凹陷的乳头；B.形成 a、b、c、d 4 个瓣；C~E.将 4 个瓣上翻并相对缝合；F.形成乳头

乳头内陷矫正术虽小，但失败率很高，要求术者根据求美者情况，应用最适合的方法完成，切不可弃简从繁、画蛇添足，否则得不偿失。

二、乳头肥大缩小术

乳头大小的正常值：女性，直径为 8~12 mm，高度为 7~9 mm；男性，直径为 4~6 mm，高度 4~5 mm。大于此值即为乳头肥大。女性乳头肥大常为过度发育的结果，男性乳头肥大常为男性乳房女性化畸形所致。乳头肥大缩小术的手术方法很多，但都需要切除乳头部分组织，因此会造成乳腺导管损伤，对有哺乳需求的女性最好不要进行该手术。常用的手术方法如下：

（一）Sperli 法

将乳头平均分成 6 个区，对其中相间隔的 3 个楔形区域进行切除，同时对乳头基底部进行圆周状切除，此方法可同时缩小乳头的直径和高度。对于乳头周径不大而只是过高者，可以仅做乳头下半部分的圆周状皮肤切除，缝合皮缘，从而缩短乳头的高度（图 19-5-5）。

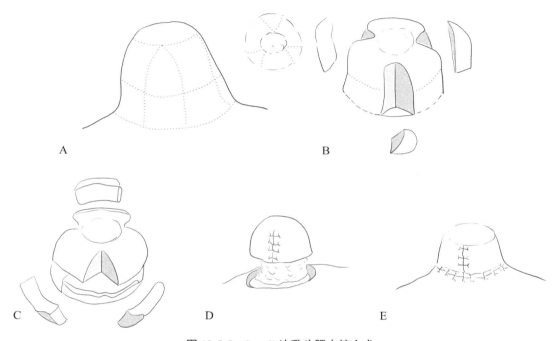

图 19-5-5　Sperli 法乳头肥大缩小术

A. 将乳头平均分为 6 个区；B. 对其中相间隔的 3 个区行楔形切除以缩小周径；C. 组织移除；D. 乳头上部缝合；E. 乳头根部缝合

（二）半侧移植法（图 19-5-6）

适用于乳头过长，不需要哺乳者。

1. 切除　从乳头中央弧形切开，切除其中半侧的上半部乳头组织。

2. 缝合　将另一半未切除的乳头组织折向切除后的创面，然后缝合。

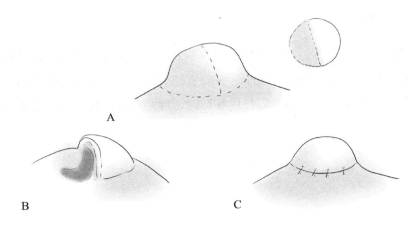

图 19-5-6　半侧移植法

A.半侧乳头切除设计；B.切除后；C.缝合后

（三）楔形切除或帽状切除法（图 19-5-7）

适用于乳头过长、过粗，不需要哺乳者。本法操作简单、安全，创面愈合顺利，效果可靠。注意：重建乳头后需注意防护性包扎。有学者设计了一种硅胶乳头保护器，可简单包扎即可，防护乳头术后受压。

1. 切除　将乳头的中间部做楔形切除（乳头过粗）或帽状切除（乳头过长伴过粗）。

2. 缝合　缝合切除后的创面，形成新乳头。

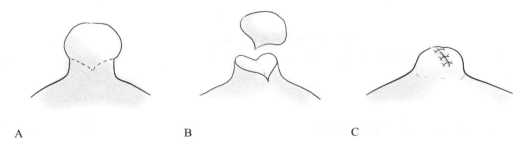

图 19-5-7　帽状切除法

A.乳头中间部行"V"形切除设计；B.组织移除；C.缝合后

三、乳晕缩小术

可以选择单纯的乳晕皮肤切除的方法来进行矫正。手术方法：以乳头为圆心，以

2 cm 为半径画圆，切除此范围以外的乳晕表皮，保留真皮，适度游离外圈皮下组织，将外圈皮肤先行荷包缝合，与内圈乳晕缘对位后再缝合皮肤（图 19-5-8）。

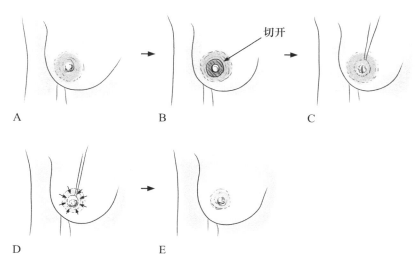

图 19-5-8　乳晕缩小术

A. 术前；B. 设计双环形切口线；C. 切除部分表皮；D. 拉拢对位缝合；E. 术后乳晕变小

手术虽然比较简单，但强调设计，去除的组织量和缝合的张力应恰到好处，否则缩小的乳晕仍可能被拉大。

四、乳头乳晕再造术

（一）概述

乳头乳晕再造术是乳房再造过程中很重要的一部分。目前，乳头再造常采用局部皮瓣法。此方法简单易行，只是皮瓣后期可能会因瘢痕收缩而变小，因此再造时应适当"矫枉过正"。乳晕再造通常可采取文身法、健侧乳晕游离移植和大阴唇皮片游离移植等。应在乳房再造术 3 个月后，乳房形态稳定后再进行乳头乳晕再造术。

（二）手术方法

1. 改良 3 叶皮瓣乳头乳晕再造术（亓发芝法）（图 19-5-9）

（1）设计。以健侧乳头和乳晕的大小在再造侧画 2 个同心圆环，内环的直径等于乳头的直径，外环的直径等于乳晕的直径。

（2）在内环中央以乳头直径为宽度设计一个向下的小瓣，在其两侧设计2个向外的小瓣，再造乳头的高度约为1.5 cm。设计时再造乳头应比健侧大20%。

（3）先将中央含皮下组织的小瓣掀起，再掀起两侧小瓣（不带皮下脂肪），最后将皮瓣做交叉缝合，形成新乳头。

（4）将各皮瓣供区皮下用可吸收线拉拢缝合；将乳晕标记区的表皮全部掀起，再原位缝合乳晕区。加压包扎，术后7~10天拆线。

（5）若乳晕区皮片完全成活，6个月后可进行文身，可能需反复2~3次才能着色满意。

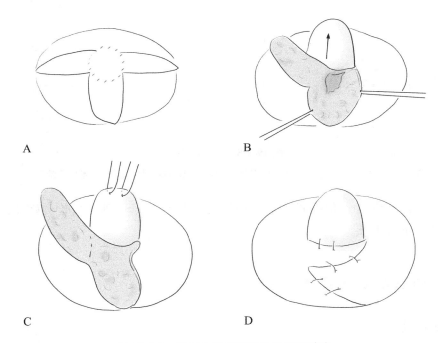

A   B

C   D

图 19-5-9　改良3叶皮瓣乳头乳晕再造术

A. 以乳头直径为宽度设计下方瓣；B. 在中央瓣两侧设计2个小瓣，其宽度为1.5 cm，为再造乳头的高度；C. 皮瓣翻转；D. 缝合固定

2. 对偶皮瓣乳头乳晕再造术（图 19-5-10）

（1）设计。以新乳头为圆心，画直径约为4 cm的圆，以o点为中心画一2 cm长的直线（L），在其两端再设计舌形瓣，宽、高各为1 cm（c、d）；在舌形瓣的上、下侧再各设计一长2 cm、宽1 cm的矩形瓣（a、b）。

（2）手术步骤。按设计线切开皮肤及皮下组织，将两个皮瓣完全掀起，形成L线和L′线，将此两个皮瓣旋转对合，形成乳头的基底。a瓣与L′线对合、b瓣与L线对合，形成乳头柱；c瓣与a瓣顶端缝合、d瓣与b瓣顶端缝合，形成圆锥形乳头的顶部。

（3）乳头形成后，原乳晕已变形，需重新设计直径为4 cm的乳晕区。将新乳晕区的表皮全部切除，取腹股沟部全厚皮移植，打包包扎。

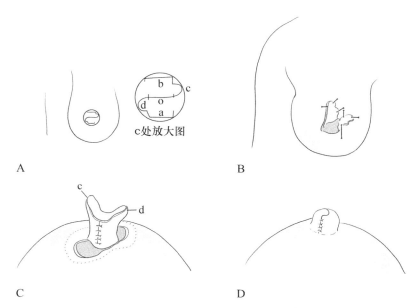

c处放大图

A

B

C

D

图19-5-10　对偶皮瓣乳头乳晕再造术

A.切口设计；B.缝合前；C和D.缝合后

思考题

（1）隆乳术、巨乳缩小成形术的适应证与禁忌证分别是什么？

（2）假体隆乳术的切口有哪些？各自的优缺点是什么？

（3）乳房假体植入的位置有哪些？

（4）乳房下垂的定义和分度。

（5）乳头内陷的定义和分类。

（6）简述乳头乳晕整形美容术的术式及方法。

练习题

（谢　冰）

第二十章　体形塑造美容手术

学习目标

1. 了解标准体重的计算方法。

2. 熟记脂肪抽吸术的适应证与禁忌证。

3. 熟记肿胀麻醉液的配制。

4. 掌握脂肪抽吸术的手术要点。

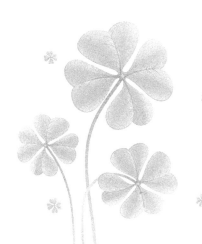

第一节　肥胖

目前人们对肥胖的定义很多，一般认为肥胖会造成明显超重与脂肪层过厚，并伴随体内甘油三酯积聚过多，最终将导致形体的改变。由于食物摄入过多或机体代谢的改变，体内脂肪过度积聚，体重超常增长，从而会引发人体发生生理、病理的改变。根据世界卫生组织的定义，肥胖是体内脂肪积累过多或分布异常的疾病，是由遗传和环境因素所致的能量的摄入与消耗失衡的结果，是一种多因素慢性代谢性疾病。因此，肥胖是由特定的生化因子引起的一系列进食调控和能量代谢紊乱的疾病。

一、肥胖的病因及分类

1. 肥胖的病因　根据发病机制，有以下几类原因可引发肥胖。

（1）遗传因素。遗传因素引起的肥胖常常伴有家族性，这类肥胖可存在于任何年龄段，但在临床上以中年以前年龄段多见。

（2）生活习惯。生活习惯主要是指饮食习惯、运动习惯。摄入过剩的能量，运动量却很少，必然引起肥胖，此类人群以儿童和青少年为主，中年女士也较常见。

（3）年龄因素。理论上认为，18～20岁以前脂肪组织的增多主要是脂肪细胞数量上的增多，而在25岁以后脂肪组织的增多主要是脂肪细胞体积的增加。

（4）病理因素。常因疾病而引起代谢失衡所致。如各种脑炎、脑膜炎、脑损伤和肿瘤等均可发生肥胖。

2. 肥胖的分类　临床上将肥胖分为两大类：单纯性肥胖和继发性肥胖（也称病态性肥胖）。

（1）单纯性肥胖。单纯性肥胖不是由疾病造成的，而是由摄入的能量超过消耗的能量而引起的脂肪含量过高的肥胖。在肥胖人群中，单纯性肥胖者所占的比重为大多数。这种肥胖者一般没有身体代谢异常和内分泌紊乱等方面的疾病，并且他们的脂肪分布比较均匀，体形比较匀称，其家族一般都会有肥胖史。

（2）继发性肥胖。继发性肥胖是一种由代谢或内分泌异常等造成的肥胖，属于病理性肥胖。大多数继发性肥胖者体内脂肪含量不但过高，而且脂肪的分布也不均匀。对于继发性肥胖者来说，通过运动减肥或者通过合理饮食调节的效果不理想，一般需要通过治疗原发病来治疗肥胖。

二、肥胖的判定标准

以长江作为分界，北方人的标准体重（kg）=（身高 /cm-150）×0.6 + 50，南方人的标准体重（kg）=（身高 /cm-150）×0.6 + 48。

如超过标准体重 11%～19%，为轻度肥胖；超过 20%～30%，为中度肥胖；超过 30% 以上，为重度肥胖。

近年来有学者认为以腰围和臀围为标准衡量肥胖，更能反映某一部位肥胖的具体程度，但每个人的身高、体型、肌肉及胸廓的原有厚度、脂肪的分布差异明显，较难以某一部位的具体围度作为整体肥胖程度的衡量标准。甚至有些学者认为指捏法测量局部体脂厚度并指导手术更为直接。以指捏法测定时，用拇指和示指捏起皮肤及皮下组织，厚度超过 2 cm 即为肥胖。

三、皮下脂肪的分类

脂肪细胞来源于胚胎的间质细胞，其数量是恒定不变的，但其大小是变化的。青春期女性的臀部脂肪细胞增大，这可能是由性激素变化引起的。

（一）按脂肪细胞类型分类

脂肪细胞有 2 种：白色脂肪细胞和褐色脂肪细胞。白色脂肪细胞呈球形，直径为 70～120 μm，此类细胞与甘油三酯的库存和溶解有关，在体内燃烧可产生能量。白色脂肪细胞是抽吸的主要对象。褐色脂肪细胞是直径较小的细胞，直径为 25～50 μm，细胞内含有丰富的腺体和丰富的血管。脂肪细胞在体内分为成熟的脂肪细胞和未成熟的前脂肪细胞。成熟脂肪细胞失去分裂和增殖的能力，其胞质内集聚着脂滴，呈圆形，对外界机械性损伤的抵抗力较差。未成熟脂肪细胞又称前脂肪细胞，有分裂和增殖能力，其胞质内无积聚的脂肪滴，呈梭形，对外界机械性损伤的抵抗能力强。在一定条件下，两者可以相互转化。

（二）按脂肪层次分类

1989 年，Gasperoni 等人将皮下脂肪层命名为浅筋膜系统。浅筋膜系统的脂肪分为 2

层：蜂窝层和板状层。蜂窝层脂肪组织位于真皮下浅层，广泛分布于全身。它是由小的脂肪球组成，紧密地嵌在表浅筋膜纤维隔内，肥胖时此层将会增厚。板状层脂肪组织位于深层，在浅筋膜和肌肉筋膜之间，是由大的脂肪球组成，松散地嵌在广泛的筋膜间隔内，因此比蜂窝层脂肪更疏松。板状层仅出现在某些区域，如腹部（特别是在腹直肌中下区相对应的皮下区）、髂窝、大转子区、大腿上 1/3 的内侧面、上臀后面等。有些区域仅有蜂窝层而没有板状层，如大腿的前面、大腿中段的内外侧和后面、大腿下 1/3、小腿后部、踝部和上臂的前外侧和后面等。肥胖者的板状层增厚比蜂窝层明显，一般板状层的厚度是非肥胖者的 8～40 倍，蜂窝层的厚度是非肥胖者的 2 倍，因此肥胖者可呈现畸形体形，如女性腹部呈现小提琴样畸形（即凸型）。

第二节　脂肪抽吸术的发展简史

早在 1890 年，法国的 Demars 和 Marx 就报道了 1 例在修复巨大脐疝时切除腹壁皮肤和脂肪的病例，后来美国的学者 Kelly（1899）称之为皮肤脂肪切除。20 世纪 40 年代，美国加利福尼亚州的整形外科医师 John Pangman 开始进行颏下脂肪刮除并取得成功，但该手术仅适用于局部。20 世纪 60 年代，联邦德国的 Josef Schrudde 为一名女大学生刮除踝部脂肪，达到了踝部减脂的目的。总结其后 15 年内 150 例踝、膝、臀和大腿的脂肪刮除手术，虽然大多数结果是满意的，但仍有血肿、血清肿、凹凸不平等并发症，这些并发症因此阻碍了该技术的发展和推广。

在以负压为动力减脂的术式问世前，各国学者在减脂领域进行着不断的探索。直到 20 世纪 70 年代中期，意大利的 Arped 和 Geoge Fisoher 开始利用吸引器连接小管，依靠负压进行皮下脂肪抽吸。同时期，瑞典的 Kesselring 首次利用金属吸管连接约 50.66 kPa 的真空泵来抽吸大转子区的皮下脂肪。1979 年，法国的 Illouz 利用改良的吸管（即直径为 1.0 cm 的圆头管）来抽吸皮下脂肪，获得了满意的效果。

20 世纪 80 年代，Illouz 开始将低张生理盐水注射进入抽吸区以增加脂肪的抽吸量，该技术被称为湿性抽吸技术。1987 年，Klein 将大剂量含有肾上腺素的利多卡因浸润注射到皮下，作为脂肪抽吸的局部麻醉方法，该技术被称为局部大肿胀麻醉技术。现代吸脂技术的核心环节逐渐完善，使得该项技术进一步被更多的整形美容外科医师所接受。脂肪抽吸术于 20 世纪 80 年代初从欧洲传到美国，并很快超越了欧洲：由单纯的腹部脂肪抽吸扩展到身体各个部位的脂肪抽吸，由单纯的减肥发展为体形塑造，并发症发生率大幅下降。脂肪抽吸术从此真正成为美容外科规范化的手术。

　　脂肪抽吸技术于 1987 年被引入我国，由山东省济南市中心医院的韩秉公和周兴亮率先开展。20 世纪 90 年代，国内各大医院相继开展此项操作。进入 21 世纪后，医疗美容技术在我国蓬勃发展，私营医院也将吸脂列为常规减肥项目，可见脂肪抽吸术已被医师和求美者广泛认可。

第三节　脂肪抽吸术

　　目前外科手术减脂包括 3 种式式：脂肪抽吸术式、开放减脂术式、联合术式。应根据个体情况采取相应式式，大多数情况首选脂肪抽吸术式（即全层抽吸）。目前整形界比较认可的脂肪抽吸方式是少量多次抽吸，一次抽吸的最大量是 2000 ml。一次抽吸量在 1000 ml 以下时可在门诊进行；一次抽吸量为 1000 ~ 1500 ml 时，可在门诊抽吸并需留观 48 小时；一次抽吸量在 1500 ~ 2000 ml 时需住院抽吸。

一、脂肪抽吸术的适应证和禁忌证

（一）适应证

（1）全身性肥胖。

（2）局部性肥胖。

（3）局部脂肪相对突起。

（4）皮下脂肪瘤。

（5）修薄皮瓣。

（二）禁忌证

（1）处于生长发育期的儿童和青少年。

（2）长期应用抗凝药、血管扩张药及激素类药物者，术前 1 ~ 2 周要停药。

（3）45 岁以上，有心脑血管疾病、肺功能不全、糖尿病、原发性高血压、血液系统异常者应慎重选择手术。

（4）对利多卡因有过敏史，以及对儿茶酚胺类药高度敏感者应慎重选择手术。

（5）全身或局部有炎症病灶者不宜手术。

二、手术器械与设备

（一）负压脂肪抽吸系统

负压脂肪抽吸系统由 3 部分，即真空泵负压装置、连接导管和金属吸管（具有不同的管径及开口类型）组成。

1. 真空泵负压装置　真空就是无空气。若想在封闭的瓶内达到真空，可通过电动机将瓶内空气抽空，使负压达 99.1 kPa，相当于一个大气压。最简单的真空负压装置是 20 ~ 50 ml 的注射器。

2. 连接导管　常用质地较硬的透明硅胶管，达到负压后管道不会被吸瘪，由此可实现连续的真空，又能看到抽吸物的质和量。

3. 金属吸管　目前国内常用金属吸管，国外有时会用透明硬塑料吸管，但主流还是使用金属吸管。常用吸脂针口径为 1.0 ~ 4.5 mm，吸脂针管常见开口类型有单孔、对孔和三孔（"品"字形排列）。近年来，随着吸脂针管的进一步发展，临床上又出现了刨孔、刨切孔等吸脂针的应用，使脂肪抽吸更为高效。

（二）超声脂肪塑形系统

该系统由意大利首先生产，主要是利用超声震荡原理将脂肪细胞震碎，然后再将其挤出或吸出，理论上不损伤血管和神经。国内已有数家医院使用，但实际应用中作用较弱，且仍可能导致血管和神经损伤，实践证实此系统尚不能完全代替负压脂肪抽吸系统。

（三）电子医学脂肪抽吸系统

1994 年，意大利学者发明并推出了该系统，这是一种超声去脂的新设备。该设备的作用原理是在两个电极之间产生一个高频电场，依靠这个高频电场可使局部过多的脂肪组织团块破碎，液化成乳糜样，并将其吸出。每治疗 1 小时，大约可吸出 1 kg 脂肪。该设备的实际疗效还需根据进一步的临床实践加以总结和评价。

三、麻醉方法

（一）局部麻醉

常用局部肿胀麻醉技术，简称肿胀技术。该技术由 Klein（1987）首先报道，实践证明其是一项有效、简单、安全的麻醉技术，提高了该手术的安全性，有推广价值。

1. 肿胀麻醉液的配制　利多卡因的浓度为 0.05% ~ 0.1%，肾上腺素的浓度为

（1：200万）~（1：100万），2%~3% 碳酸氢钠 10~20 ml。

2．注射方法　直接将肿胀麻醉液注射至皮下，注射速度为 60~80 ml/min，注射量是吸出量的 1~1.5 倍，使抽吸区中度或重度肿胀。

3．利多卡因的用量　常规皮下局部麻醉时，一次用量一般不超过 400 mg/h。Klein 报道的肿胀技术，利多卡因的最大用量为 35 mg/kg（浓度必须为 0.05%~0.1%）。该剂量大大超过了规定的用量。利多卡因的用量与血浆浓度峰值呈线性关系。每千克体重增加 1.0 mg，峰值浓度上升 0.1 pg/ml。

4．肾上腺素的用量　用量通常为 0.035 mg/kg。该用量下，求美者很少出现心率增快和血压升高的表现。

（二）神经阻滞麻醉

神经阻滞麻醉包括硬膜外麻醉、蛛网膜下腔麻醉、臂丛及其他周围皮神经阻滞麻醉，均可达到镇痛效果，但达不到肿胀麻醉的技术效果。因此，采用上述麻醉的同时，应局部注射 0.05% 利多卡因的肿胀麻醉液，以达到肿胀技术的其他效果。

（三）全身麻醉

对那些术前有恐惧心理，但仍要求减肥和塑形的求美者，可采用全身麻醉。同时，抽吸局部时采用局部麻醉肿胀技术。

四、术前准备

（1）术前应进行全面的身体检查，对全身重要脏器的功能（如心血管功能等）进行全面评估，以筛查体内有无潜在性疾病，尤其对 50 岁以上的老年人，应特别注意有无高血压、高血脂、高血糖等。对于拟行腹壁成形术的求美者需特别注意其呼吸功能，尤其要评估胸式呼吸所占的比例，以防术后腹式呼吸受限、胸式呼吸不能完全代偿而引起通气不足，导致成人呼吸窘迫综合征。

（2）对中、重度肥胖者，需特别注意鉴别是否为病理性肥胖。因为对于病理性肥胖，更重要的是治疗原发疾病。

（3）术前忌烟 2 周，术后继续至少忌烟 2 周。

（4）对长期服用抗凝药、血管扩张药及激素类药物的求美者，术前 1~2 周停药，如阿司匹林、维生素 E、双嘧达莫等。

（5）术前于求美者取站立位时标记出抽吸范围、抽吸部位皮下重要的神经和血管走行及切口部位。

（6）手术当天（进入手术室前）静脉输注葡萄糖氯化钠溶液或林格液 1000~1500 ml，以避免在脱水状态下手术，减少术后深静脉栓塞的发生。

五、手术要点及术后常规处理

（一）手术要点

（1）操作时动作要轻柔、准确，抽吸管的侧孔应背离皮肤，以防止误吸浅层脂肪组织。

（2）抽吸的层次要准确，避免误吸浅层脂肪组织或损伤深层组织。

（3）浅层脂肪组织具有遮盖作用，并且使皮肤有较好的手感，应保留一定厚度的浅层脂肪组织。一般应保留 0.5~1 cm 浅层脂肪组织，"骑士臀"畸形手术时应保留 2 cm 左右的浅层脂肪组织。

（4）抽吸隧道的分布应规则，呈扇形，直径应小于 1 cm，禁忌同一隧道反复抽吸。

（5）抽吸管改变抽吸方向时，应回撤到近皮肤切口处，严禁抽吸管侧向或横向移动。

（6）尽可能采用小直径的抽吸管，在同一部位抽吸管的直径应由深至浅逐渐减小。

（7）保留适当的脂肪组织，以塑造良好的体形，而不应单纯追求抽吸的量。

（8）过度抽吸的危害远远大于抽吸不足，其导致的畸形往往难于矫正，抽吸量应偏于保守。

（9）采用注射器法吸脂时，抽吸针穿刺点的位置要适宜，一般在抽吸范围中部的两侧，以穿刺点为中心，抽吸针能够辐射到整个抽吸部位；两个穿刺点的间距不超过抽吸针的长度，以达到互补的作用。

（10）肿胀麻醉液中利多卡因的剂量为 35 mg/kg。若采用肿胀技术结合全身麻醉或局部麻醉镇静技术，应适当减少利多卡因的用量。

（二）术后常规处理

（1）避免日光暴晒。术后 4~6 周避免日光暴晒，因为日光可延迟伤口愈合和正常色素的恢复。术后 6 周方可进行日光浴。术后至少 2 个月内应避免穿暗色泳衣。

（2）心理护理。心理护理包括术前和术后心理护理。如术前心理护理工作做得充分，术后求美者的心理状态稳定，对各种并发症的发生有心理准备，康复就会更迅速。

（3）美容辅导。美容辅导是心理康复的主要组成部分。术前应向求美者说明术后发红、瘀斑、肿胀等常常需要 3～4 周或更长的时间才可消退，术后 3～4 周可恢复正常活动。

六、术后并发症及处理

1. 顽固性外形不规则　青少年脂肪抽吸术后很少有外形凹凸不平，老年者大量抽吸或抽吸层次和范围不均，常可出现术后外形不规则。小区域的凹陷可采用自体脂肪颗粒移植；较大面积的不规则即凹凸不平，对高出部分可进行二次抽吸。术中坚持全层均匀抽吸，可预防此情况的发生。抽吸后皮肤与筋膜间仅保留真皮下血管网样皮肤。

2. 两侧不对称　两侧不对称的主要原因是两侧抽吸管粗细不一致，粗管侧脂肪抽吸量大，细管侧抽吸量少，容易引起不对称。预防的主要技术方法：准确地划定抽吸区域，保证两侧相同的抽吸量，准确掌握抽吸范围。一旦发生不对称，可二次抽吸加以矫正。

3. 瘢痕　对单纯脂肪抽吸来说，此并发症较少见，除非在抽吸时破坏其皮下血管网，导致其缺血坏死而引起瘢痕增生，这往往是因为用了容易引起较大负压的粗管。因此，在抽吸时应尽量采用细管，且均匀地抽吸真皮下脂肪，避免损伤其皮下血管网。一旦发生，除常规处理瘢痕外，还可行超声按摩。

4. 慢性疼痛　与不恰当的手术操作、切口设计在受压点以及增生性瘢痕有关，可采取激素局部封闭或切除瘢痕等措施来治疗。

5. 色素沉积　由过度抽吸脂肪损伤真皮下血管网，引起皮肤缺血所致，特别是在小腿。因此，预防方法是术中避免损伤真皮下血管网。一旦发生，术后 4～6 个月在损伤组织修复、色素消退的同时，可采用超声按摩并避免暴晒；也可利用 3% 氢醌进行治疗，其对顽固性病例是有效的。

6. 色素消退　此情况比色素沉积更为少见，偶尔与白斑病有关。可利用阳光下照射和联合使用三甲呋色素进行治疗。

7. 慢性硬变　这是由感染继发的循环紊乱、水肿和细胞炎症所引起的硬变，皮肤的血液循环受到破坏也可引起。可给予超声按摩。

8. 持久性感觉改变　脂肪抽吸后的感觉改变是暂时的，持久性感觉改变仅发生在皮肤切除的病例，尤其多见于腹壁成形的皮瓣远端和新建立的脐周围。

9. 瘘和轻度感染　常常发生在感染和伤口不愈合时，多由异物引起。为减少感染发生，术前、术中和术后应常规静脉输注抗生素。一旦发生瘘和轻度感染，常规切除瘘管和感染区，多数可一期愈合。

10. 血清肿、血肿和假性囊肿　常发生在门诊患者，多由术后加压包扎不够，或由术前使用抗凝药物和扩血管药物等引起。因此，适当的压力包扎和术后恰当的引流可预防其发生。一旦发生血清肿和血肿，常需再次引流和加压包扎来使之愈合，少数需切开止血。如形成假性囊肿，需予以囊壁切除。

11. 淋巴瘘　此并发症较罕见，由淋巴损伤所致。因此，术中应避免损伤淋巴管。多数通过加压包扎可愈合。

12. 皮肤坏死　术中皮肤血液循环受到破坏可引起坏死。小面积坏死可自行愈合，大面积皮肤坏死需皮片或皮瓣移植加以修复。

13. 顽固性水肿　由静脉和淋巴回流受阻引起，常发生在小腿和踝部脂肪抽吸后。多数在术后 3~4 个月方可恢复。尤其是那些低蛋白血症者更易发生，可利用利尿剂（如呋塞米等）来缓解水肿。

第四节　腹壁成形术

一、腹壁成形术分类

（一）下腹壁成形术

部分求美者仅有下腹部脂肪堆积、松弛等畸形，可采用全腹壁成形术的切口（见后文），分离仅达脐部；也可同时进行下腹部脂肪抽吸和下腹壁缩紧缝合，切除多余皮肤，以达到腹部塑形的目的。如脐孔无移位，则此种术式剥离范围小，求美者负担轻，对下腹畸形明显者可达到塑形目的。

（二）上腹壁成形术

某些求美者的肥胖和畸形主要表现在上腹，适合行上腹壁成形术。切口位于乳房下皱襞。其分离范围仅在上腹，脐孔可移位，也可不移位，根据需要而定。其他具体操作与全腹壁成形术相同，个别情况需同时进行乳房缩小术。当然也可以利用乳房下皱襞切口进行全腹壁成形术。

（三）全腹壁成形术

1. 切口选择　求美者取站立位，划定所选择的切口。常用的切口选择有下腹"W"形切口及倒"T"形切口。

2. 皮肤分离　按选择的切口切开皮肤与皮下脂肪浅筋膜，于深筋膜浅层两侧切口，注意结扎腹壁浅动脉。根据需要可考虑在切开皮肤之前，先行脂肪抽吸术。然后在腹壁深筋膜浅层用电刀进行分离，直到剑突和两侧肋弓。分离到脐部时，在脐孔周围切开皮肤，于其周围保留较多脂肪（目的是保留较多的血管），以保证脐部皮肤的存活。

3. 腹壁缩紧缝合　在分离解剖完成之后，进行腹壁缩紧缝合。首先间断缝合拉紧下腹直肌前鞘，必要时再缝合上腹直肌前鞘。有时在下腹两侧需要转移腹外斜肌筋膜瓣，两侧腹外斜肌行"8"字缝合，以便再次缩紧下腹。

4. 切除多余皮肤及缝合切口　在腹壁缩紧后将求美者置于屈腹位（即屈曲髋膝关节），使腹壁松弛，然后向下拉紧分离的腹部皮瓣，切除多余的皮肤，并于脐孔对相应的腹部皮肤处切开 2.0 ~ 3.0 cm，定位脐孔。缝合皮肤，可采取 0 号丝线分层缝合皮下组织以减张，最后采取 6-0 的美容线缝合外层真皮切口。

5. 脐孔重建　在上腹皮下脂肪浅筋膜较厚的部位进行脂肪抽吸，以便进一步塑形上腹后进行脐孔重建。新脐孔位于髂嵴最高点连线与腹中线的交点。在此点设计直径为 2 cm 的圆形切口，切除其皮肤，将原脐孔移至皮肤切口区并定位缝合。

6. "猫耳朵"区域的皮下脂肪抽吸　如切口区不平，可对"猫耳朵"皮瓣进行修剪或抽吸，使切口更加平滑。

7. 引流和加压包扎　最好采用闭式负压引流及适度弹性绷带加压包扎，以预防血肿、血清肿或感染的发生。

该术式适用于无明显肌肉松弛而仅有皮肤松弛且已形成囊袋样改变的部位，如下腹、上臂内侧。如求美者皮肤松弛的同时伴有脂肪层过厚，可行皮肤脂肪浅筋膜切除术＋皮下脂肪抽吸术，"打薄"较厚的脂肪层，以弥补皮肤脂肪浅筋膜切除术的不足。

二、腹壁成形术的并发症

1. 血肿　血肿是引起术后感染的重要原因。为降低感染的发生率，术中应注意止血，术后皮下留置负压引流管。术后 24 ~ 48 小时，确认无明显活动性出血，再拔除引流管。

2．感染　常由血肿引发，应抗炎、对症治疗，并局部换药，以促进感染组织迅速恢复。

3．皮瓣坏死　如发生皮瓣坏死，需行手术以彻底清除坏死组织，并缝合剩余皮缘。

4．瘢痕　术后可能产生增生性瘢痕，多数经过半年时间可减轻。待伤口愈合后采取激素局部封闭治疗，可防止增生性瘢痕的发生。必要时可实施瘢痕矫正术。

5．皮肤感觉异常　术后可能出现腹部皮肤感觉迟钝和麻木感，一般可在半年左右恢复正常。

知识链接

吸脂手术后体重会发生很大的变化吗？

很多人都有这样的误解，以为吸脂手术后体重可以减轻许多。事实上，体内脂肪的质量很轻，占人体质量比例较大的是肌肉和骨骼。因此，即使脂肪被吸除一部分，体重也不会减少很多，吸脂手术只会减少局部脂肪的体积。请区分开这两个概念。吸脂并不是为了减轻体重，而是为了保持匀称、完美的体形。所以，吸脂手术又叫作形体塑造术。

思考题

（1）为什么说吸脂减肥不易反弹，它和药物及健身减肥的区别是什么？

（2）吸脂减肥时，可以无限制地抽吸皮下脂肪吗？

（3）吸脂减肥时，注射肿胀麻醉液有什么作用？

（4）吸脂减肥术后为什么要加压？

练习题

（谭佳男）

第二十一章　会阴部美容手术

学习目标

1. 熟记会阴部疾病的临床表现。
2. 熟记会阴部各项手术的适应证。
3. 熟记会阴部各项手术的禁忌证。
4. 掌握会阴部各项手术的操作方法及程序。
5. 了解会阴部各项手术的术后注意事项。

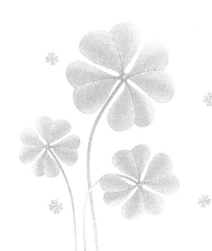

第一节　阴道紧缩术

由于求美者的年龄不同，阴道松弛及会阴损伤的程度也有所不同，因此需要进行不同程度的紧缩及修补。阴道紧缩术是一种为提高夫妻性生活质量而设计的妇科整形手术（图 21-1-1）。

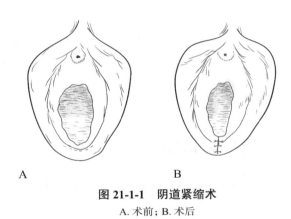

A   B

图 21-1-1　阴道紧缩术

A. 术前；B. 术后

一、适应证

各种原因引起的阴道松弛，求美者有手术要求者，可选择在月经干净后至经期前10 天，且健康状况良好时进行手术。

二、禁忌证

（1）外阴、阴道有炎症者。

（2）月经期、经前期及妊娠期。

（3）全身健康状况欠佳者。

（4）有心理障碍者。

三、操作方法及程序

（一）术前检查

1．专科检查 检查阴道松弛情况，确认手术适应证；检查有无外阴及阴道炎症、湿疹等，了解邻近器官的形态，询问月经情况以及是否妊娠。

2．全身检查 评估体温、血压、呼吸、脉搏、心肺功能等，询问既往史、药物过敏史等。

3．实验室检查 血常规、尿常规、阴道分泌物涂片检查等。

（二）手术方式及其步骤

1．不损伤阴道黏膜的阴道紧缩术

（1）求美者排尿后取截石位。

（2）常规消毒阴道及术区皮肤，铺无菌巾。

（3）切口在会阴正中阴道黏膜与皮肤交界处，平行于阴道口靠皮肤侧 0.3 cm 左右。切口长度依阴道松弛程度而定，以术后可容 2 指为宜，切口长度通常为 3～4 cm。

（4）0.5% 利多卡因加入 1∶20 万肾上腺素做局部浸润麻醉。

（5）沿设计的切口切开皮肤，并于阴道后壁黏膜下做潜行分离，分离深度为 5～6 cm，宽度与切口同宽或略宽。

（6）充分止血。

（7）用可吸收线间断缝合黏膜下筋膜与肌肉组织。

（8）用丝线间断缝合会阴切口。

（9）对新形成阴道皱襞的阴道口的部分黏膜做 30°～45° 斜行切除并缝合。

（10）伤口涂以抗生素软膏，阴道内放置油纱卷，"丁"字带加压包扎。

2．切除阴道黏膜的阴道紧缩术

（1）在阴道后壁设计纵向切口。

（2）切开黏膜，向两侧剥离，显露肌层，将肌层折叠缝合，以术后可容 2 指为宜。

（3）切除多余的阴道黏膜，缝合切口。

（三）术后处理

（1）术后卧床休息 12～24 小时。

（2）术后 12～24 小时取出阴道内油纱卷。

（3）1:5000 高锰酸钾溶液坐浴，术后 24 小时开始，每天 2 次，共 7 天。

（4）可口服抗生素以预防感染，共 5~7 天。

（5）必要时，术后每 2~3 天复诊 1 次。

（6）术后 6~7 天拆线。

（7）术后 6 周可恢复性生活。

四、注意事项

（1）会阴切口的长度应适宜，以免术后阴道口过小而影响性生活。

（2）分离阴道后壁黏膜时，注意分离层次应准确，以减少出血；同时注意不要伤及其他阴道黏膜和直肠。

（3）缝合黏膜下筋膜与肌肉组织时，切勿穿透直肠；同时不要留有死腔，以免术后出血或形成血肿。

（4）缝合时注意各相应部位对合整齐，以保证术后外形美观。

（5）嘱求美者不要过早恢复性生活，以免伤口裂开。

第二节　处女膜修复术

处女膜多在初次性交时发生破裂、出血。性交引起的处女膜破裂多位于截石位 4 点钟和 8 点钟处，外伤导致的处女膜破裂多不规则。

一、适应证

性交或外伤等原因造成的处女膜破裂，时间超过 3 个月者，均可选择在月经干净后至经期前 10 天进行手术修复；破损时间在 24 小时之内者可即刻修复。

二、禁忌证

（1）外阴、阴道有炎症者。

（2）月经期、经前期、妊娠期。

（3）伴有其他感染性疾病者。

（4）有心理障碍者。

三、操作方法及程序

（一）术前检查

（1）检查外阴发育情况及处女膜的形态，确认是否破裂及破裂部位。

（2）检查有无外阴及阴道炎症、湿疹等，了解邻近器官形态。

（3）进行血常规、尿常规、阴道分泌物涂片检查等。

（4）询问月经情况以及是否妊娠，有无药物过敏史等。

（二）手术步骤

（1）求美者排尿后取截石位。

（2）常规消毒，铺无菌巾。

（3）0.5% 利多卡因加入 1∶20 万肾上腺素局部麻醉。

（4）将处女膜裂隙处修剪成新鲜创面。

（5）用 6-0 可吸收线分内、中、外三层间断缝合新鲜裂隙，将相应部位对合整齐。

（6）伤口涂以抗生素软膏。

四、术后处理

（1）术后 1 周内尽量减少活动，1 个月内禁止剧烈运动。

（2）1∶5000 高锰酸钾溶液清洗外阴，每天 2 次，每次 10~15 分钟，共 7 天。

（3）可口服抗生素以预防感染。

五、注意事项

（1）注射麻醉药时应使注射部位膨胀发白，以利于手术操作。

（2）形成的新鲜创面应尽量宽一些，以利于伤口愈合。

（3）处女膜孔较大者，可将处女膜内侧黏膜适当切除，纵向缝合以缩小处女膜环的孔口径。处女膜发生重度裂伤时，残片与阴道口黏膜连成不规则状，须在裂隙基底部做横向"Z"字改形，瓦合缝合黏膜瓣，缩小裂隙间距离后再修补裂隙；否则，因张力过大易再度裂开。

第三节　小阴唇整形术

两腿并拢时，小阴唇与大阴唇一样自然合拢，完全遮盖住阴道入口处，具有保持阴道湿润、防止外来污染的作用。当两腿外展处于截石位，小阴唇分开，可暴露出阴道口，如果此时小阴唇仍遮住阴道口，称为小阴唇肥大。小阴唇肥大既不利于阴道分泌物的排出，也会影响性生活，需要手术矫治。

一、适应证

（1）小阴唇肥大。

（2）两侧不对称。

（3）产伤及外伤等原因引起的小阴唇畸形。

（4）炎症引起的小阴唇粘连。

二、禁忌证

（1）外阴、阴道有炎症者。

（2）月经期、经前期及妊娠期。

（3）伴有其他感染性疾病者。

（4）有心理障碍者。

三、操作方法及程序

（一）术前检查

（1）检查外阴（特别是小阴唇）的发育情况。

（2）检查有无外阴及阴道炎症。

（3）询问月经情况以及是否妊娠。

（4）了解身体健康状况，以及有无药物过敏史。

（5）进行血常规、尿常规、阴道分泌物涂片检查等。

（二）手术步骤（以单蒂皮瓣法为例）

（1）求美者排尿后取截石位。

（2）常规消毒阴道及术区皮肤，铺无菌巾。

（3）设计切口。

（4）0.5% 利多卡因加入 1 : 20 万肾上腺素局部浸润麻醉。

（5）沿设计的切口切除小阴唇的多余部分。

（6）充分止血。

（7）将单蒂皮瓣与基底部分的相应部位对合整齐，间断缝合切面及两侧皮肤与黏膜。

（8）伤口涂以抗生素软膏。

（9）无菌纱布覆盖伤口，"丁"字带加压包扎。

四、术后处理

（1）术后卧床休息 12 ~ 24 小时。

（2）可口服抗生素预防感染。

（3）1 : 5000 高锰酸钾溶液清洗外阴，术后 24 小时开始，每天 2 次，共 7 ~ 10 天。

（4）必要时术后 2 ~ 3 天复诊。

（5）术后 7 天拆线。

（6）术后 3 ~ 4 周可恢复性生活。

五、注意事项

（1）设计切口时要注意尽量使术后两侧小阴唇的大小、形态一致。

（2）术中止血时应保护好单蒂皮瓣，使其勿受损伤。

第四节　阴道狭窄与无阴道手术

阴道狭窄与无阴道以阴道管腔部分或全部闭锁为特征，可引起经血排出障碍和性交困难，须行阴道狭窄矫正术与阴道再造术。

一、阴道狭窄矫正术

（一）适应证

（1）阴道内有轻度瘢痕挛缩。

（2）靠近阴道外口的环形或蹼状瘢痕。

（二）禁忌证

（1）身体局部存在炎症者。

（2）全身状况差、不能耐受手术者。

（三）操作方法及程序

（1）术前清洁术区皮肤，剃除阴毛或免剃阴毛，清洁灌肠，阴道灌洗。

（2）求美者取截石位，行局部麻醉或硬膜外麻醉。

（3）常规消毒，铺无菌巾。

（4）安放阴道窥器，显露术区。

（5）充分切除或松解瘢痕。

（6）酌情选用皮片、局部黏膜瓣或皮瓣转移修复继发创面。

（7）阴道内安置模具或用碘仿及凡士林纱条填塞压迫。

（四）注意事项

（1）应选择经期后不久进行手术。

（2）严格按肠道手术常规做好各项准备。

（3）防止误伤直肠、膀胱和尿道等邻位器官。

二、阴道再造术

（一）适应证

（1）先天性无阴道或阴道闭锁。

（2）两性畸形，性别取向为女性。

（3）睾丸女性化综合征。

（4）变性手术。

（5）阴道内有严重、广泛的瘢痕挛缩。

（二）禁忌证

（1）性别取向未确定。

（2）外阴部皮肤有感染。

（3）全身状况差、不能耐受手术者。

（4）有心理障碍者。

（三）操作方法及程序

（1）按肠道手术常规准备，术前给予流质饮食，术前晚清洁灌肠。

（2）术前每天多次清洗会阴，术前 1 天备皮。

（3）求美者取截石位，行硬膜外麻醉或全身麻醉。

（4）常规消毒，铺无菌巾。

（5）沿尿道与直肠之间切开，然后分离形成腔隙。

（6）用皮瓣、肠管、黏膜或皮片等形成阴道衬里。

（7）阴道内用碘仿及凡士林纱条填塞压迫。

（8）术后 48 小时左右拔除引流条，术后 10 天左右拔除导尿管。

（9）术后 10 天左右拆线，抽除阴道内全部敷料，嘱求美者下床活动。阴道内酌情放置模具。

（四）注意事项

（1）缝合形成"阴道"时应注意：勿损伤蒂部血管，缝合牢靠，勿出现死腔。

（2）阴道口皮瓣对合成锯齿状，防止环形挛缩。

（3）防止误伤直肠、膀胱和尿道等邻位器官。

第五节　两性畸形整形术

　　两性畸形是由胚胎发育过程中性分化异常所致的性别畸形，一般根据常染色体、性染色体、染色质、性腺及外生殖器的不一致，分为男性假两性畸形、女性假两性畸形和真两性畸形。两性畸形的外科治疗主要是外生殖器的整形，包括尿道下裂修复、阴茎成形、阴道成形、阴蒂阴唇成形及阴道外口增宽等手术。

一、阴茎成形术

（一）适应证

（1）女性假两性畸形（图21-5-1），性别取向为男性者。

（2）先天性严重阴茎发育不良（图21-5-2）而不能进行正常性交者。

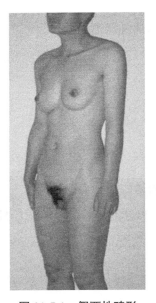

图21-5-1　假两性畸形

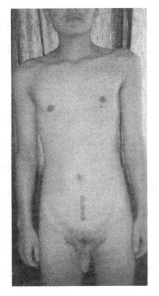

图21-5-2　先天性阴茎发育不良

（二）禁忌证

（1）患有皮肤病或外阴皮肤有炎症者。

（2）患有血管疾病，心、肺、肾功能受损，不能耐受手术者。

（3）存在两性畸形且在性别选择上犹豫不决者。

（三）操作方法及程序

（1）术前清洗术区皮肤，给予流质饮食。

（2）求美者取平卧位，行硬膜外麻醉或全身麻醉。

（3）常规消毒，铺无菌巾。

（4）设计皮瓣，形成阴茎体、尿道。依据皮瓣转移方式的不同，可分为局部带蒂皮瓣（如腹壁皮瓣、脐旁皮瓣、髂腰皮瓣）转移和皮管游离皮瓣（如肩胛皮瓣、前臂皮瓣等）转移。

（5）掀起皮瓣，解剖显露血管蒂。

（6）受区准备。

（7）皮瓣转移。

（8）支撑组织植入，术区放置引流管。

（9）术后留置导尿管。

（四）注意事项

（1）防止损伤皮瓣血管蒂部。

（2）仔细止血，术区放置引流管，以防发生积血或积液。

（3）注意观察皮瓣的血运。

二、阴道成形术

（一）适应证

（1）男性假两性畸形，性别取向为女性。

（2）睾丸女性化综合征。

（3）真两性畸形，性别取向为女性。

（二）禁忌证

（1）性别取向未确定。

（2）存在外阴部皮肤感染。

（三）操作方法及程序

（1）按肠道手术常规准备，术前给予流质饮食，术前晚清洁灌肠。

（2）术前每天多次清洗会阴，术前1天备皮。

（3）求美者取截石位，行硬膜外麻醉或全身麻醉。

（4）常规消毒，铺无菌巾。

（5）沿尿道与肛门之间切开，然后分离形成腔隙。

（6）用皮瓣、肠管、黏膜或皮片等形成阴道衬里。

（7）阴道内用碘仿及凡士林纱条填塞压迫。

（8）术后48小时内拔除引流条，术后10天拔除导尿管。

（9）术后10～12天拆线，抽除阴道内全部敷料，嘱求美者下床活动。阴道内放置模具。

（四）注意事项

（1）缝合形成"阴道"时应注意：勿损伤血管，缝合牢靠，勿出现死腔。

（2）阴道口皮瓣对合成锯齿状，防止环形挛缩。

（3）不可损伤邻位器官（如直肠、膀胱和尿道等）。

三、阴蒂阴唇成形术

（一）适应证

（1）阴蒂肥大。

（2）男性性腺及性器官发育不良而其社会性别取向为女性者。

（二）禁忌证

（1）性别取向未确定。

（2）存在外阴部皮肤感染。

（三）操作方法及程序

（1）术前多次清洗会阴，给予流质饮食，术前 1 天备皮，术前晚清洁灌肠。

（2）求美者取截石位，行硬膜外麻醉或全身麻醉。

（3）常规消毒，铺无菌巾。

（4）将阴蒂背侧皮肤呈"工"字形切开，形成两瓣，自身折叠，缝合形成部分阴唇。

（5）游离阴蒂背侧神经血管束，形成带蒂阴蒂头。切除阴蒂干，缩小阴蒂头，缝合固定于阴蒂脚部。

（6）术后 7～9 天拆线。

（四）注意事项

（1）避免损伤阴蒂背侧神经血管束。

（2）术后留置导尿管，防止术区污染。

第六节　包皮环切术

正常情况下，成年男性的龟头完全外露。如果包皮盖住尿道外口，但能上翻露出尿道外口和龟头，称为包皮过长。当包皮口过小，包皮完全包绕阴茎头时，称为包茎。包茎及包皮过长时易积存污物，常引起阴茎头部炎症和湿疹，也可造成性交时阴茎头部嵌顿，应及早进行手术治疗。

一、适应证

包皮过长及包茎。

二、禁忌证

（1）局部皮肤组织有炎症。

（2）瘢痕体质者。

三、操作方法及程序

（一）普通包皮环切术

（1）术前清洗会阴、备皮。如有包皮垢，应清洗干净。

（2）求美者取平卧位，行局部浸润麻醉或阻滞麻醉。

（3）纵向剪开阴茎包皮远端的皮肤，并于距冠状沟约 0.5 mm 处向两侧剪除多余的包皮，包皮系带处应予以保留。也可用其他方法将多余包皮切除，如应用激光切除包皮。

（4）彻底止血，缝合创口。

（5）环形包扎。

（6）术后 7 天拆线。

（7）阴茎远端创面止血要彻底，以免术后出血。

（8）应保护包皮系带免受损伤。

（二）阴茎根部皮肤切除术

（1）术前清洗会阴，备皮。

（2）求美者取平卧位，行局部浸润麻醉。

（3）于阴茎根部做切口，将包皮向阴茎根部推拉翻转，使龟头露出。如有包茎，包皮不能向阴茎根部推拉翻转者，可于包皮远端环缩狭窄处做纵切横缝，以松解缩窄处，使远端包皮能够后推。

（4）切除多余皮肤，缝合切口。

（5）环形包扎。

（6）术后 7 天拆线。

四、注意事项

术中保护阴茎背浅静脉免受损伤。阴茎根部切口应对合准确，缝合后应无阴茎扭转。

第七节 包皮过短矫正术

包皮过短使阴茎皮肤紧缩，勃起时引起牵引痛，影响性生活。可行游离植皮或局部皮瓣转移治疗。

一、适应证

包皮过短不能代偿者。

二、禁忌证

合并局部急性感染。

三、操作方法及程序

（1）术前清洁术区皮肤。

（2）求美者取平卧位，行局部麻醉。

（3）常规消毒，铺无菌巾。

（4）游离皮瓣移植。

1）于距冠状沟 0.5 ~ 1 cm 或原瘢痕处环形切开阴茎皮肤（图 21-7-1）。

2）充分游离皮下，松解挛缩瘢痕，使阴茎皮肤退缩，形成环状创面。

3）形成的环状创面以全厚皮片移植修复，打包包扎。

（5）阴囊皮瓣移植。

1）于距冠状沟 0.5 ~ 1 cm 或原瘢痕处环形切开阴茎皮肤。

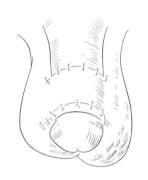

图 21-7-1 环形切开的位置

2）充分游离皮下，松解挛缩瘢痕，使阴茎皮肤退缩，形成环状创面。

3）于阴囊前壁相应部位做上、下两条平行切口，形成水平双蒂皮瓣，宽度略大于冠状沟部环形创面。

4）将阴茎头从双蒂皮瓣下带过，以双蒂皮瓣覆盖阴茎背部创面并缝合。

5）3周后离断双蒂皮瓣的蒂部。

四、注意事项

（1）术后应留置导尿管。

（2）术后使用雌激素类药物以防止阴茎勃起。

第八节　阴茎与阴囊缺损修复术

若阴茎完全或次全缺如，求美者不能站立排尿，且失去正常的性功能与生育能力。对这类求美者可行阴茎再造。阴囊缺损使睾丸失去阴囊皮肤的覆盖，可影响生育功能，须行阴囊再造。

一、阴茎再造术

（一）适应证

（1）先天性严重阴茎发育不良而不能进行正常性交者。

（2）继发于外伤、感染、肿瘤切除后的阴茎次全或全部缺损，病情稳定且已发育者。

（3）要求行变性手术且阴茎再造者。

（二）禁忌证

（1）供区存在皮肤病。

（2）受区瘢痕严重，未软化。

（3）患有血管疾病或心、肺、肾功能受损，不能耐受手术者。

（4）精神障碍者。

（5）存在两性畸形且在性别选择上犹豫不决者。

（三）操作方法及程序

（1）术前清洗术区皮肤，给予流质饮食，解除求美者的思想负担。

（2）求美者取平卧位，行硬膜外麻醉或全身麻醉。

（3）常规消毒，铺无菌巾。

（4）设计皮瓣，形成阴茎体、尿道。依据皮瓣转移方式的不同，可分为局部带蒂皮瓣（如腹壁皮瓣、脐旁皮瓣、髂腰皮瓣）转移和皮管游离皮瓣（如肩胛皮瓣、前臂皮瓣等）转移。

（5）掀起皮瓣，解剖显露血管蒂。

（6）受区血管解剖及准备。

（7）皮瓣转移。

（8）植入支撑组织，术区放置引流条。

（9）术后留置导尿管，应用抗生素以预防感染。

（10）术后24小时拔除引流条。

（四）注意事项

（1）术中采取平卧位，并抬高阴茎体。

（2）防止损伤皮瓣血管蒂部。

（3）应仔细止血，术区放置引流管，以防发生积血或积液。

（4）正确留置导尿管，防止尿液污染。

（5）敷料应包扎妥当，以防皮瓣蒂部受压。

（6）注意观察皮瓣的血运。

（7）酌情应用抗凝药。

（8）应用抗生素，以预防感染。

二、阴囊再造术

（一）适应证

阴囊缺损后无法直接缝合者。

（二）禁忌证

（1）局部溃烂或有急性炎症者。

（2）全身状况差、不能耐受手术者。

（三）操作方法及程序

（1）术前清洁术区皮肤，术前晚清洁灌肠。

（2）求美者取平卧位或截石位，行硬膜外麻醉。

（3）常规消毒，铺无菌巾。

（4）阴股沟皮瓣法。

1）受区准备，测量缺损面积。

2）设计双侧适当大小皮瓣。

3）沿深筋膜层掀起皮瓣。

4）转移皮瓣至受区，缝合成袋状。

5）供区直接缝合。

（5）皮管法。

1）一期于腹壁或大腿内侧形成皮管。

2）二期剖开、展平皮管，缝合成袋状。

3）三期断蒂。

（6）术后留置导尿管，应用抗生素预防感染。

（四）注意事项

（1）术后给予流质饮食。

（2）术中防止损伤皮瓣蒂部。

（3）仔细止血，术区放置引流管。

（4）正确留置导尿管，防止尿液污染。

（5）敷料应包扎妥当，注意观察皮瓣的血运。

（6）应用抗生素，以预防感染。

第九节 阴茎延长术

一、适应证

（1）因两性畸形或尿道下裂而存在阴茎发育不良者。

（2）阴茎勃起后长度小于 9～12 cm，坚决要求手术延长者。

二、禁忌证

（1）会阴区皮肤有炎症。

（2）有心理障碍者。

三、操作方法及程序

（一）普通阴茎延长术

（1）术前清洗会阴，备皮。

（2）求美者取平卧位，行局部浸润麻醉、局部阻滞麻醉、硬膜外麻醉或全身麻醉。

（3）常规消毒，铺无菌巾。

（4）于阴茎根部做弧形、"M"形、"W"形或其他形状的切口，切开皮肤。

（5）分离阴茎浅悬韧带并紧靠耻骨联合切断。

（6）分离阴茎深悬韧带并将其大部分切断。

（7）游离出阴茎海绵体脚 30～50 mm，进一步延长阴茎。

（8）彻底止血。

（9）可选用不同的局部皮瓣包绕阴茎根部和封闭创面，常用的皮瓣有阴股沟皮瓣、下腹壁皮瓣等。

（10）术后 7～10 天拆线。

（二）阴茎延长加牵引术

（1）术前准备、术中切口选择、阴茎悬韧带切断等操作同本节中"普通阴茎延长术"。

（2）自阴茎根部创面向阴茎远端剥离，于阴茎背侧皮肤与白膜之间形成隧道。

（3）于阴茎根部白膜上缝尼龙线，线两端经皮肤与白膜间的隧道自包皮远端穿出，以备牵引。

（4）局部皮瓣包绕阴茎根部和封闭创面。

（5）以300 g左右的重量牵拉牵引线，做阴茎牵引。

（6）术后7~14天拆除阴茎牵引线。视求美者的耐受能力，拆线时间可适当提前或延后。

（三）内镜下阴茎延长术

适用于阴茎基本正常，尤其是未做过包皮环切术，而要求延长者。

（1）术前清洗会阴，备皮。

（2）求美者取平卧位，行局部浸润麻醉。

（3）于耻骨上方做两个1~2 cm的切口。

（4）分别放入内镜和手术器械，在内镜下解剖分离出阴茎浅悬韧带。

（5）紧靠耻骨联合切断阴茎浅悬韧带，并切断部分阴茎深悬韧带。

（6）缝合切口，术后进行牵引。

四、注意事项

（1）注意保护阴茎背侧的神经和血管。

（2）妥善保护阴茎海绵体，使其免受损伤。

（3）封闭阴茎根部创面时应注意消灭死腔。

思考题

（1）包皮环切术的适应证有哪些？

（2）小阴唇整形术的禁忌证有哪些？

（3）两性畸形的类型有哪些？

（4）阴道紧缩术的注意事项有哪些？

练习题

（高培培）

参考文献

［1］宋儒耀，方彰林. 美容整形外科学. 3 版. 北京：北京出版社，2002.

［2］中华医学会. 临床技术操作规范·美容医学分册. 北京：人民军医出版社，2004.

［3］魏奉才，公茂来. 美容整形外科. 北京：人民卫生出版社，2002.

［4］赵自然，武燕. 美容外科学概论. 武汉：华中科技大学出版社，2017.

［5］陈言汤. 美容外科学. 北京：人民卫生出版社，2005.

［6］贾小丽. 美容外科学概论. 3 版. 北京：人民卫生出版社，2019.

［7］高振，武晓莉，李青峰. 瘢痕治疗现状与进展. 临床外科杂志，2020，28（12）：1106-1109.

［8］刘林嶓. 美容外科学. 2 版. 北京：人民卫生出版社，2015.

［9］顾劲松，刘林嶓，杨加峰. 美容外科学概论. 2 版. 北京：科学出版社，2016.

［10］黎冻. 美容外科学概论. 2 版. 北京：人民卫生出版社，2010.

［11］阿斯顿，施坦布里希，瓦尔登. 美容整形外科学. 李健宁，代金荣，仇侃敏，等译. 北京：北京大学医学出版社，2012.

［12］吕营，安美文，侯春胜. 沿不同缝合方向皮肤应力的有限元分析. 中国组织工程研究，2017，21（4）：609-614.

［13］李全兴. 美容手术概论. 2 版. 北京：人民卫生出版社，2014.

［14］乔群，孙家明. 乳房整形美容外科学. 郑州：郑州大学出版社，2004.

［15］薛瑞，查元坤，姜宇禄. 乳房美容外科精要. 北京：科学出版社，2016.

［16］王炜. 整形外科学. 杭州：浙江科学技术出版社，1999.

［17］于江，朱灿，曹思佳. 微整形注射美容. 北京：人民卫生出版社，2013.

［18］石冰. PPDO 埋线提升面部年轻化应用. 北京：北京大学医学出版社，2016.

党的二十大精神进教材提纲挈领

习近平总书记在党的二十大报告中指出："教育是国之大计、党之大计。培养什么人、怎样培养人、为谁培养人是教育的根本问题。"因此，构建课程思政、全员思政的教育体系符合时代潮流和国家的教育方针。

美容外科学概论是医学美容技术专业的基础课程，在该专业人才培养方案的构成中具有相当重要的支撑作用。该课程集专业理论性与实践性于一体，是一门专业特色突出的课程。

本教材在建设过程中全面贯彻党的教育方针，落实立德树人根本任务，推进教育数字化，培养学生的敬业精神、责任意识、安全意识等（见下表）。

课程思政教学案例

序号	知识点	案例	思政建设目标
1	美容外科工作者的基本要求	60%的求美者存在心理问题	重视人民心理健康和精神卫生，人民健康是民族昌盛和国家强盛的重要标志
2	美容外科的围手术期处理	美容外科围手术期的发展进步，以及因为围手术期措施不到位造成的严重后果案例	强调求实的科学精神，高度认真的责任感，弘扬社会主义核心价值观中的"敬业"精神
3	常用医用生物材料	医用硅橡胶在美容外科中的应用	创新意识
4	肉毒毒素注射	国产肉毒毒素的应用	坚持文化自信自立
5	下颌角肥大成形术	王贝案例	责任意识，行业规范
6	重睑成形术	术后心理辅导	人文关怀
7	隆乳术	"红粉宝宝"奥美定隆胸案例	健康人格培养，安全意识